Kindheit im Schatten

Regula Gloor & Thomas Pfister

KINDHEIT IM SCHATTEN

Ausmaß, Hintergründe
und Abgrenzung
sexueller Ausbeutung

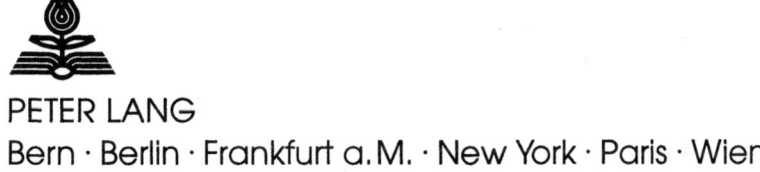

PETER LANG
Bern · Berlin · Frankfurt a.M. · New York · Paris · Wien

Die Deutsche Bibliothek – CIP-Einheitsaufnahme

Gloor, Regula:
Kindheit im Schatten : Ausmaß, Hintergründe und Abgrenzung
sexueller Ausbeutung / Regula Gloor & Thomas Pfister. - 2., durchges. Aufl. -
Bern ; Berlin ; Frankfurt a.M. ; New York ; Paris ; Wien : Lang, 1996
ISBN 3-906756-13-0
NE: Pfister, Thomas:

Umschlagfoto von: Antoinette Gloor

2., durchgesehene Auflage

© Peter Lang AG, Europäischer Verlag der Wissenschaften, Bern 1996

Alle Rechte vorbehalten.
Das Werk einschließlich aller seiner Teile ist urheberrechtlich geschützt.
Jede Verwertung außerhalb der engen Grenzen des Urheberrechtsgesetzes
ist ohne Zustimmung des Verlags unzulässig und strafbar. Das gilt
insbesondere für Vervielfältigung, Übersetzungen, Mikroverfilmungen und
die Einspeicherung und Verarbeitung in elektronischen Systemen.

Inhalt

	Seite
Geleitwort (von Ursula Wirtz)	9
1 Vorwort	11
2 Einleitung	13
3 Theoretischer Teil	17

- 3.1 Mythen über sexuelle Ausbeutung 17
  - 3.1.1 Mythen zum Vorkommen sexueller Ausbeutung 19
    - 3.1.1.1 Der einmalige Ausrutscher 19
    - 3.1.1.2 Die Unterschichtshypothese 19
  - 3.1.2 Mythen über Rolle und Erleben der Betroffenen 21
    - 3.1.2.1 Das Kind kann zustimmen 21
    - 3.1.2.2 Mit Einwilligung ist alles erlaubt 23
    - 3.1.2.3 Nicht wollen genügt 24
    - 3.1.2.4 Ausbeutung und Lustgefühle 25
    - 3.1.2.5 Das Lolita-Syndrom 28
    - 3.1.2.6 Alles nur Phantasie 30
  - 3.1.3 Mythen über die Charakteristik der Ausgebeuteten 33
    - 3.1.3.1 Vor allem Jungen 33
    - 3.1.3.2 Pubertät als Beginn 33
  - 3.1.4 Mythen über Folgen der Ausbeutung für Betroffene 36
    - 3.1.4.1 Körperliche Folgen 36
    - 3.1.4.2 Pädophile Argumente 37
  - 3.1.5 Mythen über Täter und Täterinnen 41
    - 3.1.5.1 Der Fremdtäter 41
    - 3.1.5.2 Der Psychopath 43
    - 3.1.5.3 Die Täterinnen 45
    - 3.1.5.4 Die Unbefriedigten 47
  - 3.1.6 Zusammenfassung 50
- 3.2 Hintergründe 51
  - 3.2.1 Ein kurzer geschichtlicher Rückblick 51
    - 3.2.1.1 Zeiten des Schweigens, Zeiten des Sprechens 51
    - 3.2.1.2 Wissenschaftliche Auseinandersetzung 52
    - 3.2.1.3 Frauenpower 55
  - 3.2.2 Aufdeckung und Auseinandersetzung 56
  - 3.2.3 Die Rolle der Gefühle 58

		Seite
	3.2.4 Gefahren eines Modethemas	60
	3.2.5 Das Thema an der Universität Zürich	62
3.3	Definition und Abgrenzung sexueller Ausbeutung	63
	3.3.1 Definitionskriterien	64
	3.3.1.1 Formen sexueller Ausbeutung	64
	3.3.1.2 Dauer sexueller Ausbeutung	67
	3.3.1.3 Beteiligte Personen	68
	3.3.1.4 Sich als «sexuell ausgebeutet» bezeichnen	72
	3.3.1.5 Einverständnis der Kinder oder Jugendlichen	74
	3.3.1.6 Absicht des Täters/der Täterin	76
	3.3.1.7 Gewaltanwendung und Geheimhaltung	78
	3.3.1.8 Folgen als Maßstab	79
	3.3.2 Einflüsse unterschiedlicher Definitionen	80
	3.3.3 Wo setzt das Strafrecht Grenzen?	82
	3.3.4 Definitionskriterien in unserer Untersuchung	83
3.4	Verbreitung sexueller Ausbeutung	84
	3.4.1 Das Ausmaß	84
	3.4.1.1 Ältere Untersuchungen und Inzidenzstudien	85
	3.4.1.2 Prävalenzstudien	87
	Studierende oder Zufallsstichproben	92
	Problem Rücklaufrate	93
	Art der Befragungen	94
	Anzahl gestellter Fragen	96
	Weitere Einflüsse	97
	3.4.2 Die Dauer	98
	3.4.3 Die Täter und die Täterinnen	100
	3.4.3.1 Ein kurzer Blick auf die Forschung	100
	3.4.3.2 Zum Geschlecht	101
	3.4.3.3 Das Alter	104
	3.4.3.4 Die Herkunft	108
	3.4.3.5 Spezielle Familienangehörige	111
	«Väter als Täter»	111
	Mütter als Täterinnen	113
	Geschwister und junge Verwandte	115
	Weitere Erwachsene	117
	3.4.3.6 Multiple sexuelle Ausbeutung	118
	3.4.4 Arten sexueller Ausbeutung	119

Seite

4 Methodischer Teil — 125
- 4.1 Anlage der Untersuchung 125
  - 4.1.1 Warum eine Fragebogen-Untersuchung? 125
  - 4.1.2 Warum eine Prävalenzstudie? 126
  - 4.1.3 Warum Psychologiestudierende? 127
- 4.2 Aufbau des Fragebogens 130
- 4.3 Probleme mit einem heiklen Thema 134
- 4.4 Größe der Stichprobe und Rücklauf 135
- 4.5 Hypothesen 135
- 4.6 Auswertung der Daten 138
  - 4.6.1 Häufigkeiten 138
  - 4.6.2 Rekodierung der Daten 138
  - 4.6.3 Prüfung von Zusammenhängen 140
- 4.7 Parallelisierungen mit anderen Studien 143

5 Ergebnisse — 149
- 5.1 Darstellung der Stichprobe 149
- 5.2 Verbreitung von Mythen 154
  - 5.2.1 Vorkommen sexueller Ausbeutung 156
  - 5.2.2 Die Rolle und das Erleben der Betroffenen 157
  - 5.2.3 Charakteristik der Betroffenen 158
  - 5.2.4 Folgen für die Betroffenen 158
  - 5.2.5 Die Täter und Täterinnen 158
- 5.3 Hintergründe 159
  - 5.3.1 Zugang und Bekanntheit 159
    - 5.3.1.1 Begegnungen 159
    - 5.3.1.2 Vertrautheit mit der Thematik 160
    - 5.3.1.3 Umstände der Begegnung 162
    - 5.3.1.4 Wodurch sind Studierende darauf gestoßen? 164
    - 5.3.1.5 Zeitpunkt der ersten Begegnung 165
  - 5.3.2 Auseinandersetzung der Befragten mit dem Thema 167
    - 5.3.2.1 Wichtigkeit 167
    - 5.3.2.2 Zukünftige Auseinandersetzung 167
    - 5.3.2.3 Ausgelöste Gefühle 169
  - 5.3.3 Zusammenfassung 172
- 5.4 Versuch einer Abgrenzung 173
  - 5.4.1 Einfluß der Formen sexueller Handlungen 173

	5.4.2 Wer zieht die Grenzen weiter?	176
	Beurteilung der Fallbeispiele durch Betroffene	178
	5.4.3 An der Grenze zwischen Ja und Nein	180
	5.4.4 Zusammenfassung	181
5.5	Verbreitung sexueller Ausbeutung	182
	5.5.1 Sich selber als «sexuell ausgebeutet» bezeichnen	182
	5.5.2 Die Dauer sexueller Ausbeutung	185
	5.5.3 Die Täter und Täterinnen	186
	5.5.4 Fälle mit Tätern und solche mit Täterinnen	194
	5.5.5 Einmalige und längere sexuelle Ausbeutung	196
	5.5.6 Arten sexueller Ausbeutung	198
	5.5.7 Zusammenfassung	211

6 Diskussion 213

6.1	Mythen über sexuelle Ausbeutung	213
	6.1.1 Verbreitung bei Psychologiestudierenden	213
	6.1.2 Vergleich mit einer Nachfolgestudie	214
6.2	Hintergründe	216
6.3	Abgrenzung	220
6.4	Ausmass sexueller Ausbeutung	221
	6.4.1 Vergleich mit anglo-amerikanischen Studien	222
	6.4.2 Vergleiche im deutschsprachigen Raum	228
	6.4.2.1 Ökonomie- und Medizinstudierende	228
	6.4.2.2 Freiburger Psychologiestudierende	235
	6.4.2.3 Studierende aus Dortmund	236
	6.4.2.4 Die «Zürcher Studie»	240

7 Zusammenfassung 243

8 Anhang 245

8.1	Fragebogen	245
8.2	Multiple Fälle sexueller Ausbeutung	261
8.3	Verzeichnis der Tabellen und Abbildungen	273

9 Literatur 277

10 Sachverzeichnis 289

Geleitwort

von Ursula Wirtz, Zürich

Zu einer Zeit, in der sexuelle Ausbeutung von Kindern und Jugendlichen zum Mode- und Sensationsthema der Medien degradiert und als feministische Diffamierungskampagne einer moralisierenden Frauenbewegung angeprangert wird, ist diese Arbeit von Thomas Pfister und Regula Gloor besonders zu begrüßen. Sie verkörpert in der gegenwärtigen emotional aufgeheizten Debatte um die «maßlose Übertreibung» der Häufigkeit sexueller Ausbeutung eine sachliche, empirisch fundierte Diskussionsgrundlage, um gesellschaftliche Strukturen zu hinterfragen, die es möglich machen, daß in der Schweiz Frauen und Männer oft über längere Zeit von mehrheitlich männlichen Tätern sexuell ausgebeutet werden.

In dieser Untersuchung wird mit statistischer Sorgfalt und der Methodik von Prävalenzstudien überzeugend nachgewiesen, daß die erregte Polemik, die das Faktum der sexuellen Ausbeutung als «Sexualhysterie» oder «Paranoia» abwiegeln möchte, ins Leere zielt. Die Wahrheit ist, daß die mit Fragebogen erfaßten Studierenden der Psychologie, der Medizin und der Ökonomie an der Universität Zürich als Kinder und Jugendliche *häufig* sexuelle Übergriffe erfahren haben. Dieses Ergebnis muß aufhorchen lassen, da bekannt ist, daß das Ausmaß sexueller Gewalt bei Studierenden eher an der unteren Grenze liegt, werden doch in studentischen Stichproben Prostituierte und Suchtkranke, bei denen sexuelle Ausbeutung besonders häufig sind, gar nicht erfaßt.

Der oft zu hörende Vorwurf, die hohe Zahl sexueller Übergriffe sei auf eine diffuse Begriffsbestimmung sexueller Übergriffe zurückzuführen, wird in dieser Untersuchung eindeutig entkräftet, da, für alle LeserInnen nachvollziehbar, eine genaue Definition und klare Aussagen die Fragebogen-Items charakterisieren.

Darüber hinaus ermöglicht die differenzierte Parallelisierung mit anderen Studien einen direkten Vergleich der Ergebnisse. Gloor und Pfister wollen nicht nur die längst überfällige Empirie zu schweizerischen Verhältnissen bieten, sondern die Verbreitung sexueller Ausbeutung und die Resultate wissenschaftlicher Studien in einen größeren Zusammenhang stellen. Darum ist gerade jetzt, zu einer Zeit des «Backlash», eine seriöse Untersuchung willkommen, der keine geschlechtsspezifische Voreingenommenheit vorgeworfen werden kann, und die auch nicht als profitoriertierte Marktforschung abzuqualifizieren ist. Bedeutsam für die aus Amerika importierte Diskussion um die Glaubwürdigkeit von Erinnerungen ist diese Untersuchung auch insofern, als Studierende in der Regel noch jung sind und über ein gutes Erinnerungsvermögen verfügen.

Es gehört zu den Stärken dieser Arbeit, daß sie mit gutem methodischen Rüstzeug arbeitet und bei der Bestandesaufnahme verbleibt, ohne ins Spekulieren zu verfallen. Die Auswertung der Ergebnisse und die Überprüfung der Hypothesen erfolgt sehr sorgfältig und bietet all denen, die sich auf dieses Thema wirklich einlassen wollen, ein breites Spektrum von Daten. Das vorgelegte Material kann für die sehr wichtige Diskussion um präventive Aspekte und die Verankerung dieser Thematik im Aus- und Weiterbildungsbereich Wesentliches beitragen.

Sie setzt auch ein sehr wichtiges Zeichen für die bisher mehrheitlich ausgegrenzte Gruppe junger Männer, die sexuell ausgebeutet worden sind. Einsicht in das Ausmaß der Betroffenheit von Männern könnte ein Anstoß sein, auch für diese Gruppe parteilich arbeitende Beratungs- und Unterstützungsangebote einzurichten. Im Rahmen eines geschlechtsspezifischen Diskurses vermag diese Untersuchung spannende Fragen zur unterschiedlichen Einschätzung der Relevanz sexueller Ausbeutung und der Art des Umgangs mit Gefühlen der Betroffenheit aufzuwerfen.

Ich wünsche dieser Lizentiatsarbeit von Studierenden über Studierende, daß sie einen breiten Kreis von Leserinnen und Lesern findet, da hier nicht ein akademisches Thema behandelt wird, sondern eine gesellschaftliche Realität, die uns alle etwas angeht.

1 Vorwort

Seit wir uns mit dem *Thema* «sexuelle Ausbeutung von Kindern und Jugendlichen» auseinandersetzen, werden wir immer wieder neu davon berührt und können dem Thema je länger desto weniger ausweichen. Sehr wichtig wurde uns, damit nicht alleine zu bleiben, sondern darüber zu sprechen und uns über Eindrücke, Gedanken und Gefühle austauschen zu können. So beschäftigten wir uns als Mitglieder der *Arbeitsgruppe* «gegen sexuelle Ausbeutung von Kindern und Jugendlichen» an der Universität Zürich einige Jahre mit dem Thema. Nachdem wir uns in der Anfangszeit durch Literaturstudium, Fernseh- und Radiosendungen, Besuche von Seminaren und Diskussionen dem Thema gestellt hatten, wurde uns die Notwendigkeit, das Thema an die Öffentlichkeit zu bringen, ein stärkeres Anliegen. Wir organisierten im Sommer 1991 ein Tutorat an der Abteilung Sozialpsychologie und veranstalteten im Wintersemester 92/93 eine Vortragsreihe.

In der Auseinandersetzung mit dem Thema «sexuelle Ausbeutung von Kindern und Jugendlichen» ist uns aufgefallen, daß *in der Schweiz kaum empirische Untersuchungen* dazu vorhanden sind. Auch in Deutschland ist erst ein Jahr vor unserer Erhebung die erste größere Befragung durchgeführt worden (Bange, 1992). Erschreckende Zahlen über das Ausmaß der sexuellen Ausbeutung aus den USA bewogen uns dazu, eine Studie in unserer nächsten Umgebung durchzuführen. Daß das Thema auch bei uns in der Schweiz vermehrt Aktualität hat, zeigt ein Blick auf die in den letzten Jahren dazu im deutschen Sprachraum erschienene Literatur. Ende der achtziger Jahre waren es hauptsächlich Betroffene, die sich zu Wort meldeten. Als «Betroffene» bezeichnen wir im folgenden Personen, die in ihrer Kindheit oder Jugend sexuell ausgebeutet worden sind (wir meinen damit also *nicht* eine emotionale Betroffenheit). Immer stärker wurde das Thema aber auch von Fachleuten aufgenommen und diskutiert. In den Medien kann man in den letzten Jahren vermehrt dieses Thema verfolgen. Der deutsche Psychologe Dirk Bange meint dazu:

> Es ist jetzt an der Zeit – nach einigen Jahren der öffentlichen Auseinandersetzung – höchste Zeit, das theoretische Fundament der Diskussion zu verbessern und den unhaltbaren Zustand, daß es in der Bundesrepublik Deutschland immer noch kaum wissenschaftliche Untersuchungen über den sexuellen Mißbrauch gibt, zu beenden. (1992, 7)

Mit seiner Untersuchung will er einen ersten Schritt in diese Richtung tun und der Bewegung einen wissenschaftlichen Rückhalt geben. Wir möchten uns dieser Idee anschließen und richten unsere Aufmerksamkeit auf *Ausmaß, die Hintergründe und die Abgrenzung* sexueller Ausbeutung von Kindern und Jugendlichen.

Mittels eines *Fragebogens* sind wir im Juni *1991* an der Universität Zürich diesen Fragen nachgegangen und haben die vorliegenden Resultate im Rahmen einer Lizentiatsarbeit dargestellt und diskutiert.

Wir möchten an dieser Stelle allen, die etwas zu unserer Arbeit beigetragen haben, ganz herzlich *danken*: Das betrifft in erster Linie alle, die an unserer Umfrage teilgenommen und sich für unseren umfangreichen Fragebogen Zeit genommen haben. Danken wollen wir auch Andrée Helminger für ihre langjährige Betreuung. Sie hat immer wieder Zeit gefunden, drängende Fragen mit uns zu besprechen. Prof. Heinz Gutscher von der Abteilung Sozialpsychologie der Universität Zürich hat unseren Fragebogen und die Lizentiatsarbeit mit großer Sorgfalt studiert und uns den Weg für die Veröffentlichung unserer Studie in der vorliegenden Form geebnet. Im weiteren geht unser Dank an verschiedene FreundInnen und KollegInnen, mit denen wir über aktuelle Probleme diskutieren konnten. Anregend und hilfreich war uns die Arbeitsgruppe «gegen sexuelle Ausbeutung von Kindern und Jugendlichen».

Danken möchten wir Manuela Condrau und Ralph Wettach sowie Susanne Wendel und Sheila Zwicky Burger, die uns die Ergebnisse ihrer Nachfolgestudie zur Verfügung gestellt haben.

Schließlich sind wir auch Sheila Zwicky Burger, Edith Oswald und Fides Auf der Maur für ihre Ausdauer und Kritik beim Lesen unserer Arbeit dankbar. An Fides geht ein ganz besonderer Dank: Sie war immer wieder eine geduldige Zuhörerin, hat einiges mitgetragen und vor allem während dieser Arbeit immer wieder für unser leibliches Wohl gesorgt.

2 Einleitung

Wenn wir von sexueller Ausbeutung von Kindern und Jugendlichen sprechen, verstehen wir darunter «eine sexuelle Handlung eines Erwachsenen (oder älteren Jugendlichen) mit einem Kind, das aufgrund seiner emotionalen und intellektuellen Entwicklung nicht in der Lage ist, dieser sexuellen Handlung informiert und frei zuzustimmen. Dabei nützt der Erwachsene die ungleichen Machtverhältnisse zwischen Erwachsenen und Kindern aus, um das Kind zur Kooperation zu überreden oder zu zwingen. Zentral ist dabei die Verpflichtung zur Geheimhaltung, die das Kind zur Sprachlosigkeit, Wehrlosigkeit und Hilflosigkeit verurteilt.» (Sgroi, 1982; in: Wirtz, 1989, 17) Dies ist *eine* mögliche *Definition*. Auf verschiedene weitere Kriterien zur Ein- und Abgrenzung des Themas werden wir zurückkommen (S. 63–84). Ein großer Teil sexueller Ausbeutung beginnt bereits in der frühen Kindheit; nicht selten dauern die Übergriffe über längere Zeit an; sowohl Kinder als auch Jugendliche sind davon betroffen. Wir verwenden deshalb den Begriff «sexuelle Ausbeutung von Kindern *und* Jugendlichen».

Der *Begriff «sexuelle Ausbeutung»* ersetzte in den letzten Jahren immer mehr denjenigen des «sexuellen Mißbrauchs». Letzterer kommt vom amerikanischen Ausdruck «sexual abuse». Das Wort «Mißbrauch» impliziert vom Sprachlichen her, daß es auch einen (sexuellen) Gebrauch von Kindern gibt. Wir ziehen den Begriff «sexuelle Ausbeutung» auch deshalb vor, weil darin die Komponente der Macht und das Moment der Unterdrückung enthalten sind (Wirtz, 1989, 16). Synonym dazu verwenden wir aus demselben Grund den Ausdruck «sexuelle Gewalt». Häufig trifft man auch den Begriff «Inzest»; mit ihm wird der sexuelle Kontakt zwischen (meistens erwachsenen) Verwandten beschrieben. Einige AutorInnen (z.B. Wirtz, 1989) setzten ihn auch in einem psychologischen Sinn ein und implizieren neben den leiblichen Verwandten als Täter/Täterinnen auch andere Bezugspersonen, zu denen das Kind oder die/ der Jugendliche in einem Abhängigkeits- oder Autoritätsverhältnis steht. Wir werden den Ausdruck «Inzest» in unserer Arbeit nicht verwenden.

Gewisse AutorInnen ordnen den Begriff «sexuelle Ausbeutung» dem der *«Kindesmißhandlung»* unter. Reiner Frank unterscheidet zwischen körperlicher, emotioneller und sexueller Kindesmißhandlung. Davon abgegrenzt wird körperliche und emotionale «Kindesvernachlässigung» (1989, 18 ff.). Andere setzen die Begriffe «sexuelle Ausbeutung» und «Kindesmißhandlung» unter einen

Oberbegriff: Die deutsche Gerichtsmedizinerin Elisabeth Trube-Becker (1987) sowie Joest Martinius und Reiner Frank (1990) z.B. verstehen unter dem Begriff «*Gewalt gegen das Kind*» Kindesmißhandlung, Vernachlässigung sowie sexuellen Mißbrauch.

Bei einigen Arten von Kindesmißhandlungen können *körperliche Mißhandlung und sexuelle Ausbeutung kombiniert* auftreten:
- Schläge in die Genitalregion
- Sexuelle Erregung durch oder beim Schlagen
- Strafen für sexuelles Verhalten
- Die sexuelle Entwicklung der Kinder unterdrücken (Criville, 1988).

PsychologiestudentInnen werden in ihrem späteren Beruf mit großer Wahrscheinlichkeit auf irgendeine Art und Weise mit dem Thema sexuelle Ausbeutung von Kindern und Jugendlichen in Berührung kommen. Im Rahmen einer empirischen Seminararbeit am Pädagogischen Institut der Universität Zürich ist uns aufgefallen, daß eine aktive Auseinandersetzung mit der Problematik sexueller Ausbeutung dazu führen kann, daß die Befragten in ihrem Alltag vermehrt mit betroffenen Kindern und Erwachsenen konfrontiert werden (Gloor und Gutgsell, 1992). Auf diesen Gedanken und Erfahrungen aufbauend, scheint es uns dringend erforderlich, daß sich zukünftige Psychologinnen und Psychologen bereits im Rahmen ihres Studiums mit dem Thema auseinandersetzen. Im späteren Beruf ist die Zeit dafür oft knapp und die Hilflosigkeit von professionellen HelferInnen groß.

Unsere Untersuchung geht den Fragen nach, wo und wann die Psychologiestudierenden dem Thema bereits begegnet sind, wie wichtig ihnen eine *Auseinandersetzung* damit ist, und wie sie sich in Zukunft damit befassen wollen.

Wir gehen der Frage nach, wo die Psychologiestudierenden *Grenzen zwischen sexueller Ausbeutung und harmlosen sexuellen Kontakten* ziehen. Im dritten Teil stellen wir das Ausmaß an *Betroffenen*[1] unter Psychologiestudierenden der Universität Zürich dar.

Es ist schwierig, sich mit einem solch heiklen Thema im Rahmen einer wissenschaftlichen Arbeit auseinanderzusetzen. Cornelia Kazis, Autorin des ersten Fachbuches zum Thema «sexuelle Ausbeutung von Kindern und Jugendlichen» in der Schweiz, meint treffend:

---

[1] Als «Betroffene» bezeichnen wir Personen, die in ihrer Kindheit oder Jugend sexuell ausgebeutet worden sind (wir meinen damit also *nicht* eine emotionale Betroffenheit).

> Es machte mir Angst. Zwar bewegte mich das Unerhörte, das ich während diesen Gesprächen (mit betroffenen Frauen; Anm. der Verf.) zu hören bekam, zutiefst. Aber Angst hatte ich auch vor mir, vor dem, was in meinem Beruf als «journalistisches Werkzeug» bezeichnet wird, von meiner Gier nach aussagekräftigen Stories für mein Buch. (1988, 46)

Dieses Geständnis spricht ein Dilemma an, in dem wir während der Entstehung dieser Arbeit öfters steckten. Unser emotionales Berührtsein stand immer wieder im Vordergrund. Auch wenn wir zeitweise nur noch von Zahlen und Fakten sprechen, möchten wir darauf hinweisen, daß sich hinter jedem/r Betroffenen ein Mensch mit seinem/ihrem Schicksal verbirgt. Ihnen soll unsere Arbeit gewidmet sein.

3 Theoretischer Teil

3.1 MYTHEN ÜBER SEXUELLE AUSBEUTUNG VON KINDERN UND JUGENDLICHEN

Wie bei jedem Tabuthema ranken sich auch um dasjenige der sexuellen Ausbeutung gewisse *Mythen*. Kurt Weis geht in seiner breit angelegten Studie auf die gesellschaftliche Rolle von Mythen ein:

> Unter Mythen werden hier Vorstellungen verstanden, die nach dem naiven Empfinden als zeitlos gültige Aussagen über bestimmte rational nicht beweisbare Zusammenhänge gelten und bis zu archetypischen Vorstellungen reichen können. Mythen können, besonders in der politischen Diskussion, Teil einer Ideologie sein und entsprechend eingesetzt werden. (1982, 62)

Weis setzt den Begriff «Mythos» mit demjenigen des «Stereotyps» gleich. Dieser Begriff bezeichnet vorgefaßte Meinungen und «schablonenhafte Weisen des Wahrnemens und Urteilens» (Arnold, Eysenck und Meili, 1987, 2210). Da wir einerseits die *zeitüberdauernde Gültigkeit* gewisser Denkinhalte und Wahrnehmungen betonen, andererseits aber die Wertfreiheit eines Stereotyps nicht übernehmen möchten, haben wir uns für den *Begriff* «Mythos» entschieden. In seiner Studie über sexuelle Gewalt äußert sich auch Alberto Godenzi zu diesem Begriff:

> Wenn Menschen über Vergewaltigungssituationen nachdenken, dann tauchen immer wieder ähnliche Bilder auf. Aus diesem Grunde werden solche Deutungsmuster auch häufig «Mythen» genannt. (1989, 28)

Warum ist es uns ein Anliegen, die *Verbreitung von Mythen* zu untersuchen? Gerade bei einem so heiklen Thema wie «sexuelle Ausbeutung von Kindern und Jugendlichen» haben Mythen einen entscheidenden Einfluß auf den *Umgang mit der Problematik*. Nehmen wir zum Beispiel den Mythos, daß es sich bei der Mehrzahl der Täter um eine dem Kind oder der/dem Jugendlichen fremde Person handle. Damit wird die Täter-/Täterinnenschaft auf eine bestimmte Gruppe von Personen eingeschränkt und die Aufmerksamkeit von der sexuellen Gewalt innerhalb von Familien abgelenkt. Oder nehmen wir den Mythos, das Kind oder die/der Jugendliche reize den Erwachsenen sexuell auf: Damit wird die Schuld am Ganzen dem Kind oder der/dem Jugendlichen angelastet; und der Täter/ die Täterin wird entlastet. So birgt jeder der von uns untersuchten Mythen ein gefährliches Potential in sich: Wird an ihn geglaubt, werden Tatsachen verdreht, falsche Personen beschuldigt, Wahrheiten unterschlagen oder Realitäten tabuisiert. Damit bleiben wir im fatalen Teufelskreis von Tabuisierung, Verharmlosung und Verdrängung gefangen.

Es gibt unseres Wissens fast keine spezifische Literatur über Mythen bezüglich sexueller Ausbeutung von Kindern und Jugendlichen. Obwohl in vielen Büchern und Artikeln gewisse Mythen dargestellt und entlarvt werden, fehlt bis anhin eine systematische Darstellung.

Die von uns aufgeführten Mythen (siehe Fragebogen im Anhang S. 245 f.) lassen sich in *fünf Themenkreise* gliedern:

1) Vorkommen sexueller Ausbeutung

2) Rolle und Erleben der Ausgebeuteten

3) Charakteristik der Ausgebeuteten

4) Folgen für die Ausgebeuteten

5) Charakteristik der Täter/Täterinnen

Die Ideen für die Formulierungen stammen zum Teil aus Kazis (1988), Rijnaarts (1988), Enders (1990) und Rutgers (1990). Zu jedem der einzelnen Mythen der fünf Themenkreise möchten wir aufzeigen, woher sie kommen und was über sie bekannt ist. Hinter jedem Mythos verbirgt sich eine *Realität*. Diese ist im Kapitel 3.4 (S. 84 ff.) dargestellt. Die entsprechenden Hinweise finden sich im Text.

3.1.1 Mythen zum Vorkommen sexueller Ausbeutung

3.1.1.1 Der einmalige Ausrutscher

Bei sexueller Ausbeutung handelt es sich meistens um einen einmaligen Ausrutscher.

Mit diesem Mythos wird versucht, das Problem zu verharmlosen, indem das ganze als einmalige Tat und als Ausrutscher dargestellt wird. Joachim Walter meint:

> Sexuelle Gewalt als Ausnahmesituation, als der vielzitierte 'Ausrutscher', der einmalige Übergriff in einer Situation, in der ein Mann – aus was für Gründen auch immer – seiner Sinne nicht mehr mächtig ist (...) ist als Rechtfertigungsstrategie bei Männern sehr beliebt und wird von Fachleuten gerne geglaubt. (1989, 15)

Die Tatsache, daß sexuelle Ausbeutung oft über Monate oder Jahre dauert (vgl. S. 98 ff.), ist für viele (Nichtbetroffene) unvorstellbar. Vorstellungen wie z.B. daß sich die Kindern oder Jugendlichen doch dagegen wehren können und andere Bezugspersonen in einem solchen Fall eingreifen würden, sind weiterhin verbreitet und behindern die Wahrnehmung der Realität.

3.1.1.2 Die Unterschichtshypothese

Sexuelle Ausbeutung kommt vor allem in der Unterschicht vor.

Auch dieser Mythos versucht das Problem zu verharmlosen, indem man es auf die Unterschicht abschiebt; dort komme das 'halt' vor. Josephine Rijnaarts (1988) geht detailliert auf diesen Mythos ein. Sie hat festgestellt, daß der Hinweis auf miserable Wohnverhältnisse in der ersten Hälfte des 20. Jahrhunderts in kaum einer Untersuchung über Inzest fehlt. Wo also Eltern und Kinder in einem einzigen Raum zusammenlebten, konnte Inzest kaum ausbleiben.

> (...) in den Elendsvierteln der Großstädte, wo die Familien wie Schweine zusammengepfercht leben, herrscht eine erschreckende Gleichgültigkeit gegenüber jeglicher Form von Inzest bei Erwachsenen wie bei Kindern (Weinberg, 1955; zit. nach Rijnaarts, 1988, 148).

Durch die zunehmende Beschäftigung mit dem Thema wurde man sich klar, daß die *Geheimhaltung* ein Wesensmerkmal der sexuellen Ausbeutung ist. Diese kann aber nur bestehen, wenn sich die Täter/Täterinnen mit ihren Opfer zurückziehen können. In neuerer Zeit setzt sich sogar vermehrt die Erkenntnis durch, daß sexuelle Ausbeutung in «gehobenen Kreisen» leichter geheimzuhalten ist. Bei Angehörigen der unteren Schichten hingegen werden Fälle häufiger aufgedeckt. Außerdem werden *Unterschichttäter* resp. -täterinnen häufiger verurteilt, während bei Tätern/Täterinnen aus den oberen sozialen Schichten ein Verfahren eher eingestellt wird. Da auch heute noch die meisten Untersuchungen über Täter/Täterinnen mit verurteilten DelinquentInnen arbeiten, findet schon von vornherein eine Auswahl in Richtung der unteren Sozialschichten statt (Rijnaarts, 1988).

Viele Frauen, die aus sogenannten *«guten Familien»* stammen und sexuell ausgebeutet wurden, beschreiben ihre Situation als aussichtslos, weil sie (zu Recht) davon ausgehen müssen, daß ihnen niemand glauben würde, wenn sie öffentlich machen würden, daß ihr Vater, angesehener Politiker oder Arzt, sie sexuell ausgebeutet hat (Notruf und Beratung für vergewaltigte Frauen und Mädchen, 1989).

Im Gegensatz zur Situation bei körperlicher Mißhandlung und Vernachlässigung von Kindern, wo eine gewisser Einfluß der sozialen Lebensumstände nicht ausgeschlossen werden kann (Martinius und Frank, 1990), sieht die Realität bei der sexuellen Ausbeutung anders aus: Bei den meisten größeren Untersuchungen in den USA konnte *kein Zusammenhang zwischen der Häufigkeit sexueller Ausbeutung und der Herkunft der Betroffenen* gefunden werden (Finkelhor, 1986). Dieser Forscher, der sich seit rund 20 Jahren mit der Thematik befaßt, kommt zum Schluß:

> Die im jetzigen Zeitpunkt verfügbaren Daten bezüglich sexuellem Mißbrauch deuten darauf hin, daß sexueller Mißbrauch und soziale Klasse *nicht* miteinander korrelieren (Finkelhor, 1986, 69; Übersetzung der Verf.).

3.1.2 Mythen über Rolle und Erleben der Betroffenen

3.1.2.1 Zustimmung des Kindes

Ein Kind oder ein(e) Jugendliche(r) kann einer sexuellen Handlung mit einem Erwachsenen willentlich zustimmen[2].

Gewisse VertreterInnen der sexuellen Revolution meinen, mit einer freizügigeren Sexualerziehung, die den Kindern Wahlmöglichkeiten in die Hand gibt, so daß sie sich mit einer sexuellen Beziehung bewußt einverstanden erklären oder aber diese ablehnen können, sei auch sexuelle Ausbeutung zu verhindern. Die Frage ist nur, ob dies überhaupt möglich ist, schließt doch das Verhältnis zwischen Kindern und Erwachsenen immer ein Wissens- und Machtgefälle ein. Das Kind steht in einer unausweichlichen *Abhängigkeit* gegenüber den Eltern oder anderen Bezugspersonen (Rijnaarts, 1988).

In der (Fach-)Öffentlichkeit hört man immer wieder Stimmen, die glauben, daß die sexuell ausgebeuteten Kinder oder Jugendlichen von sich aus zum Täter resp. zur Täterin gehen, weshalb das Ganze ja nicht so schlimm sein kann. Eine gefährliche Meinung dazu vertritt Michael C. Baurmann, der den Kindern unbewußte sexuelle Wünsche gegenüber den Erwachsenen unterstellt (in Jäckel, 1988).

Ein anderer Sexualforscher hat in einem Artikel seine Erfahrungen aus über 1000 'Beratungen' von Mädchen zwischen acht und 14 Jahren publiziert. In der Zusammenfassung schreibt er:

> Eine sexuelle Kind-Erwachsenen-Beziehung auf *freiwilliger* Basis kommt *von seiten des Kindes* sehr viel häufiger vor, als allgemein angenommen wird. Die Zahl solcher Beziehungen liegt mit Sicherheit zwei- bis dreimal höher als die des gewaltsam erzwungenen Kindesmißbrauchs. Ob man eine vom Kind *bewußt* und *freiwillig* eingegangene sexuelle Erwachsenenbeziehung aus ethischen oder moralischen Überlegungen heraus ebenfalls als 'Mißbrauch' einstufen darf, erscheint zumindest aufgrund der Ergebnisse der vorliegenden Studie als bis zu einem gewissen Grade fragwürdig. (Johannesmeier, 1991, 236; Hervorhebungen der Verf.)

---

[2] Aus Gründen, die im Methodikteil aufgeführt sind, haben wir diesen und einige andere Mythen umformuliert. Die Mythen, wie sie im Fragebogen formuliert sind, findet man im Anhang S. 246 f.

Die Beweislage ist nach der Meinung des Autors ganz einfach:

> In jedem Fall aber beweist der eingetretene Orgasmus[3], daß es sich bei der Kind-Erwachsenen-Beziehung um eine *freiwillige* Handlung des Kindes gehandelt hat, da ein erzwungener oder unerwünschter sexueller Intimkontakt gerade bei einem Kind niemals einen Orgasmus bewirkt... (Johannesmeier, 1991, 236; Hervorhebungen der Verf.).

Beide Autoren machen sich die Sache sehr einfach: Kindliche Bedürfnisse werde auf solche von Erwachsenen umgemünzt oder physiologische Vorgänge wie z.B. sexuelle Erregung als Beweis der Einwilligung umgebogen. Ignoriert wird die *Realität*, daß die Täter meistens mit Tricks die Mädchen oder Jungen zur Kooperation überreden und sie so zu Komplizen machen. Zudem steigern sie in den meisten Fällen systematisch die Intensität der sexuellen Gewalt. Zu Beginn wird die Ausbeutung oft als Spiel getarnt. Mit Zauber- oder Doktorspielen nutzen die Täter die kindliche Unwissenheit und Neugier aus (Enders, 1990). Eine sehr treffende Beschreibung dieser Dynamik findet man im Buch «Die liebe Angst» von Liane Dirks (1989).

Die Täter nutzen den Wunsch der Kinder nach Zuwendung und Zärtlichkeit aus. Mit Ausnahme von gewissen sexuellen 'Beziehungen' oder Spielen unter Geschwistern[4] geht in keinem Fall von sexueller Ausbeutung hervor, daß die Kinder oder Jugendlichen sich Sexualität gewünscht haben. Vielmehr dulden sie die Sexualität des Täters, um sich die anderen Vorteile der 'Freundschaft' nicht zu verscherzen (Kavemann und Lohstöter, 1984).

Ganz klar davon trennen muß man die *Neugier des Kindes* für den Körper von Erwachsenen. Es gab Fälle, wo besorgte Eltern Beratungsstellen aufsuchten, weil sie nicht mit dieser Neugier umgehen konnten und sie als peinlich oder beunruhigend empfanden (Elliott, 1991). Anders liegt der Fall, wenn das Kind ein seinem Alter nicht angepaßtes Sexualverhalten zeigt. Ein solches Verhalten ist häufig die Folge einer sexuellen Ausbeutung und nicht, wie häufig angenommen wird, dessen Ursache.

In der Realität ist es aber gerade so, daß Pädophile (und auch andere Täter/Täterinnen) die Kinder von sich abhängig machen, sie unter Druck setzen

---

[3] Auf mehreren Seiten stellt Johannesmeier Zahlen über Häufigkeiten von eingetretenem Orgasmus bei den beteiligten Mädchen dar.

[4] Zur Abgrenzung von sexueller Ausbeutung und sexuellen «Beziehungen» unter Geschwistern vergleiche man den Artikel von De Jong (1989).

und sie zum *Schweigen* gegenüber ihren anderen Vertrauenspersonen zwingen.

Von entscheidender Bedeutung bei der Abgabe einer Einverständniserklärung ist der *Informationsgrad* des Kindes: Kinder sind sexuelle Wesen, haben aber andere, ihrer Entwicklung entsprechende Vorstellungen über die Sexualität. Das Kind kann nicht wissen, welche Bedeutung sexuelle Handlungen für einen Erwachsenen haben. Stefan Brülhart und Wiebke Twisselmann kommen deshalb zum Schluß:

> In Anbetracht dieser Realitäten *macht es keinen Sinn*, betreffend inzestuöser Beziehungen zwischen Eltern und Kindern von Einverständnis zu sprechen. Freie Wahl und Einverständnis sind Konzepte, die ausschließlich auf Personen mit gleicher Macht- und Informationsbasis angewendet werden können; im entwicklungspsychologischen Zusammenhang gesehen also am ehesten zwischen Gleichaltrigen ('peers') zum Tragen kommen können. (1990, 73)

3.1.2.2 Mit Einwilligung ist alles erlaubt

Falls das Kind oder die/der Jugendliche ihre/seine Einwilligung zur sexuellen Handlung gibt, kann man nicht von sexueller Ausbeutung sprechen.

Nachdem die Frage nach der Fähigkeit zur Zustimmung des Kindes oder der/des Jugendlichen mit Nein beantwortet werden muß, wird dieser Mythos hinfällig. Trotzdem ist es wichtig, auf ihn einzugehen, wird er doch von vielen Tätern/Täterinnen als *Ausrede oder Entschuldigung* benutzt. So wie angenommen wird, die Mutter müsse «es» gewußt haben (diesen Mythos haben wir leider nicht berücksichtigt!), so glaubt man auch, die Tochter müsse «dazu» eingewilligt haben. Es ist vielen Leuten unverständlich, wie sonst eine sexuelle «Beziehung» über längere Zeit Bestand haben kann. Schließlich werden die Schuldgefühle des Mädchens oder Jungen ebenfalls als Beweis für ihre Mitverantwortung gesehen (Rijnaarts, 1988). Andere versuchen auf subtilere Weise eine Mitschuld des Kindes zu konstruieren:

> Die beteiligte Tochter ist zwar trotz ihres möglicherweise recht weitgehenden Entgegenkommens in jedem Fall als Opfer zu bezeichnen, wenn nicht als Opfer väterlicher Verführung, so doch als Opfer ihres sozialen Umfeldes und der Familiensituation, die sie für diese Verführung empfänglich machten; dennoch ist deutlich, daß sie auf ihre Weise zum Durchbrechen der Inzestschranke beiträgt. (Van der Kwast, 1963; zit. nach Rijnaarts, 1988, 195)

Auch wenn die Tochter hier als Opfer bezeichnet wird, heißt dies nicht, daß die Mythen und Vorurteile über die Bereitwilligkeit der Tochter verschwunden sind. Vielmehr halten sie sich hartnäckig, auch bei sogenannt «fortschrittlichen» Personen.

Die angebliche «Fügsamkeit» und Einwilligung des Mädchens oder Jungen entpuppt sich in der *Realität* als (scheinbare) Passivität. Die Betroffenen, vor allem die Mädchen, verhalten sich insofern passiv, als sie weder um sich schlagen noch treten, kratzen oder beißen und im allgemeinen auch nicht deutlich Nein sagen (können). Diese mangelnde Gegenwehr darf aber nach Ansicht von Fachleuten nicht als Bereitwilligkeit interpretiert werden. Bei näherem Hinsehen kann man nämlich fast immer Zeichen des kindlichen Unwillens entdecken: Viele Mädchen oder Jungen stellen sich schlafend, wenn sie den Täter kommen hören, legen sich auf den Bauch, ziehen sich zum Schlafen nicht aus oder bauen z.B. Türme mit irgendwelchen Gegenständen vor die Türe (Rijnaarts, 1988).

Auch bei polizeilichen oder gerichtlichen Einvernahmen wird oft die (scheinbar) mangelnde Gegenwehr der Betroffenen als Einwilligung interpretiert und von der Verteidigung als Entlastung des Täters resp. der Täterin verwendet (Gutjahr und Schrader, 1988).

3.1.2.3 Nicht wollen genügt

Sexuelle Ausbeutung passiert einem Mädchen oder Jungen nicht, wenn es/er dies ausdrücklich nicht will.

Noch mehr als beim vorangegangenen Mythos wird hier die Verantwortung an der sexuellen Ausbeutung auf das Mädchen respektive auf den Jungen gelegt. Das heißt im Klartext: Wenn ein Mädchen oder Junge sexuell ausgebeutet wird, hat sie/er dies auch gewollt. Ein ganz diesem Mythos entsprechendes Vorurteilsmuster hat Godenzi in seinem Buch *Bieder, brutal* bezüglich der Vergewaltigung von Frauen aufgezeigt:

> Keine Frau kann gegen ihren Willen vergewaltigt werden. Hätte sie sich gewehrt, wäre sie nicht vergewaltigt worden. (...) Solche Mythen sorgen dafür, daß das Opfer doppelt bestraft wird: Zum einen durch die Vergewaltigung, zum anderen durch die Zuschreibung einer Mit- oder gar Alleinschuld und die gleichzeitige Entlastung der Täter von Verantwortung. (1989, 31)

Wie schon im letzten Mythos (S. 23 f.) beschrieben, gibt es kein Mädchen und keinen Jungen, das oder der sich nicht gegen sexuelle Ausbeutung wehrt. Die wenigsten können sich später an ihren Widerstand erinnern; ihre kindliche Abwehr war zwecklos, hat sich doch der Täter resp. die Täterin darüber hinweggesetzt. Auch die Umwelt, die diesen Widerstand nicht als solchen verstehen will, trägt das ihre dazu bei (Enders, 1990).

Für den *Täter/die Täterin* besteht in der Regel kein Anlaß, freiwillig mit der sexuellen Ausbeutung aufzuhören, solange die Chance, daß sie publik wird, gering ist. Erst mit zunehmendem Alter der Betroffenen steigt die Wahrscheinlichkeit, daß sie sich erfolgreich zur Wehr setzen können. Dabei spielen Drittpersonen wie SozialarbeiterInnen, LehrerInnen, Mütter oder FreundInnen eine entscheidende Rolle. In vielen Fällen braucht die Kontaktperson das Mädchen dabei nicht einmal explizit darauf anzusprechen. Nicole, 15 Jahre alt, berichtet:

> (...) und als ich im Jugendamt ein Plakat über sexuellen Mißbrauch sah, da wußte ich, daß sie mir glauben würden. An dem Tag habe ich meinem Vater klipp und klar gesagt, er könne mich nicht mehr erpressen. Da war Schluß! (Enders, 1990, 107)

3.1.2.4 Ausbeutung und Lustgefühle

Das Kind oder die/der Jugendliche kann bei der sexuellen Ausbeutung nicht auch Lustgefühle empfinden.[5]

Wie schon weiter oben angedeutet, brauchen gewisse Autoren diesen Mythos, um eine (fragwürdige) Grenze zwischen sexueller Ausbeutung und sogenannter 'sexueller Erwachsenenbeziehung' zu ziehen (Johannesmeier, 1991). Das heißt, wenn das Kind oder die/der Jugendliche Lustgefühle (sprich einen Orgasmus) hat, dürfe man nicht von sexuellem Mißbrauch sprechen. Da diese

---

[5] Diesen Mythos haben wir umformuliert. Die Originalversion aus dem Fragebogen ist im Anhang S. 246 f. zu finden.

These sehr gefährlich ist und immer wieder auch in der Fachpresse auftaucht, möchten wir näher darauf eingehen.

Johannesmeier (1991) hat in 30 Jahren Tätigkeit als praktischer Arzt eigene 'Studien' betrieben. Da er neben seiner Tätigkeit als Arzt auch noch Übungsleiter in einem Sportverein war/ist, hat er häufig nach dem Training Mädchen zu sich nach Hause eingeladen! Von insgesamt 247 Mädchen unter 14 Jahren (Jungen werden nicht erwähnt) erfuhr er, daß sie eine «intime Beziehung zu einem erwachsenen Mann hatten bzw. gehabt hatten» (ebd., 233). Mit 151 dieser Mädchen konnte er ausführliche Gespräche führen. Ihre Aussagen lassen sich nach Meinung des Autors in drei Kategorien einteilen:

A) die Initiative ging vom Mann aus (59% der Fälle)

B) die Initiative ging von beiden Seiten aus (18% der Fälle)

C) die Initiative ging vom Mädchen aus (23% der Fälle)

Mit welcher Methode bzw. welchen Fragen er dies herausgefunden hat, schreibt er leider nicht. Es ist deshalb auch nicht möglich, dies zu überprüfen. Zu jeder der drei Kategorien bringt er Zahlen über das Alter der Mädchen und Prozent-Zahlen über eingetretene Orgasmen. Unter dem Titel «Einige überraschende Beobachtungen» führt er aus, daß der Geschlechtsverkehr lediglich bei vier (!) der insgesamt 151 Mädchen «einen ekel- und schmerzbedingten Schock aus[löste], der bis nach dem Ende der Pubertät anhielt.» (ebd., 236). Im nächsten Satz beruhigt er dann sogleich wieder die LeserInnen:

> Dann aber hatten alle vier Mädchen wieder sexuelle Beziehungen, die *ohne irgendwelche psychische oder physische Komplikationen abliefen.* (ebd., 236; Hervorhebungen durch die Verf.)

Bei den folgenden Ausführungen merkt man noch deutlicher, mit welch' schiefem Blickwinkel der Autor an das Thema herangeht:

- Wenn's auch ein bißchen eklig war oder Schmerzen verursachte, miß braucht im Sinne von Gewaltanwendung wurde deswegen noch lange niemand.
- Wenn's auch unbefriedigend war, dann ist höchstens der betreffende Mann schuld, weil er's halt nicht gut genug gemacht hat.
- Wenn auch einige der Mädchen etwas falsche Vorstellungen vom ganzen hatten, eine Ausnutzung ihrer Unwissenheit ist dies noch lange nicht.
- Und da schließlich ein junges Mädchen in einer sexuellen Beziehung weit weniger psychisch engagiert ist als ein(e) Erwachsene(r), kann's auf alle Fälle nichts schaden!

Nach der Darstellung dieser äußerst fragwürdigen 'Studie' – die übrigens nur eine von vielen aus der pädophilen Ecke ist – möchten wir uns mit *Berichten von Betroffenen* der Realität zuwenden. Im Buch «Kiss Daddy Goodnight» hat die Amerikanerin Louise Armstrong Erfahrungen von 16 Frauen und von sich selber dargestellt. Carla, eine zwanzigjährige Puerto-Rico-Amerikanerin, berichtet:

> Ein paar Jahre sah es so aus, daß ich es war, die ihn [den Vater; Anmerkung der Verf.] gewähren ließ. Und deswegen hatte ich Schuldgefühle. Dazu kam noch, daß ich mir eingestehen mußte, daß mein Körper reagiert hatte – das machte es noch schlimmer. (1985, 169)

Ganz eindeutig berichtet hier eine ausgebeutete Frau von ihren Lustgefühlen und betont, daß gerade diese bei ihr große Schuldgefühle ausgelöst haben. Der Mythos, eine Ausbeutung könne nicht mit Lustgefühlen des Mädchens oder Jungen zusammengehen, drängt sie dahin, die Schuld oder die Verantwortung bei sich selber zu suchen.

Eine andere Frau, Barbara, schreibt:

> Ich habe es erst später verstehen können – denn wenn er mich stimulierte, hatte ich wohl auch angenehme Gefühle empfunden. Später, als ich um die elf oder zwölf war – vorher nicht. Ich konnte nicht verstehen, warum ich diese Lustgefühle hatte. Ich fühlte mich schrecklich schuldig deswegen. Ich konnte mich selbst nicht leiden. Weil ich nicht verstand, was mit mir geschah. (ebd., 189)

Während die meisten Täter/Täterinnen sich gar nicht darum kümmern, wie das Kind oder die/der Jugendliche die sexuellen Handlungen erlebt, versuchen andere bewußt sexuelle Lustgefühle beim Kind oder bei der/bei dem Jugendlichen zu wecken. Sie tun dies, um bei ihnen ein Gefühl der Mitschuld zu erzeugen, oder vielleicht auch, um ihr eigenes Gewissen zu beruhigen.

Zusammenfassend kann man also festhalten: Auf der einen Seite wird der Mythos von Tätern dazu mißbraucht, ihre Ausbeutung als «normale», weil vom Kind oder der/dem Jugendlichen als lustvoll erlebte 'sexuelle Beziehung' zu tarnen. Auf der anderen Seite verstricken sich die Betroffenen in Schuldgefühle, weil sie der (falschen) Meinung sind, bei einer sexuellen Ausbeutung könnten keine Lustgefühle entstehen.

3.1.2.5 Das Lolita-Syndrom

In vielen Fällen reizt das Mädchen oder der Knabe durch ihre / seine verführerische Art den Erwachsenen.

Florence Rush (1988) widmet diesem Mythos unter dem Titel «Das lockende Nymphchen» ein ganzes Kapitel. In *Photographie, Literatur, Malerei und Werbung* taucht er immer wieder auf. Als Beispiele seien genannt:

- Der bekannte *Photograph* O.D. Rjlander lichtete im 19. Jahrhundert sein elfjähriges Modell nackt in eindeutig sexuellen Posen ab. Dies tut der populäre Photograph David Hamilton, wenn auch weniger deutlich, heute noch.
- In den *Romanen* von Dostojewski werden (pädophile) Männer von früh reifen Mädchen verführt.
- Der *Maler* Jules Pascin malte weibliche Kinder als leichte «Beute» für Er wachsene.

Auch in Theater, Kino und Fernsehen tritt die *Erotisierung von Kindern* immer wieder auf.

Zu Vladimir Nabokovs «Lolita», deren Name in Anlehnung an die Hauptfigur seines Romans noch heute für sogenannt «frühreife und verführerische» Mädchen verwendet wird, meint Rush:

> Was Nabokov dachte oder meinte war unwesentlich, denn die Welt würde ihre Lolita so oder so haben: Lolita, die Kindnutte, die wie eh und je in den Köpfen herumspukt und die Männern, die auf Sex mit Kindern abfahren, für einen bestimmten Preis das gibt, was sie wollen; Lolita, das Flittchen, die Verführerin, die anständige Papis und alte Männer mit tragischem Hang zu kleinen Mädchen in die Falle lockt und verdirbt. (1988, 204/205)

Kavemann und Lohstöter sprechen in Anlehnung an den gleichnamigen Roman von Vladimir Nabokov von einem *«Lolita-Syndrom»*: Der Täter stellt sich als der gute Mann hin, der dem Kind nur gab, wonach es verlangte. Daß dieses verführerische Verhalten des Kindes lediglich eine Imitierung der Erwachsenen ist, sollte eigentlich offensichtlich sein. Auch schon kleine Mädchen benehmen sich in der Familie ein bißchen «weiblich» und kokettierend. Dies ist aber noch lange keine Verführung zum Beischlaf. Die Verantwortung liegt immer ganz beim Erwachsenen. Natürlich wollen die Kinder Hautkontakt und körperliche Zärtlichkeit, aber sicher keine (erwachsene) Sexualität. Von den Tätern/Täterinnen wird aber positive Zuwendung auf Sexualität reduziert (Kavemann und Lohstöter, 1984).

Die Autorinnen gehen auch auf die Rolle von sogenannten «Herrenmagazinen» bei der Aufrechterhaltung des Mythos vom verführerischen Mädchen ein. Dabei zitieren sie aus den «Enthüllungen von Jochen Ziehm», die unter dem Titel «verbotene Früchte» im PENTHOUSE vom August 1982 dem geneigten Leser serviert worden sind. Gleich zu Beginn wird klargestellt:

> Die Lolita-Phantasien erwachsener Männer sind keineswegs eine einseitige Angelegenheit. Ebenso stark sind die Männer-Phantasien der Kindfrauen. (1982; zit. nach Kavemann und Lohstöter, 1984, 105)

Ziehm gibt zu, daß seine Ergebnisse als «keineswegs repräsentativ, aber äußerst aufschlußreich» (ebd., 105) zu bezeichnen sind. Mit Ausnahme von ein paar wenigen Fällen von versuchter Vergewaltigung *geben* alle übrigen *zu* (!), «daß sie an sexuellen Spielen aktiv mitgewirkt, sie provoziert oder sie bewußt herbeigewünscht hatten. Die Formen der Beziehungsaufnahme zu Vätern oder Verwandten sind vielfältig (...)» (ebd., 106). Der Autor geht dann noch auf andere Kulturen ein, wo der Verkehr mit (gleichaltrigen) Verwandten selbstverständlich ist. Diese *sexuellen Beziehungen unter mehr oder weniger Gleichaltrigen* werden hier auf eine Ebene mit dem Recht Erwachsener auf den sexuellen Zugriff auf Kinder gleichgestellt und ein Verbot dieser wird als Sexualfeindlichkeit unserer Kultur interpretiert. Dem halten Gutjahr und Schrader zu Recht entgegen:

> Unsere Ausführungen zur Pornographie sind kein Plädoyer für Prüderie. Selbstverständlich haben Mädchen ein Recht auf Sexualität. Aber sie müssen die Möglichkeit haben, in *gleichberechtigten* Beziehungen ihren Körper und ihre Wünsche zu entdecken. (1989, 54; Hervorhebungen durch die Verf.)

Auch Illustrierte wie z.B. die «NEUE REVUE» bringen geschickt aufgearbeitete Erlebnisberichte und stellen *pseudowissenschaftliche Ergebnisse* dar:

> Jedes dritte Mädchen zwischen 14 und 17 träumt von einem älteren Mann. Und sie setzen ihre Reize *hemmungslos* ein, um ihr Ziel zu erreichen. *Kein* Chef, *kein* Lehrherr ist vor den *blutjungen* Verführerinnen sicher. (...) Am Anfang sträubte er sich noch, dann hatte sie es doch geschafft. (...) Damit tat sie genau das, was Tausende von Lehrmädchen oder blutjungen Angestellten probieren: mit aufreizender Kleidung die *männlichen Gefühle* des Chefs, des Lehrherrn des Ausbildners *anstacheln*, um ihn ins Bett zu locken. (...) Da ist es schon *erstaunlich*, wie *sehr* sich männliche Vorgesetzte (...) doch noch in der *Gewalt* haben. (Freitag, 1986; zit. nach Gutjahr und Schrader, 1989, 52; Hervorhebungen der Verf.)

Die Männer werden hier als bemitleidenswerte Opfer dargestellt, die oft nur mit äußerster Anstrengungen den Verlockungen der jungen «Verführerinnen» widerstehen können. So werden immer wieder subjektive Männerinteressen in angebliche Mädchen- und Haueninteressen umgedeutet und Gewalt- und Abhängigkeitsverhältnisse verschleiert.

Dieselben Strategien, die von Vorgesetzten zur Tarnung *ihrer* Zwecke benützt werden, kann man auch bei sexueller Ausbeutung in der Familie beobachten. Wyre und Swift gehen näher darauf ein:

> In der Regel wird heute in Fällen von Kindesmißbrauch in der Familie noch auf mildernde Umstände erkannt, die auf traditionellen Mythen beruhen. Diese Mythen erzählen von Promiskuität und verführerischen Reizen des Kindes (...). Es scheint sich wenig geändert zu haben, seit das dritte Buch Mose und seine alttestamentarischen Gesetze aufgezeichnet wurden und Söhne und Töchter ermahnten, keine sexuellen Beziehungen zu ihren Müttern und Vätern zu unterhalten. (1991, 69/70)

Dieselben Rechtfertigungsstrategien von Tätern finden vor Gericht durchaus Gehör. Ein Vater, der sich ebenfalls vor Gericht verantworten mußte, schreibt in einem Brief an die Autorin:

> Bei mir war es jedenfalls keine [Vergewaltigung; Ergänzung der Verf.]. Meine Tochter wollte Sex mit mir. Sie hat mich verführt. Ich habe eigentlich nur nachgegeben und mitgemacht. (Jäckel, 1988, 129)

Hier versucht sich der Täter gleich mit zwei Mythen herauszureden: Erstens damit, daß es sich, wenn das Kind will, nicht um eine Ausbeutung handelt und zweitens, daß er ja lediglich Opfer der Verführung durch seine Tochter war.

3.1.2.6 Alles nur Phantasie

Sexuelle Ausbeutung ist in vielen Fällen nicht Realität, sondern ein Produkt der kindlichen Phantasie

Während seiner Studienzeit in Paris hat Sigmund *Freud* mit großer Wahrscheinlichkeit an Autopsien von tödlich mißbrauchten Kindern teilgenommen und entsprechende Falldarstellungen studiert (Masson, 1984). Als junger Nervenarzt behandelte Freud in seiner Praxis vor allem Frauen, die an Hysterie litten. Dabei entdeckte er, daß die meisten von ihnen in ihrer Kindheit oder Jugend von Familienangehörigen sexuell ausgebeutet worden waren

(Freud, 1896; nach Masson, 1984). Da er aber in der Fachwelt mit seiner Entdeckung auf heftigen Widerstand stieß, widerrief er – wenn auch erst im Jahre 1905 – seine sogenannte «Verführungstheorie» (ebd.). In der Zwischenzeit entdeckte er den «*Ödipuskomplex*». Damit wurde die Initiative für die sexuellen Handlungen nun vom Erwachsenen auf das Kind verschoben. Zudem behauptete Freud, sei es unerheblich, ob die Verführung wirklich stattgefunden habe oder bloß phantasiert worden sei.

Wie stark der Widerruf der «Verführungstheorie» mit dem Ödipuskomplex verbunden ist, zeigt das folgende Zitat von Anna Freud:

> Wenn man die Verführungstheorie aufrechterhält, dann bedeutet das die Preisgabe des Ödipuskomplexes und damit der gesamten Bedeutung der bewußten und unbewußten Phantasie. (ebd., 135)

Die engagierte Feministin Rijnaarts äußert sich über die Motivation von Freud, seine Theorie zu widerrufen: «Freud ging es darum, zu beweisen, daß Mädchen phantasieren, wenn sie ihren Vater des Inzests beschuldigen.» (1988, 197/198). Zu welchen Auswüchsen dies schließlich führen kann, zeigt das folgende Beispiel:

> In unseren Fällen hatte das Vorspiel, das dem Sexualkontakt zwischen Vater und Tochter voranging, viel mit den Phantasien des Mädchens über die Einverleibung des väterlichen Penis' zu tun. Dies schien Ausdruck des Penisneides und Reaktion auf die eigene Penislosigkeit zu sein. (Lustig, Dresser, Spellmann und Murray, 1966, 36)

Der Ödipuskomplex suggeriert den Betroffenen – wie auch viele andere Mythen – eine (Mit-)schuld. Der dem Kind untergeschobene (unbewußte) Wunsch, den gegengeschlechtlichen Elternteil sexuell zu begehren, verschleiert die real inzestuöse Eltern-Kind-Beziehung (Brülhart und Twisselmann, 1990).

Welches *Unheil* Freud mit der Aufgabe seiner (frühen) Entdeckungen anrichtete, kann man nicht abschätzen. Alice Miller (1983), ehemalige Psychoanalytikerin, versucht einige der Schäden zu lokalisieren. Eine Betroffene schreibt dazu:

> (...) Ich kann mich viel mehr an meine Gefühle als an den *Akt* selber erinnern. Es war so entsetzlich und erschreckend, daß es mich noch dreißig Jahre später sehr viel kostete, es meinem Analytiker zu erzählen. Er war nicht sehr gut. Als überzeugter Freudianer gab er mir das Gefühl, daß er in Wirklichkeit auf der Seite meines Vaters stand und dachte, ich hätte alles erfunden. (Armstrong, 1985, 22)

Wie sieht nun aber nach soviel Phantasie die *Realität* aus? Die Amerikanerin Kathleen Coulborn Faller faßt verschiedene Forschungen über die *Verläßlichkeit von Aussagen betroffener Kinder* zusammen.

> Um so mehr, als EntwicklungspsychologInnen herausgefunden haben, daß Kinder nicht über etwas phantasieren können, was außerhalb ihres Erfahrungsbereichs ist. (1990, 132; Übersetzung der Verf.)

Die Autorin führt Untersuchungen auf, die erwiesen haben, daß die Erinnerungen von Kindern auch unter Streß fast immer konsistent sind. Herman und Hirschman (1980) fanden in ihren Literaturstudien heraus, daß über 99% der Kindern in ihren Berichten über sexuelle Gewalt die Wahrheit sagten.

Zusammenfassend kann man festhalten, daß der Mythos von den kindlichen Phantasien – ebenso wie auch die vorangegangenen – obwohl sie offensichtlich nicht der Realität entsprechen, noch weit verbreitet sind und häufig von Tätern zur Entschuldigung ihres Tuns mißbraucht werden.

3.1.3 Mythen über die Charakteristik der Ausgebeuteten

3.1.3.1 Vor allem Jungen

Es sind mehr Jungen als Mädchen von sexueller Ausbeutung betroffen[6].

Diesen Mythos über die Geschlechterverteilung bei den Betroffenen haben wir bei Marquit (in Backe, Leick, Merrik und Michelsen, 1988) entdeckt, der aus eigenen klinischen Daten darauf hinweist, daß 50% der Opfer männlich seien. «Seine Angabe (...) findet nach unseren Kenntnissen bis jetzt nirgendwo Unterstützung», entgegnen ihm Brülhart und Twisselmann (1990, 89).

Während die Bücher mit *Berichten betroffener* Frauen auch in deutscher Sprache bereits in die Dutzenden gehen, ist uns lediglich ein Buch eines ausgebeuteten Mannes bekannt (Bieler, 1989). Fachbücher, die sich ausschließlich mit der Situation von sexuell ausgebeuteten Jungen befassen, sind – vor allem in deutscher Sprache – eher rar (z.B. Glöer und Schmiedeskamp-Böhler, 1990; Lew, 1993). So spricht Dirk Bange (1988) von einer «Mauer des Schweigens» bezüglich der sexuellen Ausbeutung von Jungen. Diese ist wohl noch mehr tabuisiert als diejenige von Mädchen. Außerdem ist es für Jungen schwieriger, das Schweigen über die Ausbeutung zu brechen, paßt es doch nicht zur männlichen Rolle, «Opfer» zu sein (Kazis, 1988).

Die Darstellung der *Realität* aufgrund der momentan verfügbaren Zahlen erfolgt S. 87 ff.

3.1.3.2 Pubertät als Beginn

Sexuelle Ausbeutungen geschehen vor allem ab der Pubertät, wenn die Mädchen oder Jungen sexuell attraktiv werden / sind.

Vor allem sexuelle Ausbeutung in der Familie wird immer wieder mit den sich entwickelnden Körperformen der Mädchen in Verbindung gebracht.

> Dahinter steht der Gedanke, daß die erwachende Weiblichkeit der Tochter für den Vater einen Reiz darstelle, der unwiderstehlich werden könne und dann zum Inzest führe. 'Töchter können einen Vater aber auch ganz schön verrückt machen', meinte vor einiger Zeit ein Teilnehmer eines niederländischen Inzest-Kongresses. (Rijnaarts, 1988, 200)

---

[6] Diesen Mythos haben wir umformuliert. Die Originalversion aus dem Fragebogen ist im Anhang S. 246 f. zu finden.

Daß selbst renommierte Fachbücher diesen Mythos verbreiten, zeigt das folgende Beispiel, wo die Autoren beim Vergleich von Pädophilie und Inzest schreiben:

> Erstens findet Inzest definitionsgemäß zwischen Angehörigen derselben Familie statt. Zweitens sind Inzestopfer im allgemeinen älter als Kinder, die zum Ziel pädophilen Begehrens werden. *In Vätern erwacht das Interesse für ihre Töchter meist erst dann, wenn diese Anzeichen körperlicher Reife zeigen.* Den Pädophilen reizen, eben wegen ihrer Unreife, die ganz kleinen Mädchen. (Davison und Neale, 1988, 385; Hervorhebungen durch die Verf.)

Die Meinung, sexuelle Ausbeutung hänge mit der Entwicklung respektive mit dem Alter des Mädchens (oder Jungen) zusammen, ist in Wahrheit ein Mythos, der wie andere von Tätern/Täterinnen dazu verwendet wird, das Geschehen zu verschleiern oder zu entschuldigen.

Die Erforschung der *Realität* hat gezeigt, daß kein Alter vor sexueller Ausbeutung sicher ist. Da wir dies mit unserem Fragebogen nicht erfaßt haben, stellen wir hier einige Ergebnisse dar.

Walter faßt zusammen:

> Mädchen und Jungen werden ab sehr frühem Alter sexuell ausgebeutet, selbst Kleinkinder oder gar Säuglinge sind vor Übergriffen oder massiver Gewalt nicht sicher. (1989, 14).

Erfahrungen aus verschiedensten Institutionen zeigen, daß etwas über die Hälfte der Betroffenen ihre sexuellen Gewalterfahrungen erst in der Pubertät *aufdecken*. Dann haben die meisten von ihnen aber schon längere Zeit mit dieser Gewalt gelebt. Oft ist es aber so, daß die Betroffenen ihre frühen Erfahrungen vergessen oder verdrängt haben (ebd.). Die Zürcher Psychotherapeutin Ursula Wirtz schreibt dazu treffend:

> Aber unendlich viele Jahre schien es, als hätten die Väter den Töchtern erfolgreich Augen und Zungen herausgeschnitten. Gerade dadurch wird in den Selbsthilfegruppen für Frauen, die sexuell verwundet worden sind, dem Aussprechen (…) besondere Bedeutung zugemessen. Was ins Unbewußte zurückgesunken ist, muß wieder bewußt gemacht werden, damit es nicht länger störend und hindernd in das bewußte Leben einbricht. (1989, 62/63)

Oft setzen klare *Erinnerungen* erst mit Beginn der Schulzeit ein. Die Erinnerung an den konkreten Beginn fehlt. Aus den obigen Gründen ist eine Verteilung der Betroffenen nach Alter äußerst schwierig zu bewerkstelligen. Der bezüglich Methodik von Untersuchungen sehr kritische Finkelhor (1986) meint, die gebräuchlichen Median- oder Mittelwertuntersuchungen der meisten Studien verschleierten in Wirklichkeit die tatsächlichen Zustände. Er zieht deshalb eine nach Jahren aufgegliederte Häufigkeit vor. Ein dramatischer Anstieg der Häufigkeit sexueller Ausbeutung zeigt sich in der Tabelle zum ersten mit sechs bis sieben Jahren, zum zweiten mit zehn Jahren. Die eher geringeren Häufigkeiten unter sechs Jahren erklärt Finkelhor mit dem mangelnden Erinnerungsvermögen. Auf alle Fälle ermahnt er alle, bei der Interpretation von Zahlen bezüglich *Alter der Betroffenen* darauf zu schauen, ob sie das Alter des (vermuteten) Beginns der Ausbeutung oder deren Aufdeckung beinhalten. Karin Meiselman (1978) trifft in ihrem frühen Buch den Nagel auf den Kopf: Die sexuelle Anziehungskraft eines (pubertierenden) Mädchens haben mit seinem Wesen oder Verhalten nichts zu tun; sie sind reine Projektionen von Erwachsenen.

3.1.4 Mythen über Folgen der Ausbeutung für Betroffene

3.1.4.1 Körperliche Folgen

Die Folgen sexueller Ausbeutung sind meistens körperlich sichtbar[7].

Eine sexuelle Ausbeutung muß doch (auch) irgendwelche körperliche Spuren hinterlassen, meinen viele. Mit diesem Mythos werden Formen von Ausbeutung, die zum Teil ohne Berühren der Kinder oder Jugendlichen ablaufen – man denke an exhibitionistische, voyeuristische oder pornographische Ausbeutungen – verharmlost und von den 'schlimmeren' Formen abgegrenzt. In Fällen, die mit physischer Brutalität respektive Verletzungen verbunden sind, kommen weniger Zweifel darüber auf, ob das Mädchen oder der Junge nicht doch mit dem Geschehen einverstanden war. Damit ist wieder die Rolle der Mythen als Ausreden für die Täter angesprochen. In der Realität «kann man davon ausgehen, daß vor allem intrafamiliärer sexueller Mißbrauch häufig auch *ohne sichtbare Spuren von physischer Gewalteinwirkung* vonstatten geht» (Walter, 1989, 71). Eine ausführliche *körperliche Untersuchung* ist dennoch wertvoll, weil dabei vor allem Verhaltensbeobachtungen wertvolle Hinweise für die Diagnose von sexueller Ausbeutung liefern können.

Dazu schreibt Beglinger:

> Sexuelle Ausbeutung führt zu psychischen Traumen. Physische Symptome treten selten auf (...). Besondere Beachtung sollte solchen körperlichen Symptomen zukommen, wenn sie mit Verhaltensänderungen oder -auffälligkeiten des Kindes zusammen auftreten. (nach Kazis, 1988, 4)

Eine Einteilung in weniger und mehr gewaltsame Ausbeutungen ist unserer Meinung nach nicht sinnvoll, hängt doch die Verarbeitung des Traumas nicht nur von diesem selber, sondern auch von den persönlichen Voraussetzungen und Ressourcen der Betroffenen ab.

Zusammenfassend kann festgehalten werden, daß sexuelle Ausbeutung immer Gewaltcharakter hat, auch wenn dieser sehr oft nicht vordergründig oder in Zusammenhang mit physischer Gewalt zum Tragen kommt.

---

[7] Diesen Mythos haben wir umformuliert. Die Originalversion aus dem Fragebogen ist im Anhang S. 246 f. zu finden.

> Dieser Befund [daß Vater-Tochter-Inzest gewöhnlich nicht gewalttätiger Natur ist; Anmerkung der Verf.] ist insofern nicht erstaunlich, als daß es auf der Hand liegt, daß der Vater genügend andere Möglichkeiten hat, seinen Willen durchzusetzen. (Brülhart und Twisselmann, 1990, 15)

Trotzdem ist es wichtig zu wissen, daß es auch *äußerst brutale Fälle* von sexueller Ausbeutung gibt. Rush zitiert einen amerikanischen Chirurgen in einem Bericht an den Nationalausschuß für Pornographie und Obszönität:

> Ich habe in letzter Zeit in der Gynäkologie und Geburtshilfe gearbeitet. Was sich dort abspielt, ist äußerst erschreckend. Die Stationen und Krankenzimmer sind voll junger Mädchen ... Sie sind innen zerfetzt. Die Reparaturarbeit, die wir leisten, spottet jeder Beschreibung. Diese Mädchen sind allen erdenklichen Arten von sexuellem Mißbrauch ausgesetzt worden. Früher pflegten Ärzte derart zugerichtete Prostituierte zu behandeln, aber heute müssen wir junge Mädchen aus den besten Familien behandeln ... (1988, 30)

3.1.4.2 Pädophile Argumente

Eine sexuelle Handlung mit einem/r Erwachsenen kann sich auf die Entwicklung des Kindes positiv auswirken.

Es gibt einige Studien, die behaupten, unschädliche Fälle sexueller Ausbeutung untersucht zu haben. Eine erste Studie präsentiert fünf Inzest-Fälle (Sloane und Karpinski, 1942). Aufgrund der tiefen sozialen Schicht, so argumentieren die Autoren, war Promiskuität in diesen Familien aus einer amerikanischen Kleinstadt an der Tagesordnung. Damit werden die sexuellen Handlungen innerhalb dieser Familien als gesellschaftlich akzeptiert und daher als *unschädlich* betrachtet. Nicht ganz unter den Tisch wischen können sie allerdings die Tatsache, daß trotz dieser angeblichen Akzeptanz die weiblichen Betroffenen unter erheblichen Schuldgefühlen gelitten haben. Diese werden in klassischer psychoanalytischer Manier als Repräsentanten von Mordgelüsten an der Mutter hingestellt.

Yorukuglu und Kemph (1966) berichten von zwei Fällen, in denen Teenager in ihren Familien ausgebeutet wurden und danach keine offensichtlichen Symptome zeigten. Sie argumentieren, daß unter anderem der gut gelöste Ödipuskomplex eine relativ unproblematische Überwindung der Episode ermöglichte. Die Täter (Väter) seien zudem emotional warm auf die (ihre) Kinder eingegangen.

Summit und Kryso (1978) halten die Möglichkeit des lust- und liebevollen Inzests für möglich, grenzen diesen aber nirgends von sexueller Ausbeutung ab.

Yates (1979) findet, daß generell die negativen Folgen von frühen sexuellen Erfahrungen in der Gesellschaft übertrieben werden. Sie argumentiert, daß die Reaktionen der Öffentlichkeit auf bekanntgewordene Fälle für die Betroffenen oft schlimmer seien als die Handlungen selber. Als «Höhepunkt» ihrer Ausführungen schreibt sie, daß der inzestuöse Sex mit der Zeit besser und besser wird:

> Es fühlt sich gut an und geht mit zunehmender Übung besser. Inzest wird zu einem privaten Spiel, zu einem Geheimnis vor der Mutter. (1979, 95; Übersetzung der Verf.)

Die Grundaussage der weiteren Ausführungen der Autorin ist, daß Inzest im *gegenseitigen Einverständnis* nicht schädlich für die Entwicklung des Kindes ist.

Eine andere Arbeit berichtet, daß bei den untersuchten Fällen keine negativen Effekte berichtet worden sind (es handelte sich dabei vor allem um Geschwister-Inzest). Sie meinen, die Verdammung jeder Form von Inzest sei ein Relikt aus vergangener Zeit und müsse neu überdacht werden. Aufgezwungene sexuelle Kontakte zwischen Eltern und Kindern seien zu vermeiden (Symonds, Mendoza und Harell, 1981).

An anderer Stelle wird die sexuelle Ausbeutung als 'praktische Aufklärung' getarnt:

> Könnte es nicht sogar wertvoll sein, wenn Kinder durch ihre Eltern nicht nur theoretisch, sondern auch *praktisch* aufgeklärt würden? (Seeling, 1983; zit. nach Kavemann und Lohstöter, 1984, 109; Hervorhebung durch die Verf.)

In Amerika existiert seit dem Artikel des Soziologen Ramey (1979) eine eigentliche *«Pro-Inzest-Lobby»*. Diese bezeichnet den Inzest als das «letzte Tabu», das irgendwann, wie früher einmal das Masturbationsverbot, überwunden werde! Anhänger dieser Lobby sind der Ansicht, daß die Verteufelung sexueller Handlungen zwischen Erwachsenen und Kindern letztere einschüchtere und ihnen Schuldgefühle einjage, die sie vorher nicht gehabt hätten. Damit würde jeglicher physischer Kontakt zwischen Eltern und Kindern verunmöglicht! Diese Ausführungen erinnern stark an Johannesmeier (1991) und diejenigen aus dem Männermagazin PENTHOUSE (Ziehm, 1982), die wir weiter oben dargestellt haben. Auch in der Schweiz versuchen sich in den letzten Jahren gewisse pädophile Kreise zu etablieren. Lassen wir doch Beat Meier (im Moment im Gefängnis wegen Unzucht mit Kindern) als einer ihrer Vertreter zu Wort kommen:

> Welche Rolle spielen hier [bei der Entfaltung und Entwicklung der sexuellen Instinkte und Fähigkeiten; Anmerkung der Verf.] Pädophile? Pädophile Menschen sehen ihre sexuelle Rolle etwa in *Initiations-, Anleitungs-, Vorbild-, Beihilfe-*; aber auch *Ableiterhandlungen*. Sie möchten etwelche solche kindlichen Bedürfnisse befriedigen helfen, können indes aus solchen Handlungen auch selber sexuelle Befriedigung erlangen. (1991, 9)

Welch' hohe Motive sprechen aus diesen Sätzen! Pädophile dienen lediglich der Entfaltung der kindlichen Sexualität. Die eigene sexuelle Befriedigung ist nur ein Nebenprodukt des ganzen.

Weiter hinten relativiert der Autor dann noch die sexuellen Interessen von Pädophilen:

> Sexuelle Handlungen sind normalerweise *nicht im Zentrum der pädophilen Wünsche*. Die pädophile Libido braucht zur Erfüllung nicht unbedingt sexuelle Handlungen, aber sie braucht zufriedene Kinder. (ebd., 12)

Und dann grenzt er sich noch von den Tätern ab:

> Ein weiterer Teil der Sexualstraftaten an Kindern werden durch *seelisch verarmte, sexuell gestörte; oft psychisch kranke pädophile Täter* begangen. (ebd., 12)

Schließlich stellt er noch zwei Fragen über mögliche Schäden pädophiler Handlungen:

> Schadet überhaupt Sexualität dem Kinde grundsätzlich? Auf gegenseitiger Zuneigung beruhende sexuelle Zärtlichkeiten, die ohne jeglichen Druck erfolgen und vom Kinde begrüßt oder selbst gewünscht werden, schaden laut *fachlich anerkannten wissenschaftlichen Untersuchungen* grundsätzlich nicht. Man liest doch aber viel von 'schweren seelischen Schäden'? Es gibt keine wissenschaftlich fundierte Studie, welche nach *einvernehmlichen pädosexuellen* Handlungen irgendwelcher Art primäre seelische oder psychische Schädigungen nachweisen konnte. Hingegen gilt als erwiesen, daß Kinder oft schwer unter der polizeilichen und gerichtlichen Verfolgung der Täter und deren für sie traumatisierenden *Nebenerscheinungen* leiden. Es sollte beachtet werden, daß bei tatsächlichen Deklarationen von Schädigungen meist nicht eine pädophile, sondern eine *inzestuöse* Handlung zugrunde lag. (ebd., 14)

Höchst erstaunlich sind drei Dinge:
- Erstens gibt der Autor für seine fachlich anerkannten wissenschaftlichen Untersuchungen nicht eine einzige Quelle an.
- Zweitens fragen wir uns, wie lange er nach Untersuchungen über Folgen von pädophilen Handlungen für Kinder gesucht hat.
- Drittens muß man sich fragen, woher er seine Behauptung nimmt, daß vor allem inzestuöse, nicht aber pädophile Handlungen für Schädigungen des Kindes verantwortlich seien.

Zusammenfassend kann man festhalten, daß einige Studien zum Ziel haben, die Folgen sexueller Ausbeutung zu vertuschen oder zu bagatellisieren. Dabei gehen die AutorInnen bereits mit dieser Haltung (sprich Vorurteil) an das Thema heran, so daß die Ergebnisse nicht weiter erstaunlich sind. Sie bewirken damit bewußt oder unbewußt eine Entschuldigung der Täter/Täterinnen.

3.1.5 Mythen über Täter und Täterinnen

3.1.5.1 Der Fremdtäter

Sexuelle Ausbeutung geht in erster Linie von einer der oder dem Betroffenen fremden Person aus.

In der *Stadt Zürich* wurde noch im Jahre 1989 durch die Schulen eine Broschüre mit dem Titel «Schutz der Kinder und Jugendlichen vor Sittlichkeitsverbrechen» an die Eltern verteilt, worin unter anderem folgende Warnungen an Eltern und Kinder erteilt wurden:

- Lassen Sie Kinder unter zehn Jahren nie ohne ältere Kameraden in den Wald in der Nähe einer Stadt oder einer größeren Gemeinde gehen.
- Sei dir bewußt, ein Sittlichkeitsverbrecher sieht nicht wie ein Vagant oder Räuber aus; er ist meist ein ordentlich gekleideter und freundlicher Mann.
- Wirst du von einem unbekannten Erwachsenen angesprochen, geh nicht darauf ein (...)
- Nimm nie Geschenke an, weder Schleckzeug noch Zigaretten (...)
- Begleite keinen Erwachsenen, den du nicht kennst (...)
- Steige nicht allein mit einem unbekannten Mann in den Lift, und folge keinem Fremden in den Keller.
- (...) Steige nicht in ein fremdes Auto (...)
- In Pissoirs mußt du dich vor Leuten in acht nehmen, die mit dir ein Gespräch beginnen wollen.

(Schulamt der Stadt Zürich, 1982, 3 f.)

Neben den vielen Warnungen vor dem unbekannten Mann, der im Wald, Lift oder Auto auf seine Opfer lauert, wird lediglich in einer Warnung auch die Möglichkeit einbezogen, daß man auch im Bekanntenkreis vorsichtig sein soll:

> Kümmern Sie sich um die erwachsenen Freunde Ihrer Kinder. Eine gewisse Vorsicht gegen 'Kinderfreunde', auch im eigenen Bekanntenkreis, ist geboten. (ebd., 3)

Damit werden aber lediglich Pädophile als mögliche Täter in Betracht gezogen. Verwandte oder gar Familienangehörige werden ausgeklammert. Auch in neueren Broschüren und Büchern wird dem Mythos vom Fremdtäter immer noch Vorschub geleistet (z.B. Jäckel, 1988, 38).

Klar *entlarvt* wird der Mythos hingegen von Kavemann und Lohstöter:

> Darüber, daß sich sexuelle Gewalt in der Familie auch gegen die Töchter richtet, wird nicht gesprochen. Deswegen und auch weil die Mädchen irreführenderweise nur vor dem 'fremden Mann' gewarnt werden, geraten sie leicht in eine Falle, in der sie sich vor der unbekannten Gefahr gar nicht schützen können. In dem Bewußtsein von Mädchen [das Buch befaßt sich explizit *nicht* mit der Situation von Jungen; Anmerkung der Verf.] gibt es keine sexuelle Gewalt in der Familie. Väter gelten nicht als Täter, sondern als Beschützer. Dies vergrößert nicht nur Vertrauensseligkeit und Unbefangenheit der Mädchen, sondern auch, wenn dann tatsächlich etwas passiert, ihren Schock, ihre Schuldgefühle und ihre völlige Ratlosigkeit. (1984, 7)

Anschließend nehmen sie sogenannte «Aufklärungsbroschüren» unter die Lupe und schreiben:

> Aufklärungsbroschüren und ernste Gespräche zwischen Eltern und Töchtern drehen sich stets um den 'schwarzen Mann', der kleine Mädchen mit der Bonbontüte in den Park lockt und da etwas ganz Furchtbares, was nie genauer beschrieben wird, mit ihnen macht. Auch heutzutage sagen Mütter stolz, daß sie dem Töchterchen eingeschärft haben, nie mit einem Fremden mitzugehen. Weder die Mutter noch die Lehrer, noch die Polizei warnen vor dem Vater. Auch nicht vor Onkel Hans, vor Großvater, vor dem Kollegen des Vaters, der dem Mädchen Geschenke mitbringt, oder vor dem Nachhilfelehrer, zu dem es geht. Diesen Männern soll es vertrauen und gehorchen. (Kavemann und Lohstöter, 1984, 9/10)

Die *realen Verhältnisse* bezüglich der Herkunft der Täter/Täterinnen sind S. 107 ff. dargestellt.

Zusammenfassend läßt sich festhalten, daß der Mythos, bei den Tätern/Täterinnen handle es sich in erster Linie um Fremde, aus der Sicht der heutigen wissenschaftlichen Erkenntnisse nicht den Tatsachen entspricht. Vielmehr wird diese Falschmeinung dazu benützt, von den wahren Begebenheiten abzulenken. Indem man irgendwelche Fremde dessen beschuldigt, muß man sich keine Gedanken um (sexuelle) Gewalt in der (eigenen) Familie machen.

3.1.5.2 Der Psychopath

Bei den Täter(inne)n handelt es sich in der Regel um Psychopathen, also um eher auffällige Menschen[8].

Zu Beginn versuchte die Forschung, das Verhalten von Tätern/Täterinnen auf angeborene oder erworbene Störungen zurückzuführen. Manche Forscher hielten sie für *geistesgestört*, andere sahen die Ursache in einem übersteigerten Geschlechtstrieb oder in mangelnder Intelligenz des Täters (Rijnaarts, 1988). Mit dieser Haltung wird sexuelle Ausbeutung zum *Verbrechen* und der Täter resp. die Täterin zu einer Art Ungeheuer, mit dem man(n) nichts gemein hat. Damit wird sexuelle Ausbeutung als Randerscheinung der Gesellschaft eingestuft und verharmlost.

Herbert Maisch war einer der ersten, die sich gegenteilig geäußert hat, indem er behauptet, es sei

> nicht der Geisteskranke, nicht der Schwachsinnige, nicht der Hypersexuelle oder der sexuell Abartige und auch nicht der charakterlich in höchstem Grade Minderwertige (...), der unter den Blutschändern [wie man die Täter damals noch zu nennen pflegte; Anmerkung der Verf.] dominiert. (1968, 99)

ForscherInnen, die von der Kriminologie her kamen, versuchten, die Persönlichkeit von Tätern durch eine Einteilung in Typen zu erfassen. So unterscheidet z.B. Weinberg (1955) drei Arten von Inzesttätern: den pädophilen Typ, den promiskuitiven Typ oder *Psychopathen* und den endogamen Typ.

Der Begriff «Psychopath» ist als psychiatrischer Begriff vage. Er wird häufig als Schimpfwort verwendet und bedeutet dann so etwas wie «gewissenloser Schurke» und wird mit «aggressiv», «unberechenbar» und «gefährlich» assoziiert. (Rijnaarts, 1988)

Faller (1990) teilt die Täter/Täterinnen nach ihrer Erregung bezüglich Kindern in drei Typen ein:

a) das Kind ist für den Täter das primäre Sexualobjekt

b) das Kind ist für ihn eines von vielen Sexualobjekten

c) das Kind ist unter gewissen Bedingungen Sexualobjekt

Gebhard, Gagnon, Pomeroy und Christenson umschreiben den Psychopathen als «amoralischen Delinquenten» (1965; nach Rijnaarts, 1988). Diese sind zu Hause aggressiv, schlagen Frau und Kind(er) und beuten beide auch sexuell

---

[8] Diesen Mythos haben wir umformuliert. Die Originalversion aus dem Fragebogen ist im Anhang S. 246 f. zu finden.

aus. 10% der von ihnen untersuchten Väter müßten als «amoralische Delinquenten» eingestuft werden.

Meiselman (1978) stellte in ihrer Untersuchung fest, daß der psychopathische Typ eine verschwindend kleine Minderheit darstellt.

Ähnlich wie das Argument der Hypersexualität erscheint die These von der *ungenügenden Impulskontrolle der Täter*:

> Den typischen inzestuösen Vater kennzeichnet eine Art *Persönlichkeitsstörung*, die in inzestuösen *Versuchungssituationen* seine Fähigkeit zur Impulskontrolle beeinträchtigt. (ebd., 106; Hervorhebungen durch die Verf.)

Faller (1990) listet neben der mangelnden Impulskontrolle noch zwei weitere Persönlichkeitszüge auf, die dazu beitragen können, daß jemand seine sexuelle Erregung an einem Kind ausagiert:
- Über-Ich Defizite (Mangel an Gewissen; antisozialer Charakter; Mißachtung sozialer Normen)
- verminderte Zurechnungsfähigkeit (durch Alkohol, Drogen, Psychosen oder geistige Behinderung)

Finkelhor faßt die Forschung über die Täter ausführlich zusammen. Bezüglich erniedrigter Impulskontrolle sagt er:

> Wahrscheinlich leidet eine kleine Gruppe von Tätern akut an Störungen der Impulse. Aber wie dem auch sei, es gibt wenig Anzeichen, daß dies ein charakteristisches Merkmal von Tätern an sich ist. (1986, 115; Übersetzung der Verf.)

Bezüglich *Alkohol* faßt derselbe Autor zusammen, daß er bei einer Reihe von Tätern/Täterinnen eine Rolle als Enthemmer spielt, seine genaue Bedeutung aber noch unklar und zu wenig erforscht sei.

Zur Rolle von biologischen Faktoren meint er:

> Hormone beeinflussen in großem Maße die sexuelle Erregung. Aber warum diese Erregung sich auf Kinder bezieht, können sie nicht erklären. (ebd., 105; Übersetzung der Verf.)

Nicht vernachlässigen darf man die *Rolle der Medien* bei der Aufrechterhaltung dieses Mythos. In Zeitungen findet die sexuelle Ausbeutung von Kindern und Jugendlichen oft nur dann Erwähnung, wenn es um Berichte von sogenannt «spektakulären Fällen» geht. Die entsprechenden Meldungen sind so aufgebaut, daß sie beim Leser oder der Leserin Entrüstung und Entsetzen auslösen. Dabei spielen Sexualmorde an Kindern – die im Vergleich zu anderen Formen sexueller Ausbeutung eine Seltenheit sind – eine herausragende Rolle (nach Baurmann, 1983 wurden in der BRD im Jahre 1982 fünf Kinder Opfer eines Sexualmordes). In den meisten Fällen wird der Tathergang detailliert beschrieben, auf eine Darstellung der Hintergründe jedoch verzichtet. So erscheinen die Tat als unerklärlicher Willkürakt und der Täter, selten die Täterin als gieriger, kranker Mensch, der/die seinen/ihren übersteigerten Sexualtrieb auf abartige Weise ausleben muß. Diese Darstellungen verhindern aber den Blick auf die realen Gefahren, die meistens von sogenannt «normalen» Männern lauern (Gutjahr und Schrader, 1988).

Eine selber betroffene Frau stellt den Begriff «Psychopath» in den richtigen Zusammenhang, wenn sie meint:

> Wenn ich meinen Vater mit einem Etikett versehen müßte, dann würde ich sagen, er war insofern ein Psychopath, als er immer glaubte, daß alles, was er sich wünschte, in Ordnung und richtig sei. Er kannte überhaupt keine Schuldgefühle. Er konnte nicht sehen, was er mir antat. (Armstrong, 1985, 247)

3.1.5.3 Die Täterinnen

Kinder und Jugendliche werden häufiger durch Frauen als durch Männer sexuell ausgebeutet.[9]

Diese Aussage müßte vielleicht eher als *Falschmeinung* bezeichnet werden. Dem Charakter eines Mythos würde die Formulierung «Kinder und Jugendliche werden ausschließlich von *Männern* ausgebeutet» besser entsprechen.

Etliche Forscher (z.B. Plummer, 1984; Sgroi, 1982; Groth, 1979) zweifeln an der Annahme, daß Frauen viel weniger sexuell ausbeuten als Männer. Sie gehen davon aus, daß sexuelle Ausbeutung durch Frauen lediglich seltener bekannt wird.

---

[9] Diesen Mythos haben wir umformuliert. Die Originalversion aus dem Fragebogen ist im Anhang S. 246 f. zu finden.

> Über Frauen, die Kinder sexuell mißbrauchen, ist wenig bekannt, außer daß zum gegenwärtigen Zeitpunkt nur wenige Fälle erfaßt worden sind. Aus den Umfragen unter Erwachsenen (...) geht hervor, daß Frauen als Sexual*täter* nur selten genannt werden. In den meisten Fällen jedoch, in denen dies der Fall war und die ans Licht der Öffentlichkeit kamen, war die traumatische Erfahrung für das Opfer nicht geringer; *es ist gleichgültig, welchem Geschlecht der Sexualverbrecher angehört*. (Elliott, 1991, 24, Hervorhebungen der Verf.)

Ein anderes Buch aus dem renommierten «Deutschen Ärzteverlag» bringt ebenfalls eine wenig überzeugende, weil nicht mit Quellen belegte Aussage:

> Im folgenden nennen wir den Täter der Einfachheit halber 'er' (...), auch wenn neuere Erkenntnisse darauf hinweisen, daß (...) 30-40% der Täter weiblich sind. (Marquit, in Backe, 1986, 118)

In einem dritten Buch, das in der Schweiz ebenfalls einige Verbreitung gefunden hat, wird die große Überzahl von Männern als Täter relativiert:

> Übrigens gibt es *tatsächlich* weitaus weniger Frauen als Männer, die Kinder sexuell mißbrauchen. *Einige* verletzen allerdings die Intimsphäre des Kindes durch übertriebene Reinlichkeitskontrollen seiner Sexualorgane. *Viele* Frauen sind *passive Mitwisserinnen* von Mißbräuchen. (Rutgers, 1990, 13; Hervorhebungen der Verf.)

Genaue Zahlen werden keine genannt. Die «*Reinlichkeitsmanie*» einiger weniger Mütter wird den vielen sexuellen Ausbeutungen durch Väter oder andere Beziehungspersonen gleichgesetzt. Und zu guter Letzt wird den Frauen noch Mittäterinnenschaft in die Schuhe geschoben.

Eher zustimmen können wir der Aussage: «Frauen mißbrauchen kaum sexuell, sondern neigen eher zu *psychischem* Mißbrauch.» (Beglinger, in Mugglin, 1988, 3)

Für genaue Zahlen möchten wir auf S. 101 ff. verweisen. Bezüglich der *Gründe für die männliche Überzahl bei der Täterschaft* listet Christine Sattler Buchmann in ihrer Lizentiatsarbeit (1989) vier Aspekte auf:

1. Von soziologischer Seite wird die männliche Überzahl mit dem *gesellschaftlichen Machtunterschied* zwischen den Geschlechtern und den Generationen in Verbindung gebracht.

2. Die geschlechtsspezifische *Sozialisation* findet auch noch im Erwachsenenalter statt und bewirkt, daß Männer ein Defizit an alltäglichem Umgang mit Kindern aufweisen. Erfahrungen aus der Präventionsarbeit in den USA haben gezeigt, daß Zärtlichkeit und körperliche Nähe die Gefahr von sexueller Ausbeutung nicht verstärken, sondern vermindern.

3. Die Lern- und Verhaltenstheorie hat uns aufgezeigt, daß Männer weniger als Frauen gelernt haben, zärtlich zu sein. Sie *sexualisieren* Beziehungen viel schneller. Vor allem Mädchen entsprechen dem Bild, das Männer von einer Sexualpartnerin besitzen: sie sind jung, schwach und abhängig.

4. Neuere psychoanalytische Theorien haben gezeigt, daß Männer dazu neigen, ihre *Unsicherheit* durch extrem aggressives oder sexuelles Verhalten zu kompensieren.

Abschließend gibt uns Helga Saller noch wichtige Hinweise zum Umgang mit diesem Mythos:

> Zur Auseinandersetzung mit dieser Thematik gehört auch die Auseinandersetzung mit Denkverboten, die Teilbereiche der Problematik der Diskussion entziehen. Mit Denkverboten belegt ist zum Beispiel die Frage, ob und inwieweit Frauen Kinder sexuell ausbeuten. Um nicht mißverstanden zu werden: Ich gehe davon aus, daß sexuelle Ausbeutung von Kindern vor allem eine männerspezifische Form der Gewalt ist. Trotzdem halte ich es für wichtig, in diagnostische Überlegungen auch die Möglichkeit einer sexuellen Ausbeutung durch eine Frau miteinzubeziehen. (in Kazis, 1988, 175)

3.1.5.4 Die Unbefriedigten

Bei den Täter(inne)n handelt es sich meistens um Personen, die in ihren Partnerschaften keine sexuelle Befriedigung finden.

Dieser letzte von uns untersuchte Mythos ist besonders gefährlich, wird doch damit der (Ehe-)frau eine Mitschuld an der Ausbeutung ihres Kindes zugeschoben. Der Amsterdamer Psychiatrieprofessor H. Musaph schreibt, daß «in Familien mit einer inzestuösen Vater-Tochter-Beziehung die Mutter diese Beziehung mehr oder weniger bewußt provoziert, sanktioniert oder akzeptiert.» (1984; zit. in Rijnaarts, 1988, 174)

Kempe und Kempe, die sich schon seit langem mit Kindesmißhandlung befassen, finden es ungerecht, daß sich nur der Vater strafbar macht:

> Aussagen von Müttern, sie könnten 'gar nicht überraschter sein', darf man generell nur teilweise glauben; uns ist noch kein einziger Fall von seit langem praktiziertem Inzest vorgekommen, in dem die Mutter unschuldig war – obschon sie der Strafe entgeht, die ihrem Gatten wahrscheinlich auferlegt werden wird. (1980, 69/70; zit. in Rijnaarts, 1988)

Der Mutter wird unter anderem sexueller Rückzug zur Last gelegt. Van der Kwast schreibt dazu:

> Der Schluß liegt nahe, daß der Witwer aus einer *Zwangslage* heraus zum Inzest gelangt, und dieser Schluß wird noch *zwingender* durch die Erkenntnis, daß viele der verheirateten Inzesttäter sich in ähnlicher Lage befanden, weil sie aufgrund von Abwesenheit, Krankheit oder *Verweigerung der Ehefrau auf die eheliche sexuelle Befriedigung verzichten mußten.* (1963; zit. nach Rijnaarts, 1988,178; Hervorhebungen der Verf.)

Wenn also Vater und Mutter nicht mehr miteinander schlafen, ist Vater-Tochter-Inzest beinahe unausweichlich. Lustig et al. formulieren deutlich:

> Bei diesen Frauen fand sich eine lange Vorgeschichte der Herabsetzung und sexuellen Zurückweisung des Ehemannes, wobei sie nach außen aber den Schein der *gebührenden Erfüllung ihrer Frauenrolle* wahrten. (...) Indem sie sich dem Mann sexuell verweigerten, erzeugten sie in ihm eine *erhebliche sexuelle Frustration und Spannung* und *dirigierten so die sexuelle Energie des Mannes in die Richtung der Tochter.* (1966; zit. in Rijnaarts, 1988, 178; Hervorhebungen der Verf.)

Aussagen, die Müttern wegen sexueller Verweigerung eine Mitschuld an der sexuellen Ausbeutung unterschieben, tauchen nicht nur in wissenschaftlichen Publikationen auf, sondern werden in *Gerichtsverfahren* von Tätern gebraucht, um ihr Tun zu entschuldigen und die Verantwortung abzuschieben.

> Ein Vater, der seine eigenes Kind mißbraucht hatte, wurde während einer Therapie gefragt, wer denn für diese Taten verantwortlich sei. Er antwortete, *75 Prozent der Verantwortung lägen bei seiner Frau*, da sie keinerlei Spaß an Sex habe, ihn nicht ernst nehme und sich nicht für seine Arbeit interessiere. Seine Tochter sei zu fünf Prozent verantwortlich, weil sie seine Aufmerksamkeit zurückgewiesen habe und ständig verfügbar gewesen sei. Zwanzig Prozent der Schuld nahm er auf sich, gab aber, während er diese zwanzig Prozent erklärte, noch zweimal seiner Frau die Schuld dafür, daß sie ihn so wütend gemacht habe. (Wyre und Swift, 1991, 71; Hervorhebungen der Verf.)

Wie das folgende Beispiel zeigt, gibt es jedoch auch Informationen, die auf das Gegenteil schließen lassen.

> Eine Familie, mit der ich mich unterhielt, hatte an einem von Peter Colemann für die Child Protective Services durchgeführten Inzestbetreuungsprogramm in Tacoma, Washington teilgenommen. Die Eheleute sagten, *ihr Sexualleben sei sehr gut gewesen.* Wunderbar. Wo lag dann das Problem? 'Er war ein sehr autoritärer Mensch', sagte sie. 'Er setzt sich jetzt damit auseinander. Aber er sah unsere Tochter nicht als Person. Sie war sein. Er betrachtete es nicht als Inzest.' (Armstrong, 1985, 64; Hervorhebungen der Verf.)

Maisch kommt in seiner Untersuchung zum Ergebnis, daß in 59% der Ehen, in denen sexuell ausgebeutet wurde, eine sexuelle Beziehung zwischen den Eheleuten sehr wohl existierte, was dies immer auch heißen mag (1968, 108).

Manche Autoren widersprechen in diesem Punkt nicht nur einander, sondern auch sich selbst. So schreibt der weiter oben zitierte Van der Kwast am Ende seines Buches:

> Fälle, in denen sich die Frau auf Dauer ihrem Mann verweigerte, waren in unserer Untersuchung nicht vertreten. Die überwiegende Mehrheit hatte zum Zeitpunkt des Inzests nicht nur Gelegenheit zu legitimer Kohabitation, sondern machte davon auch Gebrauch. Im allgemeinen bestand deshalb kein Anlaß, die Möglichkeit schwerwiegender sexueller Not im banalen Sinne des Wortes in Betracht zu ziehen, und bei den wenigen Ausnahmen waren die sonstigen Umstände in keinem Fall so gelagert, daß eine solche Not nur durch Inzest hätte gelindert werden können. (1963; zit. nach Rijnaarts, 1988, 180)

Inzest kann also nicht einfach mit der 'sexuellen Not' des Mannes erklärt werden.

> Die eingehende Befragung von Inzesttätern (...) ergibt, daß selbst in erheblich gestörten Ehen der Vater im allgemeinen Sex von seiner Frau verlangen kann. *Kein Vater wird wegen fehlenden sexuellen Zugangs zu seiner Ehefrau zum Inzest getrieben.* Nicolas Groth, ein Psychologe mit reicher Erfahrung in der Behandlung von Sexualtätern, berichtet (...) 'Für keinen von ihnen hätte es nicht auch andere Möglichkeiten sexueller Befriedigung gegeben'. (Herman und Hirschman, 1980, 43; Hervorhebungen der Verf.)

Damit wird der Mythos von der sich sexuell verweigernden Ehefrau *entlarvt*.

Im weiteren werden die sexuellen Übergriffe auf das Kind durch die Frigidität der Ehefrau «erklärt» und entschuldigt. Den betreffenden Männern kommt es nie in den Sinn, daß sie ihre sexuellen Bedürfnisse zurückstellen oder sogar verändern könnten. Und Bedürfnisse anderer (Frauen) werden sowieso nicht wahrgenommen. Damit gibt der Mann vor, er habe ein Recht auf Befriedigung seiner Sexualität, und zwar (nur) nach seinen Wünschen (Kavemann und Lohstöter, 1984).

3.1.6 Zusammenfassung

Es gibt *viele Mythen* bezüglich sexueller Ausbeutung von Kindern und Jugendlichen. Sowohl in wissenschaftlicher als auch in populärer Literatur ist viel dazu geschrieben worden. Vorzugsweise Sexualforscher, Pädophile und Pornographen sind als Autoren dazu 'hervorgetreten'. Erst dank der feministischen Forschung sind ihre Argumente und Mythen endlich hinterfragt und entlarvt worden. Hierbei möchten wir vor allem die Arbeiten von Kavemann und Lohstöter (1984), Rijnaarts (1988) und Rush (1988) hervorheben. Sie haben gezeigt, wie Mythen und Vorurteile von Tätern oder Täterinnen dazu benützt werden, die Verantwortung für die sexuelle Ausbeutung abzuwälzen und die Schuld den betroffenen Mädchen oder Jungen oder deren Müttern zuzuschieben.

Eine vertiefte Auseinandersetzung mit den gängigen Mythen ist Voraussetzung für eine sinnvolle Präventionsarbeit. Diese faßt bei uns erst langsam in der Aus- und Weiterbildung von Fachleuten Fuß.

3.2 Hintergründe

Kazis, die in der Schweiz einen wesentlichen Teil dazu beigetragen hat, das *Tabu* aufzuheben und über sexuelle Ausbeutung von Kindern und Jugendlichen zu sprechen, schreibt über ihren eigenen Zugang zu diesem Thema:

> Es ist gut drei Jahre her, daß ich einem meiner Redaktionskollegen, der eine Sendung über die sexuelle Kindesmißhandlung in der Familie vorschlug, entgegnete: 'Ist das überhaupt ein Thema?' (1988, 7)

Wenn man einen Blick in die Medien oder auf die in letzter Zeit veröffentlichte Literatur wirft, fällt auf, daß sexuelle Ausbeutung von Kindern und Jugendlichen tatsächlich ein Thema ist. Wie und wann ist es zu einem Thema geworden? Wer war daran beteiligt? Welche Möglichkeiten und Gefahren birgt dieses Publikwerden in sich?

3.2.1 Ein kurzer geschichtlicher Rückblick

3.2.1.1 Zeiten des Schweigens, Zeiten des Sprechens

«Mit Ausnahme der heutigen Diskussion wurde sexueller Mißbrauch immer als ein besonderes Problem der Zeit hingestellt. Die historische Kontinuität wurde nicht wahrgenommen», meint der deutsche Psychologe Bange (1992, 27). Aber bereits bei den alten Griechen, in der Bibel oder im Talmud wird über das Vorkommen sexueller Ausbeutung von Kindern und Jugendlichen berichtet (Rush, 1989). Die sexuelle Ausbeutung selbst scheint also kein Tabu zu sein. So schreibt Bange in seinem Buch, daß weniger der sexuelle Mißbrauch verboten sei, als vielmehr das Sprechen darüber (1992, 12). Die Themen Sexualität und Gewalt in der Familie, die bei sexueller Ausbeutung von Kindern und Jugendlichen berührt werden, sind bis vor kurzem an der Öffentlichkeit wenig diskutiert oder problematisiert worden. «Die Debatten über die sexuelle Gewalt gegen Kinder sind immer durch die herrschenden kulturellen Normen und Werte mitbestimmt.» (ebd., 27) Diese Werte haben lange Zeit dazu beigetragen, daß sexuelle Ausbeutung viel mit Schweigen zu tun hat.

Wir möchten im Rahmen unserer Arbeit nicht der Frage nachgehen, seit wann es sexuelle Ausbeutung von Kindern und Jugendlichen gibt, vielmehr wollen wir untersuchen, seit wann darüber gesprochen, geschrieben und geforscht wird, resp. wo und wann das Tabu des Sprechens darüber gebrochen worden ist.

3.2.1.2 Wissenschaftliche Auseinandersetzung

In *Fachkreisen* war sexuelle Ausbeutung von Kindern und Jugendlichen bereits im letzten Jahrhundert ein Thema. So hat zum Beispiel bereits 1860 Ambroise Auguste Tardieu, Pariser Professor für *Gerichtsmedizin* in seiner Untersuchung «Etude médico-légale sur les sévices et mauvais traitments exercés sur des enfants» das ganze Spektrum des Mißbrauchs von Kindern durch Erwachsene, die in vielen Fällen deren Eltern waren, aufgedeckt. Drei Jahre früher war sein Buch «Etude médico-légale sur les attentats aux moeurs» erschienen, in dem Tardieu darüber spricht, wie häufig Sexualdelikte an Kindern, insbesondere jungen Mädchen, begangen wurden. Bis ins Detail listet er Hunderte von solchen Fällen auf. Bereits drei Jahre später wurde eine deutsche Übersetzung herausgegeben, die damals in der Fachwelt große Beachtung fand (1860, nach Masson, 1984, 31).

Im Jahre 1886 erschien von Paul Bernard das Buch «Des attentats à la pudeur sur les petites filles», worin über 36'000 aktenkundige Fälle von Vergewaltigung und Sittlichkeitsvergehen an Kindern bis zu 15 Jahren in der Zeit von 1827 bis 1870 in Frankreich berichtet wird (nach Masson, 1984, 42 ff.).

Gerade in dieser Zeit verbrachte der junge Arzt Sigmund *Freud* seine Lehrzeit in Paris. Mit an Sicherheit grenzender Wahrscheinlichkeit kann angenommen werden, daß er in dieser Zeit Vorlesungen zu diesem Thema besucht und Autopsien von sexuell ausgebeuteten Kindern beigewohnt hat. Die Bücher von Tardieu und Bernard standen (und stehen heute noch) in Freuds Bibliothek, wie Jeffrey M. Masson nachweist. Er beschreibt ausführlich, wie Freud von seiner ursprünglichen Theorie, viele seiner Patientinnen seien in ihrer Kindheit Opfer sexueller Vergehen gewesen, abkam und dann behauptete, sexuelle Ausbeutung sei lediglich kindliche Phantasie (vgl. S. 31 ff.). Damit legte sich der etwas gelüftete Schleier wieder über das Tabu (Masson, 1984, 129 ff.).

Meiselman schreibt in ihrem Buch:

> Die ersten wissenschaftlichen Studien über Inzest kamen im späten 19. Jahrhundert auf; geschichtliche Fälle wurden von Richard von Krafft-Ebing ([1886] 1965) und anderen Ärzten aus dieser Zeit in Latein veröffentlicht. Anfang des 20. Jahrhunderts kam Inzestforschung in deutschen Journalen und Büchern auf, und einzelne Artikel wurden auf Englisch übersetzt. (1978, 27/28, Übersetzung der Verf.)

Die *amerikanische Forschung* begann sich in den 30er und 40er Jahren eher zurückhaltend mit dem Thema zu befassen. Bis zu den 50er Jahren waren Artikel zum Thema «sexuelle Ausbeutung von Kindern und Jugendlichen» in Fachzeitschriften nur unregelmäßig zu finden. Seither werden in verschiedenen Zeitschriften vermehrt wichtige Beiträge publiziert. Eine der ersten Untersuchungen, die Karin Meiselman in ihrem Buch erwähnt, stammt aus Norwegen aus dem Jahr 1934. Die meisten von ihr zitierten Studien sind aus den Vereinigten Staaten, vereinzelte aus Schweden, Argentinien und Großbritannien, und ab 1960 sind auch Forschungen aus Frankreich aufgeführt. In diesen ersten Untersuchungen handelt es sich ausschließlich um Interviews; die bereits genannte aus Norwegen beinhaltet auch eine Drittpersonenbefragung. Dieses Buch von Meiselman mit dem Titel *Incest – A psychological study of causes and effects with treatment recommendations* ist eines der ersten umfassenden Bücher über den damaligen Forschungsstand. Einer der bedeutendsten Forscher auf diesem Gebiet ist Finkelhor. Er hat seit Mitte der siebziger Jahre mehr als 50 Artikel und Bücher zu diesem Thema veröffentlicht.

Die Etablierung familialer Gewaltforschung in den USA zeigt sich in den vergangenen Jahren auch im Erscheinen «neuer *wissenschaftlicher Zeitschriften* auf dem Markt, die sich explizit mit der Gewalt im sozialen Nahraum auseinandersetzen: 'Journal of Family Violence', (...) 'Family Violence Bulletin', 'Violence and Victims', 'Child Abuse and Neglect', (...) 'Journal of Child Sexual Abuse'» (Godenzi, 1993, 21).

Im *deutschsprachigen Raum* ist man mit einer Verspätung von mehr als fünf Jahren auf das Thema gestoßen. Auch hier tauchte das Thema zu Beginn nur sehr sporadisch auf. Die einzige von Meiselman aufgeführte Studie im deutschen Sprachraum ist die von Herbert Maisch aus dem Jahr 1968. Eine weitere Untersuchung – bei Meiselman nicht aufgeführt – ist die von Gerd

Ferdinand und Claudia Kirchhoff aus dem Jahre 1979. Mitte der 80er Jahre erschienen dann die ersten deutschsprachigen Handbücher, so zum Beispiel «Sexueller Mißbrauch von Kindern in Familien» von L. Lone Backe, Nini Leick, Joav Merrick und Nils Michelsen (1986) oder das Buch *Realer Inzest* des deutschen Psychoanalytikers Matthias Hirsch (1987). Auch in verschiedenen Fachzeitschriften erschienen nun Artikel zum Thema.

Godenzi schreibt in seinem vor kurzem erschienenen Buch *Gewalt im sozialen Nahraum* über die wissenschaftliche Reaktion zum Thema Gewalt im 20. Jahrhundert:

> Die Sozialwissenschaften sollten in diesem Kontext mittels ihrer Theorien und Methoden beschreiben und erklären, wie Gewaltphänomene sich bilden und ausbreiten können. Sie sollten konkrete Kataloge zur Verhinderung destruktiver Entwicklungen vorstellen. (...) Meistens sind es politische Gruppierungen, die eine Erscheinung aufgreifen, sie als öffentliches Problem definieren und Lösungsstrategien suchen. Im Bereich der interpersonalen Gewalt, und hier im besonderen in demjenigen der Gewalt im sozialen Nahraum, setzten sich vor allem die Kinderschutz- und die neuere Frauenbewegung für eine öffentliche Diskussion und Behandlung der Thematik ein. (1993, 20)

Inzwischen sind in verschiedenen Gebieten *Berichte* zu finden:

- Aus medizinischer resp. rechtsmedizinischer Sicht z.B. Michael Baurmann (1983); Jörg Fegert (1987); Trube-Becker (1987).
- Aus feministischer Sicht z.B. Kavemann und Lohstöter (1984) sowie Ros marie Steinhage (1989).
- Aus psychoanalytischer Sicht z.B. Alice Miller (1981); Hirsch (1987).
- Aus der Sicht des Kinderschutzbundes z.B. Helga Saller (1986).

Solveig Braecker und Wilma Wirtz-Weinrich meinen zum Aufkommen des Themas:

> Diese Entwicklung war nur möglich, weil erwachsene Frauen, die sexuell mißbraucht worden sind, den Mut hatten, über ihren Mißbrauch zu sprechen und durch die Frauenbewegung politisch unterstützt worden sind. (1991, XI)

3.2.1.3 Frauenpower

Mitte der 70er Jahre wurde die *amerikanische Frauenbewegung* auf das Thema aufmerksam und hat seither in verschiedenen Bereichen eine wahre Lawine von Arbeiten, Studien und Artikeln ausgelöst. Ähnlich verlief die Entwicklung in *Deutschland*:

> Nachdem die Frauenbewegung in der Bundesrepublik Deutschland seit Mitte der siebziger Jahre sexuelle Gewalt gegen Frauen öffentlich thematisiert hatte, war es nur noch eine Frage der Zeit, bis auch die sexuelle Ausbeutung von Kindern diskutiert wurde. Dies war sicher eine Voraussetzung dafür, daß in den siebziger Jahren die Familie zumindest ein Stück weit von ihrem Sockel der «heiligen Institution» heruntergeholt wurde. (Bange, 1992, 26)

> Durch die Frauenbewegung und die offenere Haltung bezüglich sexueller Themen ermutigt, begannen viele betroffene Frauen über ihre Erfahrungen zu sprechen und zu schreiben. (Sattler Buchmann 1989, 17)

Als eines der ersten deutschsprachigen Bücher erschien 1983 eine Sammlung von Briefen von betroffenen Frauen auf einen Artikel von Miller in der Zeitschrift «BRIGITTE». 1984 erschien von den beiden feministischen Autorinnen Kavemann und Lohstöter das Buch «Väter als Täter», eigentlich ein Gutachten über sexuellen Mißbrauch für den «Deutschen Jugendbericht 1983».

In der Schweiz wurde 1988 nach der gleichnamigen *Radiosendung* von Kazis das Buch *Dem Schweigen ein Ende – sexuelle Ausbeutung von Kindern in der Familie* publiziert.

Es waren Frauen, die sich gegenseitig zuhörten, unterstützten und erste Selbsthilfegruppen gründeten. Auch Mitarbeiterinnen von Frauenprojekten (z.B. Frauenhäuser, Nottelefone für vergewaltigte Frauen) setzten sich intensiv mit dem Thema auseinander, da sie in ihrer Arbeit immer wieder mit sexueller Gewalt konfrontiert waren. Frauen sind außerdem am häufigsten von sexueller Gewalt betroffen (vgl. S.84 ff.). Cornelia Jacomet schreibt in der Dokumentation zur Ausstellung «(K)ein sicherer Ort»:

> Bei Opfern sexueller Ausbeutung, so zeigen Untersuchungen, ist die weibliche Sozialisation extrem ausgeprägt. Bei ihnen stehen vielfach Gefühle im Vordergrund wie nichts sein, abhängig, schwach, machtlos, verfügbar, hilflos sein, sich nicht wehren können, schuldig sein. (1992, 42)

Opfersein und Frausein scheint in unserer Gesellschaft einen Zusammenhang zu haben.

Da viele dieser Frauen [hauptsächlich Frauen, die sich aus eigener Betroffenheit zu Wort meldeten; Anm. der Verf.] aus der Mittelschicht stammten und eine gewisse öffentliche Machtposition besaßen, konnte die sexuelle Ausbeutung nicht mehr so leichtfertig als seltenes oder nur in der Unterschicht vorkommendes Problem heruntergespielt werden, was auch empirische Studien bestätigt haben. (Finkelhor 1979, zit. nach: Sattler Buchmann 1989, 17)

(Für genauere Ausführungen über wissenschaftliche Studien vgl. S. 84 ff.)

3.2.2 Aufdeckung und Auseinandersetzung

Erst wenn ein Klima entstanden ist, in dem offen über dieses Thema gesprochen werden kann, ist es für einen Täter nicht mehr so einfach, seine Macht zu mißbrauchen, das '(...) Geheimnis' bleibt nicht mehr geheim, und sein Risiko wird unkalkulierbar. (Wanke und Tripammer, 1992, 9)

Die Thematik «sexuelle Ausbeutung von Kindern und Jugendlichen» ans Licht zu bringen, bedeutet für viele *Betroffene*, darüber sprechen zu dürfen. Dies erschwert auf der einen Seite den Tätern/Täterinnen, ihre Taten versteckt zu halten und unentdeckt zu bleiben, und bringt auf der anderen Seite vielen Betroffenen die Erleichterung, mit ihren Erlebnissen nicht alleine bleiben zu müssen. Aus dem geschichtlichen Rückblick wird ersichtlich, wie schnell sich das Thema verbreitete, nachdem das Tabu des Darüberredens gebrochen worden war. Wie ein Kieselstein, der ins Wasser geworfen wurde, begann das Sprechen über «sexuelle Ausbeutung von Kindern und Jugendlichen» Kreise zu ziehen. Viele Betroffene hatten lange Zeit das Gefühl, mit ihren Problemen alleine zu sein. Häufig ist dieses Gefühl mit der falschen Annahme verbunden, mitschuldig und mitverantwortlich zu sein (vgl. Gloor und Pfister, 1992, 20 ff.). Diese Gedanken lasten schwer und isolieren die Betroffenen. Eine Aufdeckung des Themas kann für solche Menschen bedeuten, aus ihrer Einsamkeit herauszukommen, Gleichgesinnte zu finden und alte Gefühle und Einstellungen in ein neues Licht zu rücken.

Häufig berichten Betroffene, daß das Sprechen über die sexuelle Ausbeutung neben sehr unangenehmen Gefühlen, die bei solchen Erinnerungen auftauchen, auch eine große Erleichterung bedeuten kann. Dies illustriert der folgende Bericht einer «BRIGITTE»-Chefredakteurin aus dem Jahr 1983:

> (...) Noch beim Herumblicken wurde mir klar: Da sind zu viele andere Frauen, die wie gelähmt vor Schreck über das Wiedererkennen der eigenen traurigen Kindheit auf ihren Stühlen sitzen ... Viele Gesichter sind tränenüberströmt. Als die Stille allmählich weicht und eine Frau nach der anderen das Wort ergreift, wird deutlich: Das Weinen hatte nicht nur mit Bitterkeit und uralter Wut zu tun. Es war auch Erleichterung darin, endlich nicht mehr schweigen zu müssen, endlich sich nicht mehr ausgestoßen und abartig fühlen zu müssen .... (Rutschky, 1992, 27 f.)

Ein von sexueller Ausbeutung betroffenes Kind versucht sich häufig durch verschlüsselte Hilferufe und Signale mitzuteilen. «Sie fürchten um ihr Leben, fühlen sich für den Zusammenhalt der Familie verantwortlich und bleiben aus Angst, Scham- und Schuldgefühlen still» (Eidgenössisches Büro für die Gleichstellung von Mann und Frau, 1992, 20). Wenn sie es wagen, Dinge offen auszusprechen, wird ihnen häufig nicht geglaubt, was sie nicht selten in eine noch stärkere Isolation treibt. Linda Sanford (1982) fordert in ihrem Buch über Prävention deshalb dringend eine Sensibilisierung und Enttabuisierung dem Thema gegenüber.

Auch *professionelle HelferInnen* beginnen sich als Folge der Aufdeckung des Themas «sexuelle Ausbeutung von Kindern und Jugendlichen» vermehrt damit auseinanderzusetzen und sich dafür zu sensibilisieren. In einer Seminararbeit, bei welcher wir LehrerInnen eines Fortbildungskurses zur Präventionsarbeit interviewten, ist uns ein Zusammenhang zwischen Sensibilisierung und Konfrontation mit diesem Thema aufgefallen. Es ging um eine Selbstbeurteilung des Entwicklungsprozesses in der Einstellung zum Thema «sexuelle Ausbeutung von Kindern und Jugendlichen» und um die Bedeutung und Wirkung der Präventionskurse innerhalb dieses Entwicklungsprozesses. Einerseits sensibilisieren Konfrontationen mit der Problematik für deren Existenz und Bedeutung. Auf der anderen Seite führt eine erhöhte Sensibilität der Thematik gegenüber zu einer veränderten Wahrnehmung, und die (auch non-verbal) vermittelte Bereitschaft zum Gespräch über das Thema führt zu vermehrten Begegnungen mit Betroffenen bzw. mit der Problematik selbst (Gloor und Gutgsell, 1992, 89).

Die Gefahr, im Umgang mit betroffenen Kindern falsch zu reagieren und zu intervenieren, ist groß. Joëlle Huser-Studer und Romana Leuzinger raten deshalb in ihrem Präventionsbuch:

> Bevor Sie mit Präventionsarbeit beginnen, ist es notwendig, daß
> Sie sich intensiv über dieses Thema informiert und emotional mit
> sexueller Gewalt auseinandergesetzt haben. Sprechen Sie vorher
> mit vertrauten Menschen darüber. Wenn Sie sich unsicher füh-
> len, können Sie ihr Wissen durch Fachliteratur erweitern oder
> einen Weiterbildungskurs zu diesem Thema besuchen. (1992, 27)

Es ist unumgänglich, sich bei diesem Thema der eigenen Möglichkeiten und Grenzen bewußt zu sein und sich auch mit eigenen Gefühlen auseinanderzusetzen.

3.2.3 Die Rolle der Gefühle

Auf die Problematik, Gefühle allgemein zu *definieren*, verweisen Dorsch, Häcker und Stapf in ihrem Psychologischen Wörterbuch:

> Der Begriff Gefühl (...) läßt sich nicht definieren, sondern nur um-
> schreiben, da sich Gefühle auf nichts anderes zurückführen las-
> sen. Was das Wort Gefühl im psychologischen Sprachgebrauch
> besagt, läßt sich am besten durch die Aufzählung einzelner Ge-
> fühle ausdrücken: Gefühle sind Erlebnisse wie Freude, Ärger,
> Mitleid, Abscheu und dergleichen. Hierhin manifestieren sich per-
> sönliche Stellungnahmen des Individuums zu den Inhalten seines
> Erlebens (Wahrnehmungen, Vorstellungen, Gedanken), wobei
> meist eine Lust- oder Unlustbetonung deutlich gegeben ist;
> jedoch ist dies nicht für alle Gefühle charakteristisch. (1987, 236)

Das Thema «sexuelle Ausbeutung von Kindern und Jugendlichen» löst unserer Erfahrung nach *Gefühle* aus. FachkollegInnen haben uns dies bestätigt. Ein Blick in die Literatur zum Thema «sexuelle Ausbeutung von Kindern und Jugendlichen» zeigt, daß verschiedene Gefühle ausgelöst wurden und werden:

> Die Öffentlichkeit reagierte zumeist *geschockt, ungläubig* und *empört*. Vor allem die Aussagen, daß jedes dritte oder vierte Mädchen betroffen ist, daß die Täter aus allen Schichten kommen und ganz «normale» Männer sind und daß die Opfer oftmals ihr ganzes Leben unter den Folgen leiden, führten zu diesen Reaktionen. (Bange, 1992, 26; Hervorhebungen der Verf.)
>
> Die Tat [der sexuellen Ausbeutung, Anm. der Verf.] löst bei allen, die damit konfrontiert sind, sehr *starke Emotionen* aus. Die *Angst vor der Verantwortung* ist belastend, und sogar 'Profis' geraten unter einen emotionalen Handlungsdruck. (Wanke und Tripammer, 1992, 11; Hervorhebungen der Verf.)
>
> Die Auseinandersetzung mit dem Problem der sexuellen Ausbeutung an Kindern ruft *heftige Gefühle der Wut, Ohnmacht (Handlungsunfähigkeit), Resignation und Traurigkeit* hervor. Wenn auch nicht immer in der gleichen Intensität, bleiben sie während des ganzen Entwicklungsprozesses bestehen, sie tauchen in unberechenbaren Wellenbewegungen auf und wieder unter. Teilweise kann es gelingen, die durch die Wut freigesetzte Energie in Aktivität umzusetzen und die Gefühle der Ohnmacht und Resignation durch Mut und Zuversicht, etwas gegen das Problem bewirken zu können, abzulösen. (Gloor und Gutgsell, 1992, 89; Hervorhebungen durch die Verf.)
>
> Sexuelle Gewalt ist ein Thema, das sehr starke Gefühle auslösen kann. Es ist wichtig, daß Sie diese Gefühle ernst nehmen und sich auch Zeit lassen, diesen Gefühlen nachzugehen. (...) Oft schützen wir uns vor solchen Gefühlen mit *Abwehrmechanismen*. (Huser-Studer und Leuzinger, 1992, 26)

Entweder löst das Thema Unglauben oder ein Nichtwahrhabenwollen der Tatsachen aus, oder es bringt Gefühle wie Entsetzen, Wut, Angst und Hilflosigkeit hervor. Christine Sattler Buchmann ist überzeugt, daß sexuelle Ausbeutung von Mädchen und Jungen kein Thema ist, über das wir vollkommen distanziert und sachlich diskutieren können (1992, 16). Dies ist um so schwieriger, je näher das Thema «sexuelle Ausbeutung» in der eigenen Umgebung latent oder real vorhanden ist, sei dies durch eigene Betroffenheit, durch Bekanntschaft mit betroffenen Menschen im näheren oder weiteren Umfeld oder durch eigene Kinder, die man auf jeden Fall vor Übergriffen schützen will. Menschen, die in irgendeiner Form Verantwortung für Kinder tragen – seien dies Eltern, LehrerInnen, ErzieherInnen, SozialarbeiterInnen usw. – fällt es oft schwer, mit ihren Gefühlen in einer sinnvollen Art und Weise umgehen zu können.

Die von uns in der Literatur und während der Auseinandersetzung mit dem Thema am häufigsten beobachteten Reaktionen auf dieses Thema sind Wut, Entsetzen und Unglauben. Hauptsächlich bei Frauen sind nicht selten enorme aggressive Gefühle gegen Männer zu finden. Bei einer weiteren Auseinandersetzung mit der Thematik der sexuellen Ausbeutung stellt sich bei vielen die Frage, wie es überhaupt zu solchen Taten kommen kann. Die Frage nach den *Ursachen* kann zur Frage führen, wie sexuelle Ausbeutung von Kindern und Jugendlichen verhindert werden können. Auch in der Schweiz hat eine diesbezügliche *Präventionsarbeit* in den letzten Jahren an Bedeutung gewonnen. In verschiedenen Kantonen wirkt z.b. der Präventionsverein LIMITA mit Kursen und anderen Veranstaltungen. Wir selber hoffen, mit diesem Buch ebenfalls unseren Teil zur Prävention sexueller Ausbeutung von Kindern und Jugendlichen beitragen zu können.

3.2.4 Gefahren eines Modethemas

Modethemen sind, wie ihr Name sagt, eine Zeiterscheinung, sie

> sind einer Pendelbewegung unterworfen: mit jedem Ausschlagen des Pendels wird ein neues Thema aktuell, während das 'alte' zurückgedrängt wird. Sobald ein Thema seine anfängliche Brisanz verloren hat, wird ein nächstes nachgeliefert, um eine gewisse Grundspannung zu erhalten. (Sattler Buchmann, 1992, 14)

Sexuelle Ausbeutung von Kindern und Jugendlichen als Modethema kann auf der einen Seite zur Folge haben, daß *überall* nur noch dieses Problem gesehen wird. Hinter jeder Auffälligkeit und verdächtigen Situation wird sofort eine sexuelle Ausbeutung, hinter jedem Mann ein Täter, hinter jedem Mädchen ein Opfer vermutet.

Auf der anderen Seite werden bei einem Modethema gewisse Leute der Problematik überdrüssig. Einige von ihnen nehmen die Gegenposition zur oben beschriebenen Reaktion ein, bagatellisieren, *verharmlosen* und negieren die Tragweite und die Tragik sexueller Ausbeutung von Kindern und Jugendlichen. Unter anderem vertritt Rutschky in ihrem Buch diese Position:

> Ohne daß die Themen vergangener feministischer Kampagnen und der Diskussion verschwunden wären, hätte sich ein Abkühlungs- und Abnützungseffekt wohl nicht vermeiden lassen, wenn nicht zu Beginn der achtziger Jahre neben den Frauen eine neue Opfergruppe aufgetaucht wäre, die sich fast noch besser als diese selbst zur Fortsetzung und Zuspitzung der sexuell zentrierten Emanzipations- und Reformdiskussionen eignete: Das waren die Kinder. (...) Kindesmißhandlung plus Feminismus gleich sexueller Kindesmißbrauch. (1992, 22)

Rutschky behauptet, jedes Sprechen und alle Zeugnisse über solch unwahrscheinliche und undenkbare Ereignisse wie sexuelle Ausbeutung seien nur dazu da, feministisches Gedankengut zu verbreiten und die sexuelle Revolution zu stoppen (1992, 28). Gewisse Fachleute würden ihrer Meinung nach das Thema an sich reißen und sich damit einen Lebensunterhalt schaffen. Zudem wisse man aus den USA, daß bei bloßem Verdacht sexueller Ausbeutung oft ganze Familien auseinandergerissen würden.

Bange setzt sich in seinem Buch auch mit diesem leidigen Thema auseinander:

> Auf jeden Versuch, sexuelle Gewalt gegen Kinder zu problematisieren, folgte immer der Versuch, die Realität sexuellen Mißbrauchs an Kindern zu leugnen. Dabei wurde jedesmal die Glaubwürdigkeit der Opfer angezweifelt. Der Ödipuskomplex diente immer wieder als Möglichkeit, den Opfern eine rege Phantasie zu unterstellen und die Täter als abnorm hinzustellen, um die Normalität des Problems zu verschleiern. (1992, 27)

Die Verbindung von Sexualität und Gewalt übt auf gewisse Leute, vor allem in der Boulevard-*Presse*, eine heimliche *Faszination* aus. Mit allen Mitteln wird versucht, möglichst spektakuläre Fälle ans Tageslicht zu bringen und bis in alle Details – wenn möglich in mehreren Folgen – zu schildern. Wenn die Sensationslust der Leserinnen und Leser gestillt ist, interessiert sich niemand mehr für die Betroffenen. Subtilere Formen sexueller Ausbeutung sind aber viel häufiger (Sattler Buchmann, 1992, 16; vgl. Ergebnisse S. 119 ff. und 198 ff.). Zwei Journalistinnen bezeichnen die Berichterstattung über sexuelle Ausbeutung als «Gratwanderung»:

> Ein Bericht, in dem die Taten nur mit dem Begriff Mißbrauch umschrieben werden, verharmlost die Realität. Eine ungeschminkte Schilderung der Tatsachen zwingt zum Hinsehen. Denn das, was in den Familien geschieht, können sich die wenigsten vorstellen. Allerdings kann die Darstellung eben solcher Tatsachen auch als Wichsvorlage mißbraucht werden. (zit. in Rutschky, 1992, 30)

Eine weitere kontraproduktive Folge der Enttabuisierung, die sich in letzter Zeit vermehrt beobachten läßt, ist ein Aufschwung der *Pädophilenbewegung* und die Tendenz, ihr aus Gründen der Sensationslust sehr viel Raum, sehr viel Medienpräsenz zu gestatten (Sattler Buchmann, 1992, 16).

Auch auf «*helfende Berufe*» hat ein Modethema Auswirkungen: Inwieweit soll das Thema «professionalisiert» werden? Mit welchen theoretischen Ansätzen soll das Problem angegangen werden? Kann eine Schweigepflicht überhaupt noch bestehen bleiben? Soll eine Anzeigepflicht eingeführt werden, wie sie in den USA seit einigen Jahre existiert? Wir können im Rahmen dieses Buches leider nicht näher auf diese wichtigen Fragen eingehen.

3.2.5 Das Thema an der Universität Zürich

Das Aufkommen des Themas «sexuelle Ausbeutung von Kindern und Jugendlichen» hat unserer Meinung nach auch an der Universität spürbare Auswirkungen gezeigt. Als 1990 die *Arbeitsgruppe* «gegen sexuelle Ausbeutung von Kindern und Jugendlichen» an der Universität Zürich gegründet wurde, war das Thema noch kaum in Vorlesungen und Lehrveranstaltungen anzutreffen. Am schnellsten haben die DozentInnen des Nebenfachs *Psychopathologie* das Thema aufgegriffen. Es ist dort seither regelmäßig in Lehrveranstaltungen vertreten. Bei Professor Christian Scharfetter schrieben zwei Studierende eine umfangreiche Lizentiatsarbeit dazu (Brülhart und Twisselmann, 1990). Von Seiten der Dozierenden wird in allen Abteilungen des *Psychologischen Instituts* dem Thema nur am Rande Beachtung geschenkt.

Die Sensibilisierung für sexuelle Ausbeutung von Kindern und Jugendlichen macht sich auch darin bemerkbar, daß in *Seminaren* wie auch in anderen Veranstaltungen das Thema ab und zu zur Sprache kommt – sei es von Studierenden oder von DozentInnen her. Am *Pädagogischen Institut* wurden bereits verschiedene Seminare über «sexuelle Ausbeutung von Kindern» angeboten. Sowohl in Pädagogik als auch in Psychologie werden immer wieder Literaturarbeiten zum Thema geschrieben (z.B. Pfister, 1992b; Oswald, 1993; Gloor und Gutgsell, 1992).

3.3 Definition und Abgrenzung sexueller Ausbeutung

In Diskussionen und Publikationen wird oft nicht klar, was die ReferentInnen resp. die AutorInnen unter sexueller Ausbeutung verstehen, resp. was sie dazu zählen und was nicht. Entsprechend divergieren auch die *Definitionen*, die dieses Thema einzugrenzen und von Zärtlichkeiten zu unterscheiden versuchen. Je nach Forschungsansatz und Standpunkt des Betrachters oder der Betrachterin werden bei den Definitionskriterien unterschiedliche Schwerpunkte gesetzt. Eine sehr eng gefaßte Definition umfaßt z.b. nur sexuelle Handlungen wie oralen, analen oder genitalen Geschlechtsverkehr (Haugaard und Emery 1989, 98). Bei anderen AutorInnen gehört «auch das Befühlen und die 'fachmännische' Begutachtung der sich entwickelnden körperlichen Rundungen, das Betasten der Brust oder des Brustansatzes, verbunden mit abschätzigen oder auch wohlwollenden Qualitätsurteilen» zu sexueller Ausbeutung (Kavemann und Lohstöter, 1984, 10). Nicht nur bei der Art der sexuellen Ausbeutung unterscheiden sich die Definitionen, sondern auch in weiteren Punkten: Die beteiligten Personen sowie ihre Beziehungsqualität, die Motivation des Täters/der Täterin und das Erleben der sexuelle Ausbeutung durch die Betroffenen sind Kriterien, die in Definitionen zu diesem Thema anzutreffen sind.

Beim Versuch, Abgrenzungen und Definitionskriterien durch Psychologiestudierende zu erfassen, mußten wir uns im Fragebogen aus Platzgründen auf einige wenige Kriterien beschränken (vgl. S. 83 f.). Eine noch größere Palette an Fallbeispielen hätte den Rahmen der Zumutbarkeit für die Befragten gesprengt. Wir möchten im folgenden vollständigkeitshalber nicht bloß auf die durch den Fragebogen erfaßten Definitionskriterien eingehen, sondern diese durch einige weitere Kriterien ergänzen.

3.3.1 Definitionskriterien

Nach Hirsch können «Inzestformen», wie er sie nennt, durch die Art der Handlungen und durch die beteiligten Personen abgegrenzt werden (1987, 9).

3.3.1.1 Formen sexueller Ausbeutung

In den meisten Definitionen werden einige Arten sexueller Ausbeutung aufgezählt, um sie von weiteren möglichen Formen abzugrenzen. So schreibt z.B. die Zürcher Psychotherapeutin Ursula Wirtz:

> Sexualisierung kann hier alles sein, von der Liebkosung, dem Kuß, wiederholten verbalen Bemerkungen über Brüste oder andere Körperteile einer Person bis hin zum oralen, analen oder genitalen Geschlechtsverkehr und Masturbation mit dem Opfer oder vor den Augen des Opfers. (1989, 19)

Weil es unmöglich ist, alle möglichen Formen sexueller Ausbeutung aufzuzählen, umspannt Wirtz mit dem genannten Arten einen Bereich, in dem weitere Formen implizit enthalten sein sollen. Sie beginnt mit Grenzüberschreitungen durch sexualisiertes Liebkosen und schlägt den Bogen bis hin zum Geschlechtsverkehr.

Um sexuelle Ausbeutung zu definieren und einzugrenzen, wird selten ausschließlich der vollendete Beischlaf als Kriterium verwendet. Vielmehr werden in den Definitionen sexuelle Handlungen aufgezählt, wie z.B. «gegenseitige Masturbation, hand-genitaler oder oral-genitaler Kontakt, Streicheln mit dem Ziel der sexuellen Erregung, Exhibition, voyeuristische Aktivitäten.» (Hirsch, 1987, 9) Ob z.B. Exhibitionismus und Voyeurismus zu sexueller Ausbeutung gezählt werden sollen oder nicht, darüber sind sich die Fachleute nicht einig. Auf die Unterscheidung von Ausbeutungsformen mit oder ohne Berührungen werden wir weiter unten eingehen. Finkelhor, Hotaling und Smith stellen fest:

ForscherInnen stimmen im allgemeinen darin überein, daß sexuelle Ausbeutung Geschlechtsverkehr sowie versuchten Geschlechtsverkehr (anal oder vaginal) und orale oder manuelle Berührungen der Geschlechtsteile des Kindes oder des Täters einschließen. (1990, 202; Übersetzung der Verf.)

Trotzdem beziehen gewisse AnthropologInnen wie z.B. Claude Levi-Strauss in ihren Untersuchungen nur den (vaginalen) Geschlechtsverkehr in ihre Definition mit ein (Sattler Buchmann, 1989, 22).

Aus dem obigen Zitat entnehmen wir, daß ihre Definition nicht nur den *vollzogenen*, sondern auch den *versuchten* Geschlechtsverkehr beinhaltet. Die wenigsten Definitionen erwähnen den Aspekt einer versuchten sexuellen Ausbeutung. Dies kann als ein weiteres Definitionskriterium betrachtet werden. Hier wird sich bald die Frage stellen, ab wann eine Handlung «versucht» genannt werden soll. Ein ähnliches Problem stellt sich bei Situationen, in denen sich eine Person *bedroht* fühlt oder bedroht ist. Ab wann und ob eine Bedrohung überhaupt zur sexuellen Ausbeutung wird, bleibt Definitionsfrage.

Gail Wyatt und Stefanie Peters fanden beim Vergleich verschiedener Studien in deren Definitionen öfters das Kriterium *«mit oder ohne Berührung»* (1986). Auch Mary Fromuth und Barry Burkhart beobachten, daß die meisten Definitionen in Untersuchungen beide Ausbeutungsformen einschließen, solche mit Berührung (z.B. Küssen, sexuelle Berührungen, Geschlechtsverkehr) und solche ohne Berührungen (z.B. Exhibitionismus und sexuell anzügliche Bemerkungen) (1987, 245). Gewisse 'konservative' ForscherInnen tendieren dazu, sexuelle Handlungen ohne Berührungen nicht zu sexueller Ausbeutung zu zählen, meinen Finkelhor et al. (1990, 25).

Schon innerhalb der Kategorie *«mit Berührung»* gehen die Meinungen der AutorInnen auseinander, wo die Grenze zwischen angebrachter Zärtlichkeit und sexueller Ausbeutung zu ziehen ist. Hauptsächlich Formen wie sexualisiertes Küssen und Streicheln, sexualisierte Körperpflege und Fürsorglichkeit werden von den einen als sexuelle Ausbeutung, von den andren als angebracht resp. harmlos betrachtet.

Peters, Wyatt und Finkelhor nennen zwei Gründe, warum sexuelle Handlungen *ohne Berührungen* auch in die Definition sexueller Ausbeutung eingeschlossen werden sollten:

> Erstens wird Exhibitionismus weitgehend als eine kriminelle Tat betrachtet, die beabsichtigt, zu erschrecken und zu ängstigen; er muß deshalb gleichermaßen wie sexuelle Ausbeutung mit Berührungen betrachtet werden, auch wenn er in gewissen Fällen von einem Kind weniger einschüchternd erlebt wird. (1986, 25; Übersetzung der Verf.)

In einem zweiten Punkt erwähnen die AutorInnen, daß auch sexuelle Handlungen ohne Berührungen von einer «unangebrachten» Person, wie z.b. dem Bruder, Vater oder Lehrer, schädliche psychische Spuren hinterlassen können (ebd., 25).

Ob das Kriterium des Berührens in Definitionen einbezogen wird oder nicht, hat einen wesentlichen Einfluß auf die erhobenen Zahlen zu sexueller Ausbeutung. Diana Russell fand heraus, daß bei Untersuchungen, in denen auch sexuelle Übergriffe ohne Berührung eingeschlossen wurden, die Prävalenzrate von 38% auf 54% anstieg (1983, nach: Haugaard und Emery 1989, 90). Ebenso finden Wyatt und Peters einen Anstieg der Prävalenzrate von 45% (mit Berührung) auf 62% (mit und ohne Berührung) (1986, 232) (vgl. Tabellen 1 und 2, S. 90 f.). Zur Diskussion darüber, ob sexuelle Handlungen ohne Berührungen in die Definitionen miteingeschloßen werden sollen, schreibt Sattler Buchmann:

> Uneinig sind sich die ForscherInnen jedoch darin, inwieweit auch *nicht-körperliche Kontakte* wie z.B. Exhibitionismus, Voyeurismus, das absichtliche Herumliegenlassen von Pornoheften, das Zeigen von Pornofilmen, anzügliche Bemerkungen oder gar eine sexualisierte Atmosphäre als sexuelle Ausbeutung bezeichnet werden dürfen. (1989, 22)

Weitere Formen ohne Berührung wie pornographische Filmaufnahmen von Kindern und das Zuschauenlassen bei sexuellen Aktivitäten, zählen P. Wanke und M. Tripammer auch zu sexueller Ausbeutung (1992, 13-14).

Mir (R.G.) kommt die Aussage eines Mannes in den Sinn, der im Rahmen einer Podiumsdiskussion erzählte, wie er sich als kleiner Junge im Zusammensein mit seiner Mutter häufig einer *sexualisierten Atmosphäre* ausgesetzt fühlte, ohne diese damals als solche benennen zu können. Muß dieser Mann mit seinem Gefühl, sexuell ausgebeutet worden zu sein, nicht auch ernstgenommen werden? Der Suchttherapeut Gerhard Schobel würde dies bejahen. Er sprach vom Begriff «latenter Inzest» und verstand darunter unterdrückte Sexualität, unausgesprochene sexuelle Gedanken und eine sexualisierte Atmosphäre (Schobel, 1993). Je weiter die Grenzen gezogen werden, d.h. je mehr «latente» Formen zu sexueller Ausbeutung gezählt werden, desto heftiger werden die Diskussionen zwischen Befürwortern/Befürworterinnen und Gegnern/Gegnerinnen der jeweiligen Vorstellungen. Ohne dabei irgendwelche Formen zu verharmlosen, möchten wir davor warnen, alle Formen sexueller Ausbeutung in ein und denselben Topf zu werfen. Fassen wir eine einmalige Grenzverletzung durch voyeuristische Blicke und über Jahre sich wiederholende Vergewaltigungen unter demselben Begriff «sexuelle Ausbeutung» zusammen, besteht die Gefahr, letztgenannte Erlebnisse durch erstere zu verharmlosen. Kürzlich hat sich eine betroffene Frau dazu geäußert, daß sie sich mit ihren massiven Ausbeutungserlebnissen im Boom des aufkommenden Themas, wo sich jede zweite Frau aufgrund von einmaligen Begegnungen mit Exhibitionisten oder Ähnlichem sexuell ausgebeutet vorkommt, nicht mehr ernstgenommen fühlt.

Eine Möglichkeit wäre, verschiedene Formen begrifflich abzustufen und «sexuelle Ausbeutung» für massive Ausbeutungserlebnisse, «sexuelle Übergriffe» für weniger schwerwiegende Formen zu verwenden. Schließlich müssen wir es aber unserer Meinung nach immer den Betroffenen selbst überlassen, wie sie sich bezeichnen möchten.

Allein aus der Form der sexuellen Handlung kann also noch nicht darauf geschlossen werden, ob es sich um eine sexuelle Ausbeutung handelt oder nicht. Es müssen dazu weitere Kriterien beachtet werden.

3.3.1.2 Dauer der sexuellen Ausbeutung

Neben der Art der sexuellen Ausbeutung spielt die Dauer eine wichtige Rolle (vgl. S. 98 ff.). Eine über mehrere Jahre anhaltende Ausbeutung wird vermutlich in vielen Fällen tiefere Wunden hinterlassen, als ein einmaliges Ereignis. Da aber auch einmalige sexuelle Übergriffe äußerst gravierend sein können, muß die Dauer als Definitionskriterium doch sehr relativiert werden.

3.3.1.3 Beteiligte Personen

Wie bereits erwähnt, führt Hirsch unter den Einflußfaktoren, die für die innere Dynamik und für spezifische Folgen relevant sein können, neben der Abgrenzung durch die Art der Handlung das Kriterium der beteiligten Person(en) auf (1987, 9).

Mögliche *Täter/Täterinnen* können aus der Kernfamilie stammen (Vater, Mutter, Geschwister, Stiefeltern), aus der weiteren Verwandtschaft (Großvater, -mutter, Onkel, Tante, Cousin/Cousine) oder aus dem Bekanntenkreis (Nachbarn, Lehrer/Lehrerin, Babysitter, Freunde/Freundinnen der Eltern, Eltern der Freunde/Freundinnen, den Betroffenen bekannte Jugendliche oder auch Fremde. Ob es sich beim Täter resp. bei der Täterin um einen Elternteil oder um eine(n) Fremde(n) handelt, hat einen entscheidenden Einfluß auf das Erleben einer sexuellen Ausbeutung. Je enger die betroffenen Kinder oder Jugendlichen mit dem Täter resp. der Täterin verbunden sind, desto größer ist der dadurch hervorgerufene Vertrauensbruch (Enders, 1990, 40 f.).

Der *Verwandtschafts- oder Bekanntschaftsgrad* allein reicht aber noch nicht aus, um die Situation als sexuelle Ausbeutung beurteilen zu können. In jeder Familie gelten im Umgang mit der Sexualität gewisse *Regeln und Normen*. Werden diese verletzt, so meint Bange, kann von einer sexuellen Ausbeutung gesprochen werden (1992, 56). Ist z.B. in einer Familie die Sexualität und Nacktheit mit Tabus belegt, und der Vater zeigt sich plötzlich nackt vor seinen Kindern, so könnte dies bereits ein sexueller Übergriff bedeuten. Dieses Kriterium enthält aber auch eine heikle Komponente: Nicht selten gehört in Familien, in denen sexuelle Ausbeutung vorkommt, die sexuelle Gewalt über Generationen zur Familienregel. In solchen Fällen bedarf es keiner Abweichung von dieser Regel, damit es zur sexuellen Ausbeutung kommt.

Neben dem «gewohnten» Umgang miteinander spielt die *Qualität der Beziehung* eine wichtige Rolle. Fegert beschreibt in seiner Definition sexueller Ausbeutung den Personenkreis und die Qualität der Beziehung zwischen dem Kind und dem Täter/der Täterin folgendermaßen:

> Als intrafamilialer sexueller Mißbrauch werden sexuelle Handlungen zwischen zwei Personen bezeichnet, die entweder nahe verwandt sind oder sich selbst als nah verwandt oder als sehr vertraut erleben (Stiefeltern, Partner der Mutter, Stiefgeschwister, Babysitter, etc.), wobei diese Personen ein struktureller Unterschied hinsichtlich Macht und Verantwortung, sowie unterschiedliche soziale und emotionale Reife und sexuelle Informiertheit trennen. (1987, 168)

Entscheidende Bedeutung kommt also der *emotionalen Abhängigkeit* und dem ungleichen *Machtverhältnis* zwischen Kindern/Jugendlichen und Erwachsenen zu. Dies bewegt Hirsch dazu «wegen der praktisch immer entstehenden emotionalen Abhängigkeitsbeziehung auch Erzieher, Ärzte, Therapeuten und

Lehrer in den erweiterten Begriff von Inzestbeteiligten» mit einzubeziehen (1987, 10).

Auch bei anderen AutorInnen ist das *Machtgefälle* in der Beziehung zwischen dem Täter/der Täterin und dem Opfer ein Thema: Eva Hildebrand (1986) sieht in der Machtposition, in der sich der/die Erwachsene befindet, ein wesentliches Definitionskriterium. Allan De Jong betrachtet «eine sexuelle Handlung als Mißbrauch (...), wenn sie auf der Ausnutzung einer autoritären Beziehung beruht, und zwar unabhängig vom Alter der beteiligten Personen.» (1989, 273; Übersetzung der Verf.) Wir wollen hierzu die Frage stellen, ob nicht in jedem Fall zwischen einem Kind und einem Erwachsenen ein Machtgefälle besteht, besonders, aber nicht nur im Bereich der Sexualität. Nele Glöer meint dazu:

> Bei sexuellen Handlungen zwischen einem Kind und einem Erwachsenen (oder Nichtgleichaltrigen) kann es sich niemals um eine gleichberechtigte Beziehung handeln. (1988, 9)

Dies wirft bereits die nächste Frage auf, wie das *Alter* der Beteiligten und der *Altersunterschied* zwischen ihnen als Definitionskriterium berücksichtigt werden sollen. Viele Studien definieren keine minimale Altersdifferenz, sondern erfassen nur sexuelle Ausbeutung, in denen die Täter/Täterinnen Erwachsene sind (z.B. Fritz, Stoll und Wagner, 1981; Murphy, 1987). Damit wird aber sexuelle Ausbeutung unter Kindern und Jugendlichen nicht erfaßt. Daß ein beträchtlicher Teil der Täter/Täterinnen Jugendliche oder sogar Kinder sind, haben jedoch verschiedene amerikanische Studien ergeben (z.B. Johnson, 1988; Friedrich und Luecke, 1988 und Marshall, Barbaree und Eccles, 1991; vgl. S. 104 ff.).

Einige ForscherInnen (z.B. Finkelhor, 1979, 1984; Fromuth, 1986; Seidner und Calhoun, 1984; Wyatt, 1985) legen zwischen dem Täter/der Täterin und dem/der Betroffenen einen Altersunterschied von *mindestens fünf Jahren* fest, wenn sie von einer sexuellen Ausbeutung sprechen. Der Altersunterschied von mindestens fünf Jahren gilt bei Finkelhor für betroffene Kinder, die weniger als 13 Jahre alt sind; falls der/die betroffene Jugendliche 13-16 Jahre alt ist, muß der Täter/die Täterin mindestens zehn Jahre älter sein, damit von einer sexuellen Ausbeutung gesprochen werden kann (1989, nach De Jong 1989, 273). Sattler Buchmann ergänzt diese Eingrenzung, indem sie die Meinung vertritt, das in Beziehungen, wo die Altersdifferenz weniger als fünf Jahre beträgt, von einer sexuellen Ausbeutung gesprochen werden kann, wenn der Täter/die Täterin zusätzlich Gewalt oder Zwang ausübe (1989, 26).

Fünf Jahre Altersunterschied können gerade bei Kindern sehr große Entwicklungsunterschiede ausmachen. Die Ursache für die Vernachlässigung der Altersdifferenz bei den meisten Definitionen mag nach Sattler Buchmann

> eine einfache Unachtsamkeit oder das bewußte Ausklammern dieser Form von sexueller Beziehung sein. Sie hängt wahrscheinlich aber auch mit einer gewissen Unsicherheit zusammen, ob sexuelle 'Spiele' zwischen Geschwistern überhaupt als sexuelle Ausbeutung bezeichnet werden dürfen. Während früher Sexualität zwischen Geschwistern tabuisiert war, werden heute sogenannte 'Doktorspiele' kaum mehr bestraft, sondern als natürlicher Ausdruck kindlicher sexueller Neugier betrachtet. Allerdings besteht hier die Gefahr, daß die Möglichkeit einer Traumatisierung heruntergespielt wird; denn diese 'Spiele' können für den jüngeren Teil, besonders für Mädchen, sehr wohl gewalttätige und ausbeuterische Formen annehmen. (1989, 21)

Bei diesem sehr umstrittenen Punkt weist dieselbe Autorin darauf hin, sorgfältig und behutsam nach entsprechenden Unterscheidungskriterien zu suchen, um möglichst offen von Fall zu Fall urteilen zu können.

De Jong schlägt sechs Fragen vor, um sexuelle Ausbeutung von harmloser sexueller Neugier zwischen Gleichaltrigen zu unterscheiden:

1. Wie groß ist der Altersunterschied der Beteiligten? (...)
2. Entsprechen die sexuellen Handlungen dem Entwicklungsstand der Beteiligten? (...)
3. Welches ist die Motivation der Beteiligten? (...)
4. Stimmen beide der Handlung zu oder übt eine/r von ihnen Zwang aus? (...)
5. Besteht ein Einfluß von außen? (...)
6. Wie reagiert das Kind auf den sexuellen Kontakt?

(1989, 277; Übersetzung der Verf.)

Russell schließt in ihrer Studie sexuelle Ausbeutung durch Gleichaltrige mit ein. Ihr Kriterium, ob es sich um eine sexuelle Ausbeutung handelt, ist der ungewollte oder der ausbeuterische Charakter der sexuellen Handlung (1983, nach Wyatt 1986, 234).

In einem weiter oben erwähnten Zitat von Kavemann und Lohstöter zur Problematik der Grenzziehung zwischen «lebensnotwendiger Zuwendung» durch die Eltern und einer sexuellen Ausbeutung beziehen sich die Autorinnen auf sexuelle Gewalt, die durch Männer ausgeübt wird. Noch umstrittener scheint uns die Grenze zwischen zärtlicher Zuwendung und sexueller Ausbeutung, wenn es um sexuelle Handlungen zwischen einer Mutter und ihren Kindern geht. In einem Artikel der Illustrierten STERN schreibt Angelika Meyer:

> Wenn Frauen ihre Kinder sexuell ausbeuten, werden lang überlieferte Mythen zerstört – daß die Mutterliebe frei ist von sexuellen Absichten und sexuelle Gewalt ausschließlich von Männern ausgehe. (1993, 88)

Sie erwähnt Hirsch, der es nicht fertigbrachte, eine Situation, in der die Mutter den Penis ihres Sohnes über Jahre jede Nacht manipulierte, als Mißbrauch beim Namen zu nennen. Sexuelle Ausbeutung zwischen Männern und Mädchen wird viel schneller als solche betrachtet und benannt. Hirsch bestätigt dies:

> Andererseits läßt die Gesellschaft der Mutter dem Sohn gegenüber einen viel größeren Spielraum an Zärtlichkeit als dem Vater gegenüber der Tochter, Körperkontakt, in einem Bett schlafen und intensive Maßnahmen der Körperpflege werden eher als Erweiterungen der mütterlichen Fürsorge gesehen als daß der Verdacht inzestuöser Aktivitäten aufkäme. (1987, 138)

Männliche Sexualität im Jugendalter wird außerdem nicht selten als etwas «Positives, Abenteuerliches, Aktives dargestellt», und sexuelle Erlebnisse zwischen Jungen und älteren Frauen werden als «aufregend, besonderes Erlebnis oder Ehre bezeichnet» (Glöer und Schmiedeskamp-Böhler, 1990, 14). Filme wie z.B. PRIVATE LESSONS oder HOMEWORK stellen Täterinnen als harmlos dar. Auf dem Umschlag der Videokassette von PRIVATE LESSONS sieht man einen Jungen, der auf drei Büchern steht, um die Lippen seiner Erzieherin zu erreichen (Hunter, 1990, 36). In beiden Filmen sind die Frauen deutlich älter als die Jungen und stehen zu ihnen in einer Autoritätsposition. Die Filme handeln nicht davon, wie Jungen sexuelle Erfahrungen mit Gleichaltrigen machen, sondern davon, wie Frauen ihre Machtposition dazu ausnützen, die Jungen sexuell auszubeuten. Genau wie bei ausgebeuteten Mädchen, wo deren Lustgefühle als Zustimmung oder Verharmlosung des Geschehens benutzt werden, glauben viele Leute (auch betroffene Männer), «daß eine Erektion Lust und Willen zum Mitmachen bedeutet. Wie dem auch sei, die Forschung zeigt, daß (...) Männer, die zu erniedrigenden und furchtauslösenden sexuellen Experimenten gezwungen werden, eine Erektion erreichen und beibehalten können.» (ebd., 37; Übersetzung der Verf.) Es ist uns wichtig, bei sexuellen Handlungen zwischen Jungen und Frauen keine anderen Maßstäbe als bei solchen zwischen Mädchen und Männern anzulegen. Daß dies aber geschieht, zeigen unsere Ergebnisse auf den S. 176 ff.). Die von De Jong (1989, 277) vorgeschlagenen Fragen zur Unterscheidung von sexueller Ausbeutung und sexueller Neugier (vgl. S. 70), sollen auch bei Jungen angewendet werden. Besonders wichtig ist dabei die Frage, von wem die Initiative ausgeht.

Viele Menschen, besonders *Männer*, lehnen die Opferrolle ab. Sie paßt nicht zum herrschenden Männerbild. Ob sich jemand also sexuell ausgebeutet fühlt, hängt nicht nur von den tatsächlichen Begebenheiten, sondern auch vom eigenen Selbstbild und den geltenden gesellschaftlichen Normen und Werten ab (Bange, 1992, 53). Das männliche Selbstbild macht es den Männern schwer, sich selber oder andere in der Rolle eines Opfers zu sehen. Terryann Nielson faßt dies zusammen: «(...) ein Opfer zu sein, ist nicht männlich.» (1983, 140; Übersetzung der Verf.) Männliche Eigenschaften wie physische Stärke, Vertrauen auf sich selbst und Leistungsdenken, sowie die Forderung, möglichst keine Gefühle und Schwächen zu zeigen, machen es Jungen schwer, über ihre (sexuellen) Gewalterfahrungen zu sprechen. Laut einer Studie von Finkelhor (1981) haben kaum ein Viertel der sexuell ausgebeuteten Jungen je mit einer Person darüber gesprochen. In der Sexualität wird den Männern zudem eine aktive Rolle zugeschrieben. Diese verträgt sich nicht mit der (Opfer)Rolle eines sexuell ausgebeuteten Jungen. Auch wenn Jungen den Mut haben, von ihrer sexuellen Ausbeutung zu sprechen, stehen Eltern, LehrerInnen oder andere Fachleute ihnen oft ratlos gegenüber und betrachten das Geschehene als bizarr oder ungewöhnlich. Finkelhor faßt dies in einem Satz zusammen: «Es ist die bekannte Geschichte vom Schweigen gegenüber unausgesprochenen Tabus.» (1981, 80; Übersetzung der Verf.)

3.3.1.4 Sich als «sexuell ausgebeutet» bezeichnen

Wie wir oben gezeigt haben, fällt es vor allem betroffenen Männern schwer, sich selbst als «sexuell ausgebeutet» zu betrachten. Bange beobachtet:

> Ob jemand sich mißbraucht fühlt, bestimmen also nicht nur die tatsächlichen Begebenheiten, sondern auch das eigene Selbstbild und die darin enthaltenen gesellschaftlichen Normen und Werte. (1992, 53)

Soll die Tatsache, ob es sich um eine sexuelle Ausbeutung handelt oder nicht, also vom *Erleben des/der Betroffenen* abhängig gemacht werden? Bange kritisiert Ansätze, die nur Erlebnisse als sexuelle Gewalt definieren, durch die sich Menschen sexuell ausgebeutet fühlen. Er bringt dabei das Beispiel einer Frau aus dem Buch von Louise Armstrong, die seiner Meinung nach eindeutig sexuell mißbraucht wurde, sich aber nicht als Opfer fühlt (1985, nach Bange, 1992, 53). Auch Finkelhor meint: «(...) sexueller Mißbrauch kann stattfinden, auch wenn das Opfer sich nicht selber mißbraucht und geschädigt fühlt.» (1979, 52, Übersetzung der Verf.) Es gibt Betroffene, die ihre Erinnerungen an die sexuelle(n) Ausbeutung(en) verdrängen und sich in der Folge auch nicht mißbraucht fühlen, obwohl sie nach verschiedenen anderen Definitionen vielleicht trotzdem als sexuell ausgebeutet bezeichnet werden müßten.

Auf jeden Fall ist es unserer Meinung nach sehr wichtig, das Kind, die/den Jugendliche(n) oder die/den Erwachsenen mit seinen eigenen Gefühlen und Bewertungen ernst und wichtig zu nehmen.

Ursula Enders sieht im eigenen Erleben der Kinder oder Jugendlichen eine wichtige Rolle und ein entscheidendes Kriterium (1990, 22). Auch Fromuth und Burkhart (1987, 249) beurteilen das «Erleben des Opfers» als ein häufig verwendetes Definitionskriterium. Kavemann und Lohstöter schreiben dazu:

> Mädchen haben ein genaues Gespür dafür, wann diese Grenze überschritten wird, wann sie benutzt werden und es sich um etwas 'Verbotenes' handelt. Sie fühlen sofort, wenn ihr Vater sie nicht aus Zärtlichkeit und Liebe um ihrer selbst willen streichelt, sondern um sich sexuell zu erregen und/oder zu befriedigen. (1984, 11)

Empirische Ergebnisse aus einer Untersuchung von D. Anderson an 800 Kindern zeigen, daß Kinder «ein sehr klares Gespür für die unterschiedliche Qualität und Intention von Berührungen besitzen.» (1979, zit. nach Krug, 1989, 8)

Sattler Buchmann hingegen sieht im Versuch, eine Definition nach dem Erleben des betroffenen Kindes zu ziehen, eine Gefahr:

> Es wird oft angenommen, daß diese Grenze [zwischen Zärtlichkeit und sexueller Gewalt; Anm. der Verf.] fließend sei; daß die - variable Grenze – dort liege, wo sich das Kind in seinen Bedürfnissen übergangen fühlt. Diese Annahme ist insofern gefährlich, als damit dem Kind die Verantwortung für die Grenzziehung zugeschoben wird: Es muß nicht nur imstande sein zu spüren, daß seine Bedürfnisse übergangen werden; es muß darüber hinaus diese Grenzüberschreitung dem Erwachsenen gegenüber auch deutlich machen können. Beides sind Anforderungen, welche die Fähigkeiten von Kindern bei weitem übersteigen. (1992, 4)

Sie zieht es vor, die Grenzen *von Seiten der Erwachsenen* her zu bestimmen:

> Als sexuelle Handlung gilt jede Handlung, die ein Erwachsener vornimmt oder vornehmen läßt, um sich und/oder das Kind sexuell zu erregen – unter Umständen auch ohne direkte Berührung. Diese Grenzen zwischen Zärtlichkeit und Ausbeutung ist unabhängig davon, ob sich der Erwachsene die Mühe genommen hat, die Zeichen des Kindes wahrzunehmen. Sie ist auch dort gültig, wo Kinder die sexuelle Ausbeutung vielleicht noch als Zuwendung empfinden. Denn Kinder sind nicht fähig, ein wissentliches oder willentliches Einverständnis zu geben. (ebd., 4)

3.3.1.5 Einverständnis der Kinder oder Jugendlichen

Fängt sexuelle Ausbeutung dort an, wo sich ein(e) Erwachsene(r) über das Einverständnis eines Kindes oder Jugendlichen hinwegsetzt? Die Frage nach der Zustimmung zu sexuellen Handlungen ist bei Kindern schwierig zu beantworten (vgl. Gloor und Pfister, 1992, 10 ff.).

Zwei wesentliche Voraussetzungen des *wissentlichen Einverständnisses* sind bei Kindern nicht erfüllt: Sie haben erstens nicht den gleichen Informationsstand wie Erwachsene. Das heißt, sie können die soziale Tragweite sexueller Beziehungen zu Erwachsenen nicht erfassen. Sie können aufgrund ihrer Unerfahrenheit gar nicht beurteilen, ob ein(e) Erwachsene(r) für sie ein(e) geeignete(r) Sexualpartner(in) ist. Sie können in keiner Weise überblicken, worauf sie sich da einlassen. Zweitens sind Kinder auf die Liebe und Zuneigung von Erwachsenen angewiesen und stehen auch rechtlich zu ihnen in einem Abhängigkeitsverhältnis. Kinder können sowohl wegen mangelnder Kenntnisse als auch wegen fehlender Kompetenzen nicht als gleichwertige Partner sexuellen Kontakten mit Erwachsenen zustimmen oder diese ablehnen. Aus den obigen Ausführungen folgert Bange deshalb richtig: «Demnach ist jeder sexuelle Kontakt zwischen Kindern und Erwachsenen sexueller Mißbrauch.»

(1992, 50). Auch Steinhage legt in ihrer Definition zu sexuellem Mißbrauch fest: «In seinem Wesen ist der sexuelle Mißbrauch von Kindern die Ausnutzung eines abhängigen, in seiner Entwicklung noch unreifen Wesens, das noch nicht in der Lage ist, seine abgewogene Zustimmung zu diesen Handlungen zu geben.» (1989, 253)

Diese umfassende Definition von sexueller Ausbeutung (sexuellem Mißbrauch) ist von *Pädophilen*[10] verschiedentlich kritisiert worden. Sie versuchen das Machtgefälle zwischen Erwachsenen herunterzuspielen und vertreten die Ansicht, in ihren Beziehungen gehe die sexuelle Initiative immer von den Kindern aus. Daß aber gerade pädophil veranlagte Menschen die fehlenden Kenntnisse der Kinder ausnutzen und diese mit Geschenken und anderen Zuwendungen gefügig machen, ist allseits bekannt (vgl. Gloor und Pfister, 1992, 10 ff.). Über traumatische Folgen solcher sogenannt «einvernehmlichen» sexuellen Kontakten zwischen Kindern und Erwachsenen haben z.B. Glöer und Schmiedeskamp-Böhler berichtet (1990, 29 ff.). Gerade diese negativen Folgen werden von vielen ForscherInnen als Definitionskriterium benutzt.

Bei sexuellen Handlungen unter Kindern und Jugendlichen ist das Kriterium des Einverständnisses von größerer Bedeutung (vgl. S. 75 f.).

Jeffrey Haugaard und Robert Emery beziehen in ihrer Untersuchung über den Einfluß unterschiedlich weit gefaßter Definitionen den Faktor *«gewollter und ungewollter* sexueller Kontakt» mit ein (1989, 93 f.). Auch für die meisten BefürworterInnen der sogenannten «freien Sexualität zwischen Kindern und Erwachsenen» ist es keine Frage, daß sexuelle Kontakte ohne Zustimmung des Kindes sexuellen Mißbrauch bedeuten. Dennoch darf eine Definition nicht alleine davon abhängig gemacht werden, denn es kann für Betroffene eine wichtige Überlebensstrategie[11] sein zu meinen, sie hätten die sexuellen Handlungen gewollt und befürwortet (vgl. Russell, 1986, 47 ff.).

---

[10] Für weitere Ausführungen zu Pädophilie vgl. S. 37 ff.

[11] In ihrem Aufsatz «Hauptsache überleben...» geht Marion Mebes auf eine Überlebensstrategie von betroffenen Frauen – nämlich Drogen zu nehmen – näher ein (1989, 15-49).

3.3.1.6 Absicht des Täters/der Täterin

Braecker und Wirtz-Weinrich sehen ein wichtiges Definitionskriterium bei sexueller Ausbeutung in der *Absicht* und der bewußten (sexuellen) Befriedigung des Täters/der Täterin:

> Die Grenze wird durch die Absicht des Täters eindeutig festgelegt. Sexueller Mißbrauch entsteht nicht fließend aus dem liebevollen Körperkontakt mit einem Kind. Es ist ein bewußtes Vorgehen. Der Mann plant den Mißbrauch, die Gelegenheiten werden von ihm gesucht und arrangiert. Sexueller Mißbrauch beginnt dort, wo Männer sich bewußt am Körper eines Kindes befriedigen oder sich befriedigen lassen. (1991, 11)

Wir haben bei der Abgrenzung von «sexueller Ausbeutung» gegenüber «Kindesmißhandlung» erwähnt, daß erstere häufig geplant und organisiert ist. Ob sexuelle Ausbeutung von Kindern und Jugendlichen jedoch nicht auch spontan und in Überforderungssituationen vorkommen kann, ist schwierig zu entscheiden. Steinhage betont, daß der Übergang von Zärtlichkeit zur sexuellen Ausbeutung ein *bewußter Prozeß* seitens des Täters/der Täterin ist; d.h. der Täter/die Täterin sucht und arrangiert bewußt eine Gelegenheit zu sexuellen Handlungen (1989, 16).

Hirsch wie auch andere AutorInnen teilen diese Meinung, die Grenze sexueller Ausbeutung da zu ziehen, «wo die *Bedürfnisse*, die befriedigt werden sollen, die *des Erwachsenen* sind, und nicht die des Kindes.» (1987, 10) Diese These ist insofern gefährlich, als daß sie sexuelle Handlungen zur Befriedigung des Kindes legitimiert. Nicht selten haben die Täter/Täterinnen die fixe Meinung, durch die sexuelle Handlung auch die (sexuellen) Bedürfnisse des Kindes zu befriedigen. Maßgebende Faktoren sind die sexuellen Lustgefühle des Kindes oder des/der Jugendlichen. Viele Betroffene haben bei der sexuellen Ausbeutung tatsächlich körperliche Erregung und Lustgefühle empfunden. Dies heißt aber noch lange nicht, daß damit wirklich die altersgemäßen Bedürfnisse eines Kindes oder Jugendlichen befriedigt werden (vgl. Gloor und Pfister, 1992, 16 ff.).

Wenn ein Täter/eine Täterin sexuelle Handlungen in der Meinung vornimmt, das Kind brauche diese spezielle Form der Aufmerksamkeit und Liebe, ist unserer Meinung nach trotzdem von sexueller Ausbeutung zu sprechen. Christine Lawson spricht dabei von «subtle incest» (1993, 265). Die Meinung, durch eine sexuelle Handlung dem Kind etwas Besonderes zu schenken, ist besonders bei pädophil veranlagten Menschen sehr verbreitet. Die Bedürfnisse des Erwachsenen werden dabei mit denen des Kindes verwechselt, d.h. der/die Erwachsene sieht ausschließlich seine/ihre eigenen Bedürfnisse und projiziert diese auf das Kind oder den/die Jugendliche(n).

Sattler Buchmann betrachtet sexuelle Ausbeutung als eine «Handlung, die ein Erwachsener vornimmt oder vornehmen läßt, um sich und/oder das Kind *sexuell zu erregen.*» (1992, 4) Sie warnt davor, sexuelle Erregung als einzigen oder hauptsächlichen Faktor zu betrachten (Sattler Buchmann, 1989, 24). Bange kritisiert gerade diesen Punkt bei der Studie von Anthony Baker und Sylvia Duncan aus dem Jahre 1985:

> (...) drittens erscheint es bedenklich, die sexuelle Erregung des Täters zum Definitionskriterium zu machen, denn für das Opfer spielt es keine Rolle, ob der Täter sexuell erregt ist oder nicht. Beispielsweise könnte ein Mann seine Tochter mit dem Finger penetrieren, ohne dadurch sexuell erregt zu werden. Von vielen Vergewaltigern ist bekannt, daß bei ihnen nicht Lustgefühle, sondern Wut, Haß, Panik, Ekel und Angst im Vordergrund stehen (Hedlund, 1986, 83). Außerdem ist es recht merkwürdig, Opfer nach der sexuellen Erregung des Täters zu fragen und nicht danach, ob sie sich sexuell mißbraucht fühlten oder ob die sexuellen Handlungen ungewollt waren. (1992, 30 ff.)

Sexuelle Erregung durch ein Kind, eine Jugendliche oder einen Jugendlichen als solche ist noch keine sexuelle Ausbeutung. Das zeigt eine Studie aus den USA, die Studierende über durch Kinder ausgelöste sexuelle Erregungen befragte. 21% gaben an, durch Kinder ab und zu mehr oder weniger sexuell erregt zu werden. Nur eine kleine Minderheit, nämlich 7% der befragten Studierenden gab den Wunsch nach sexuellen Kontakten mit Kindern an. D.h. es gibt mehr Leute, die durch Kinder sexuell erregt werden, als solche, die ihre (sexuellen) Wünsche dann auch wirklich umsetzen möchten (Briere und Runtz, 1989, 68). Mehrere Faktoren müssen zusammenkommen, damit es zu einer sexuellen Ausbeutung kommt (detailliertere Ausführungen dazu bei Faller, 1990, 54-65).

3.3.1.7 Gewaltanwendung und Geheimhaltung

Die Anwendung von Zwang und/oder körperlicher Gewalt kann vor allem bei sexuellen Handlungen *unter Gleichaltrigen* als Definitions-Kriterium nützlich sein (Draijer, 1990, 128). Bei sexuellen Kontakten von *Erwachsenen* mit Kindern wird Zwang oder Gewalt oft subtil eingesetzt – oder ist durch die emotionale Abhängigkeit des Kindes gar nicht nötig –, so daß dieses Kriterium hier unserer Meinung nach nicht sinnvoll ist. Trotzdem beziehen es verschiedene ForscherInnen in ihre Untersuchungen mit ein (z.B. Finkelhor et al., 1990; Glöer, 1988; Bange, 1992). De Jong betont, daß neben sichtbarer und offensichtlicher Gewaltanwendung auch subtile, emotionale Gewalt und die Ausnutzung eines Autoritätsverhältnisses in Betracht gezogen werden müssen (1989, 277). Ob unterschwellige Gewaltanwendung zur sexuellen Gewalt gezählt wird, wird unterschiedlich beurteilt. Verschiedene AutorInnen verwenden anstelle des Begriffs «sexuelle Ausbeutung» denjenigen der *«sexuellen Gewalt»*, der subtile wie auch offensichtliche Gewalt beinhalten kann.

Eine Form von subtiler Gewaltanwendung ist der *Geheimhaltungszwang*. Verschiedene ForscherInnen lokalisieren die Grenze zu einer sexuellen Ausbeutung da, wo der Kontakt zwischen dem Erwachsenen und einem Kind ein Geheimnis bleiben muß. Judith Herman ist eine Vertreterin dieser These. Sie unterscheidet zwischen harmlosen und ausbeuterischen sexuellen Handlungen, wobei das Geheimhaltenwollen oder -müssen dieser Handlungen eine bedeutende Rolle spielt: «Solange körperliche Berührungen zwischen Erwachsenen und Kindern öffentlich bleiben dürfen, werden sie kaum zuungunsten des Kindes sein.» (1981, zit. nach Sattler Buchmann, 1989, 23) Daß der Geheimhaltungszwang, der das Kind zur Sprachlosigkeit, Wehrlosigkeit und Hilflosigkeit verurteilt, bei den meisten sexuellen Übergriffen vorkommt und daher eine wichtige Rolle spielt, ist nicht zu bestreiten. Ihn aber als entscheidendes Kriterium dafür zu nehmen, ob es sich um eine Ausbeutungssituation handelt oder nicht, muß mit Vorsicht betrachtet werden. Auch wenn Pädophile vermehrt zu ihren Taten stehen und an die Öffentlichkeit treten, bleiben ihre sexuellen Handlungen mit Kindern unserer Meinung nach sexuelle Ausbeutung.

3.3.1.8 Folgen als Maßstab

Ob es sich um eine sexuelle Ausbeutung handelt oder nicht, wird verschiedentlich auch an den *Folgen* der sexuellen Handlung gemessen. Haugaard und Emery nennen bei einer ihrer Meinung nach eng gefaßten Definition sexueller Ausbeutung die Reaktion des/der Betroffenen auf eine sexuelle Handlung als erstes Kriterium (1989, 94). Jean Renvoize z.B. meint, «daß diese vom Kind spontan oder später als sexuell empfundene Handlung auch 'genügend' verwirrend sein müsse, um als sexuelle Ausbeutung empfunden werden zu können.» (1982, zit. nach Sattler Buchmann, 1989, 23).

Gegen den Vorschlag, sexuelle Ausbeutung an den Folgen zu messen, spricht die Tatsache, daß nicht selten sexuelle Erlebnisse aus der Kindheit *verdrängt* werden und die Betroffenen die ausbeuterische Komponente oft nicht mehr erfassen können (Sattler Buchmann 1989, 24). Wirtz schreibt zur Verdrängung einer erlebten sexuellen Ausbeutung: «Ich glaube, daß diese Form selektiver Wahrnehmung, Verleugnung eigener Gefühle und Umdeutung für das Mädchen eine seelische Notwendigkeit war, um zu überleben.» (1989, 149) Soll eine verdrängte sexuelle Ausbeutung nicht auch als solche bewertet werden?

Eine andere Form der Verdrängung sexueller Ausbeutung kann darin bestehen, diese *positiv oder neutral zu bewerten*. Bange nennt ausdrücklich auch Menschen, die ihre Erfahrungen neutral oder positiv bewerten, «Opfer einer sexuellen Ausbeutung» (1992, 52).

3.3.2 Einflüsse unterschiedlicher Definitionen

Die unterschiedlich gesetzten Schwerpunkte in den Definitionen erschweren häufig Diskussionen zu diesem Thema. Eigentlich müßte jedesmal zuerst erklärt werden, welche Vorstellungen und Definitionen sich hinter den verwendeten Begriffen verbergen. Von Bedeutung ist die Art der verwendeten Definition auch in Untersuchungen über die Verbreitung sexueller Ausbeutung von Kindern und Jugendlichen. Nicht selten werden Zahlen über das Vorkommen sexueller Ausbeutung genannt, ohne daß dabei zu deren Definition und Erhebungsmethode Angaben gemacht werden.

Peters et al. haben festgestellt, daß unterschiedliche Definitionen in wissenschaftlichen Untersuchungen über das Ausmaß sexueller Gewalt gegen Kinder dazu beitragen, daß die Ergebnisse teilweise stark divergieren. Sie schreiben:

> Eine enge Definition, bei der nur durch Drohungen oder Gewalt erzwungene sexuelle Übergriffe mit Körperkontakt als sexueller Mißbrauch gelten, führt zu niedrigeren Resultaten, als wenn beispielsweise jede Handlung, die ein Kind als sexuelle Gewalt erlebt, mitgezählt wird. (1986, nach Bange, 1992, 49)

Haugaard und Emery sind den Auswirkungen verschiedener Definitionskriterien nachgegangen. Sie untersuchten den Einfluß der Definitionen auf Prävalenzstudien und kamen dabei auf folgende Resultate:

> Ein(e) ForscherIn, der/die die Gruppe der Betroffenen weit faßt und definiert, wird zum Ergebnis kommen, daß sich das Erleben einer sexuellen Ausbeutung bei Jungen und Mädchen ziemlich unterscheidet. Auf der anderen Seite wird ein(e) ForscherIn, die/der die Betroffenengruppe eng definiert, auf wenige Unterschiede im Erleben von Jungen und Mädchen stoßen. (1989, 99; Übersetzung der Verf.)

Haugaard und Emery schlagen vor, statt *einer* umfassenden Definition jede einzelne Studie mit einer klaren Definition von «sexueller Ausbeutung von Kindern und Jugendlichen» zu versehen. Die Gefahr dabei besteht darin, daß ein Durcheinander darüber entstehen kann, was sexuelle Ausbeutung nun wirklich ist und wer was darunter versteht. Außerdem können so die Resultate der verschiedenen Studien nur noch bedingt miteinander verglichen werden. Sie halten es deshalb für wichtig, auf mögliche verzerrende Einflüsse der gewählten Definition hinzuweisen (ebd., 99).

Unterschiedliche Definitionen machen beim Vergleich verschiedener Studien jedoch nur einen Teil der verzerrenden Einflüsse aus. Die Stichprobenauswahl und die Methode der Datenerhebung müssen ebenso mitberücksichtigt werden (Wyatt und Peters, 1986, 239).

Fromuth und Burkhart präzisieren, daß auch «ähnliche Definitionen» noch unterschiedliche Zahlen hervorbringen können. Sie bemerken:

> Je starrer die Definitionen in den Untersuchungen gehalten und verwendet und je deutlicher sexuelle Handlungen als Ausbeutung bezeichnet werden, desto ähnlichere Resultate sind von verschiedenen Studien zu erwarten. (1987, 245; Übersetzung der Verf.)

So gilt es für ForscherInnen als auch für den/die LeserIn, vorsichtig und kritisch mit Zahlen und Fakten umzugehen, denn

> in der öffentlichen Diskussion wird durch diese unterschiedlichen Untersuchungsergebnisse über die Häufigkeit sexuellen Mißbrauchs an Kindern Unsicherheit und Verwirrung gestiftet. Die Studien, die ein geringes Ausmaß finden, werden von den AutorInnen zitiert, denen die Problematisierung des sexuellen Mißbrauchs übertrieben erscheint. (Rutschky 1990, 72) (...) Selten wird dabei auf die zugrundegelegten Definitionen und forschungsmethodischen Bedingungen hingewiesen. (Bange 1992, 49)

Weitere Ausführungen zu Studien über das Ausmaß sexueller Ausbeutung von Kindern und Jugendlichen folgen S. 84 ff.

3.3.3 Wo setzt das Strafrecht Grenzen?

Auch das Strafrecht versucht einzugrenzen, was zu sexueller Ausbeutung gezählt werden soll und was nicht. Folgende Strafrechtsbestimmungen können in der Schweiz bei sexueller Ausbeutung von Kindern und Jugendlichen zur Anwendung gelangen[12]:

> Wer mit einem Kind unter 16 Jahren eine sexuelle Handlung vornimmt, es zu einer solchen verleitet oder in eine sexuelle Handlung einbezieht, wird mit Zuchthaus bis zu fünf Jahren oder mit Gefängnis bestraft. (Art. 187 Ziff. 1)

Ziff. 2 erklärt sexuelle Handlungen nicht für strafbar «wenn der *Altersunterschied zwischen den Beteiligten nicht mehr als drei Jahre* beträgt.»

> Wer eine Person zur Duldung einer beischlafähnlichen oder einer anderen sexuellen Handlung *nötigt*, namentlich indem er sie *bedroht, Gewalt anwendet*, sie unter *psychischen Druck* setzt oder *zum Widerstand unfähig macht*, wird mit Zuchthaus bis zu zehn Jahren oder mit Gefängnis bestraft. (Art. 189 Ziff. 1)

Weitere Strafbedingungen zum Schutze von Kindern und Jugendlichen sind *Art. 194* und *Art. 196;* sie betreffen *Exhibitionismus* und *Menschenhandel.*

Art. 195 Abs. 1 bedroht mit Zuchthaus bis zu 10 Jahren oder mit Gefängnis, wer eine unmündige Person der *Prostitution* zuführt.

Art. 197 Ziff. 1 bedroht mit Strafe, «wer *pornographische* Schriften, Ton- oder Bildaufnahmen, Abbildungen, andere Gegenstände solcher Art oder pornographische Vorführungen einer Person unter 16 Jahren anbietet, zeigt, überläßt oder zugänglich macht oder durch Radio oder Fernsehen verbreitet.»

Nach *Ziff. 2* desselben Artikels wird mit Busse bestraft, wer die oben angegebenen Erzeugnisse öffentlich vorführt oder unaufgefordert anbietet; nicht strafbar ist das Zeigen im privaten Kreis, bei vorhergehender Ankündigung des pornographischen Inhaltes.

---

[12] Wir haben die Auszüge aus dem StGB folgenden beiden Quellen entnommen: Eidgenössisches Büro für die Gleichstellung von Frau und Mann (1992, 16) und Arbeitsgruppe Kindesmißhandlung (1992, 81 f.).

Wer vor jemandem, der dies nicht erwartet, eine sexuelle Handlung vornimmt und dadurch Ärgernis erregt, wer jemanden tätlich oder in grober Weise durch *Worte* sexuell belästigt, wird, auf Antrag, mit Haft oder Buße bestraft. (Art. 198)

Zusammenfassend spielen beim strafrechtlichen Ansatz also folgende Definitionskriterien eine Rolle:

- Die Altersgrenze der Betroffenen wird auf 16 Jahren festgelegt.
- Der Altersunterschied muß mehr als 3 Jahre betragen.
- Zu sexueller Nötigung gehören: Bedrohung, Gewaltanwendung, psychischer Druck und die Unfähigkeit des Opfers, Widerstand zu leisten.
- Exhibitionismus, Menschenhandel, Prostitution und das Zeigen von pornographischem Material, aber auch verbale Übergriffe werden im Strafgesetzbuch erwähnt.

3.3.4 Definitionskriterien in unserer Untersuchung

In unserem Fragebogen ließen wir umstrittene Kriterien und mögliche Grenzsituationen sexueller Ausbeutung von Psychologiestudierenden anhand von Fallbeispielen beurteilen (vgl. Anhang S. 249–253). Wir mußten uns auf einige wenige Kriterien beschränken, da wir den Befragten nicht noch mehr Fallbeispiele zumuten konnten. Folgende Definitionskriterien waren dabei von Bedeutung:

Bei den beteiligten Personen war einerseits das *Geschlecht* des Täter/der Täterin relevant. Wir beschränkten uns auf die Unterscheidung, ob eine sexuelle Handlung vom Vater oder von der Mutter ausgeht. Alle übrigen Täter sind Männer resp. männliche Jugendliche oder Jungen. Beim Geschlecht der Betroffenen wählten wir nur für die Situation, in der die Mutter beteiligt war, das männliche Geschlecht, ansonsten ist das Opfer jeweils ein Mädchen. Für das Kriterium des *Bekanntschaftsgrades* unterschieden wir zwischen Kernfamilie, weiterer Familie, Bekannten (z.B. Lehrer) und Fremden. Beim *Altersunterschied* zwischen Geschwistern konstruierten wir Fallbeispiele mit mehr und weniger als fünf Jahren.

Bei den unterschiedlichen *Formen* sexueller Ausbeutung wählten wir solche ohne Berührung (Voyeurismus, Exhibitionismus) und mit Berührung (Zungenkuß, sexuelles Berühren, Befriedigung des Täters/der Täterin).

Definitionskriterien, die wir zur Einschätzung der eigenen Betroffenheit verwendet haben, werden im folgenden Kapitel zur Sprache kommen.

3.4 Ausmass sexueller Ausbeutung

3.4.1 Verbreitung

Nach der Enttabuisierung sexueller Ausbeutung von Kindern und Jugendlichen (vgl. S. 51 ff.) wuchs der Wunsch, das genaue Ausmaß dieses Problems zu kennen. Auch nach mehr als 20 Jahren Forschung ist es nicht möglich, diesem verständlichen Wunsch zu genügen. Mehr denn je kursieren verschiedenste Zahlen und Berechnungen in der Fach- und der Tagespresse. Letztere versucht das Problem oft auf eine Zahl zu reduzieren. «Wenn nicht die betroffenen Frauen selber das Schweigen brechen, wird auch weiterhin jedes dritte Kind – so hoch schätzt man die Dunkelziffer – ein Opfer sexueller Übergriffe werden (...)» schreibt Ursula Flury in einem Artikel des Zürcher TAGES-ANZEIGERS (1985, 35). Daß aber geschätzte Dunkelziffern keine seriöse Forschung sein können, ist offensichtlich. Wir möchten im folgenden einen etwas genaueren Blick in dieses Dunkel werfen.

3.4.1.1 Ältere Untersuchungen und Inzidenzstudien[13]

Bereits sehr früh wurden Studien über das Ausmaß sexueller Ausbeutung von Kindern gemacht (z.B. Hamilton, 1929; Landis et al., 1940; nach Peters, Wyatt und Finkelhor, 1986, 15). Diese Untersuchungen wurden nur von wenigen Fachleuten zur Kenntnis genommen, in einer breiteren Öffentlichkeit aber nie bekannt. Erst Ende der siebziger Jahre wurden einige von ihnen wiederentdeckt. In derselben Zeit rückten in den *USA* immer mehr Fälle sexueller Ausbeutung von Kindern ins Licht der Öffentlichkeit. Wurden im Jahre 1976 den staatlichen Stellen in den USA rund 7'500 Fälle von sexuell ausgebeuteten Kindern gemeldet, stieg diese Zahl auf über 70'000 im Jahre 1983 (Peters et al., 17). Damit wuchs das Interesse, den genauen Umfang zu eruieren. Zahlen wie «jedes vierte Mädchen und jeder neunte Junge wird sexuell ausgebeutet» machten die Runde von Artikel zu Artikel (diese Zahlen stammen sehr wahrscheinlich aus der Studie von Kinsey, Pomeroy, Martin und Gebhard, 1953; nach Peters et al., 1986, 15).

Meiselmann schrieb 1978 eines der ersten Fachbücher zum Thema. Darin führt sie insgesamt 47 Studien über «Inzest» aus den Jahren 1934 bis 1977 auf. Zwei Drittel (31 Studien) stammen aus den USA, die restlichen aus Kanada (4 Studien), Frankreich (3 Studien) und je eine aus Argentinien, Großbritannien, Israel, Japan, Neuseeland, Norwegen, Nordirland, Schweden und Westdeutschland. Die Anzahl der untersuchten Fälle ist meistens gering: Die Hälfte haben weniger als 10 Fälle analysiert; lediglich acht Studien haben mehr als 50 Fälle untersucht. Die Auswahl der Stichproben ist meist ziemlich willkürlich: Zum einen handelt es sich um Fälle aus psychiatrischen Praxen, zum anderen um solche aus Gerichtsverhandlungen oder Gefängnissen. Die Definitionen von «Inzest» sind sehr unterschiedlich und umfassen eine ganze Reihe von sexuellen Handlungen zwischen Blutsverwandten. Eine Altersbegrenzung fehlt in fast allen Fällen. Aufgrund dieser Einschränkungen können solche Untersuchungen nicht als seriöse Prävalenzstudien[14] betrachtet werden (Meiselmann, 1978, 45 ff.).

---

[13] Darunter versteht man Untersuchungen, welche die Anzahl neuer Fälle in einer bestimmten Periode, in einem bestimmten Gebiet oder bei einer bestimmten Institution zu erfassen suchen.

[14] Bei Prävalenzstudien wird die Gesamtzahl aller Krankheitsfälle (in unserem Fall sexuelle Übergriffe) pro definierte Population (in unserem Fall Psychologiestudierende) zu erfassen versucht (Davison und Neale, 1988, 566).

Ende der siebziger und Anfang der *achtziger Jahre* wurden in den USA die ersten größeren Studien durchgeführt. Anstelle des nun als zu eng gefaßten Begriffs «Inzest» fand der Begriff *«sexual abuse»* Eingang in die Fachsprache. Parallel dazu wurden und werden auch noch die Begriffe «sexual assault» (sexueller Angriff), «sexual aggression» (sexuelle Aggression), «sexual molestation» (sexuelle Belästigung) und «forced unwanted sexual activity» (erzwungene, unerwünschte sexuelle Aktivität) verwendet. Begriffe aus früheren Studien wie z.B. «sexual contact with older male» (sexueller Kontakt mit einem älteren Jugendlichen oder Mann) oder «sexual experiences with older partners» (sexuelle Erfahrungen mit älteren PartnerInnen) wurden zunehmend kritisiert, weil sie das Geschehen als zu neutral einschätzen (zu den Begriffen in der *deutschsprachigen* Fachwelt vgl. Ausführungen auf S. 13f.). Mit der Änderung der Begriffe einer ging eine Ausweitung der Handlungen, die als «sexual abuse» (sexueller Mißbrauch) betrachtet werden.

Innerhalb weniger Jahre erschien plötzlich eine Menge von weit auseinanderliegenden Zahlen. So schwanken z.B. die Zahlen von betroffenen Frauen in zehn Studien aus den Jahren 1976 bis 1986 zwischen 6% und 62% (nach Peters et al., 1986, 36; vgl. Tabellen 1 und 2, S. 90 f.). Diese z.T. sehr unterschiedlichen Zahlen verwirrten die Öffentlichkeit und machten sie skeptisch gegenüber den Statistiken. Noch heute herrscht keine Einigkeit über das Ausmaß sexueller Ausbeutung von Kindern und Jugendlichen. Die vielen Studien haben aber bewirkt, daß die Öffentlichkeit in den USA (und auch bei uns) auf das Thema aufmerksam wurde (vgl. S. 56 ff.).

Inzidenzstudien haben sich als wenig aussagekräftig herausgestellt, wird doch nur eine kleine Anzahl aller (geschätzten) Fälle den Institutionen gemeldet und hängt diese Melderate sehr vom Bewußtsein der Eltern, Erzieher und anderen Professionellen ab. Trotzdem können auch Inzidenzstudien dazu beitragen, das Thema in der Öffentlichkeit bekannt zu machen. In der Schweiz hat vor kurzem die Studie «Kindesmißhandlungen in der Schweiz» einiges Echo ausgelöst (Arbeitsgruppe Kindesmißhandlung, 1992). Infolge eines sehr kleinen Rücklaufs sind innerhalb eines Jahres lediglich 334 Fälle sexueller Ausbeutung von Kindern den befragten Institutionen gemeldet worden. Da Inzidenzstudien einen ganz anderen methodischen Ansatz haben, lassen sie sich kaum mit Prävalenzstudien vergleichen.

3.4.1.2 Prävalenzstudien

Prävalenzstudien wie die unsrige, die erwachsene Frauen und Männer retrospektiv über ihre Erfahrungen mit sexueller Ausbeutung in der Kindheit oder Jugend befragen, haben sich als aussagekräftiger als Inzidenzstudien herausgestellt, wenngleich man sich auch hier einige methodische Fragen stellen muß. Bei Befragungen von Erwachsenen zu sexueller Ausbeutung in ihrer Kindheit muß in Betracht gezogen werden, daß *Bagatellisierung* oder *Verleugnung* eine wichtige Rolle spielen können. Wirtz, die seit vielen Jahren therapeutisch mit betroffenen Frauen arbeitet, meint dazu:

> Immer wieder habe ich zu Beginn einer Therapie gehört, daß die Betroffenen sich über Jahre hinweg eingeredet haben, alles sei nicht wahr gewesen, die sexuelle Ausbeutung habe niemals stattgefunden, sei nur ein Traum, Ausgeburt ihrer schlechten Phantasie, ein Mittel, sich wichtig zu machen und die Eltern zum Sündenbock zu erklären. (1989, 148)

Dabei ist diese Umdeutung resp. Verleugnung gewisser Erlebnisse für die betroffenen Frauen und Männer eine seelische Notwendigkeit, um mit diesen belastenden Erinnerungen überhaupt leben zu können. Je früher die sexuellen Übergriffe stattfanden, desto stärker sind im allgemeinen die Mechanismen von Verleugnung und Umdeutung (ebd., 149 f.). Das kann so weit führen, daß die Erinnerung an das Geschehen ganz verschwindet. «Die verdrängten Erinnerungen wirken aber wie eine Zeitbombe», meint die Therapeutin Tonia Schiftan:

> Sie ticken jahrelang, manchmal jahrzehntelang unbemerkt vor sich hin (...) bis irgend etwas auf den ersten Blick völlig Neutrales (...) das kann ein Bild sein, eine Berührung, ein Geruch, ein Musikstück, ein Satz, ein Wort plötzlich die Bombe hochgehen läßt. (1988, 19)

Viele Betroffene stoßen dann z.B. in einer Therapie erstmals auf die Tatsache, daß sie als Kinder sexuell ausgebeutet worden sind. Die erste Phase der Therapie überschreibt Wirtz mit «Schock und Leugnen». Die Betroffenen erschrecken, weil ihnen das Geschehene oder nur schon der Gedanke daran ungeheuerlich vorkommt.

> Wenn der Schmerz größer wird, nehmen die Frauen zu der Vorstellung Zuflucht, daß sie sich alles nur eingebildet haben, daß Lektüre oder die Therapeutin sie in eine falsche Richtung gelenkt haben, daß der Mißbrauch in Wirklichkeit nie stattgefunden hat. Sie verweigern sich der Wahrheit. Einfühlsame therapeutische Begleitung hilft im Prozeß der Validierung der Kindheitserfahrungen. (Wirtz, 1989, 220)

Das Läuten des Telefons unterbricht meine (Th. P.) Arbeit. Eine Frau hat soeben den Artikel in der Zeitschrift INTRA (Pfister und Gloor, 1993) gelesen und teilt mir mit, daß sie aus ihren Erfahrungen in der Therapie und in Selbsthilfegruppen gelernt hat, daß sehr viele Betroffene jede Erinnerung an die sexuelle Ausbeutung vollständig verdrängt[15] haben und daß deshalb Studien wie die unsrige nur einen Teil des wirklichen Ausmaßes aufzeigen können. Sie selber, vom zweiten Lebensjahr an durch ihrem Vater über Jahre sexuell ausgebeutet, konnte erst mit 47 Jahren in einer Selbsthilfegruppe die Erinnerungen daran zulassen. Zuvor war sie, wie sie mir am Telefon erzählt, 20 Jahre in Psychotherapie gewesen, ohne daß das Thema der sexuellen Ausbeutung jemals auftauchte oder thematisiert wurde.

Wie wir im vorhergehenden Kapitel über Definition und Abgrenzung sexueller Ausbeutung von Kindern und Jugendlichen gezeigt haben, gibt es eine ganze Reihe von Kriterien, die für das Zustandekommen *unterschiedlicher Zahlen* betroffener Frauen und Männer verantwortlich sein können. Die Tabellen 1 und 2 auf S. 90/91 bieten eine Übersicht über wichtige Prävalenzstudien der achtziger Jahre[16]. Dabei kann es sich nur um eine grobe Darstellung des Ausmaßes handeln. Die meisten Angaben stammen aus Peters et al., 1986, 20/21 und Bange, 1992, 90/91. Man achte darauf, daß bei den aufgeführten Untersuchungen ganz unterschiedliche Stichproben befragt wurden. Auch die Definitionskriterien sind nicht überall dieselben. Bei einigen Untersuchungen sind z.B. nur Übergriffe erfaßt worden, die eine Berührung einschlossen. 70% der Studien stammen aus den USA., lediglich zwei wurden im deutschsprachigen Raum durchgeführt. Die Ergebnisse der Nachfolgestudie unserer Untersuchung sind auf den S. 228 ff. zu finden.

---

[15] Verdrängung ist «ein Prozeß, in dem für das Ich unanehmbare Triebregungen und Gedanken ins Unbewusste abgedrängt werden. Verdrängung verhindert nicht nur, daß Dinge bewusst bleiben, sondern auch, daß Wünsche ins Bewußtsein aufsteigen.» (Davison und Neale, 1988, 43)

[16] Zwei Studien stammen aus den siebziger Jahren (Finkelhor, 1979; Miller, 1976).

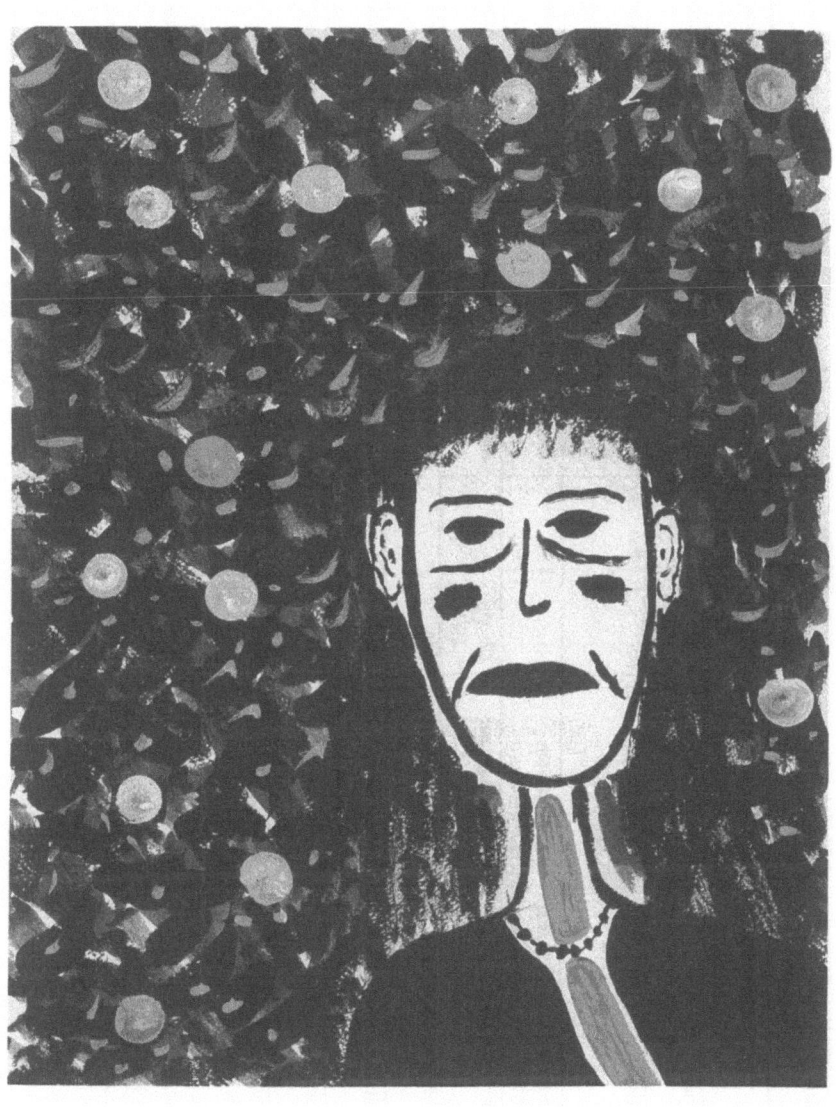

Bild einer betroffenen Frau

Tabelle 1: Prävalenzstudien im Vergleich (Studierende und spezielle Stichproben)

Autor(in) (Jahr)	Land (Gebiet)	Befragte	Ausmaß Frauen	Ausmaß Männer	Definitionskriterien	Altersgrenze	Methode	
Bange (1992)	Deutschland (Dortmund)	518 Studentinnen 343 Studenten	25%	8%	gegen den Willen, kein wissentliches Einverständnis möglich	16 Jahre	Fragebogen	S T U D I E R E N D E
Briere/Runtz (1988)	USA	278 Studentinnen	15%	---	* fünf Jahre Altersunterschied	16 Jahre	Fragebogen	
Risin/Koss (1987)	USA	2977 Studenten	---	7%	fünf Jahre Altersunterschied bis bis 12 J., dann 8 Jahre; Zwang, Gewalt od. Täter Autorität	16 Jahre	Fragebogen	
Fromuth/Burkhart (1987)	USA (Westen) (Südosten)	253 Studenten 329 Studenten	---	15% 13%	fünf Jahre Altersunterschied bis 12 J., dann 10 Jahre	16 Jahre	Fragebogen	
Fromuth (1986)	USA (Auburn)	482 Studentinnen	22%	---	fünf Jahre Altersunterschied bis 12 Jahre, dann 10 Jahre	16 Jahre	Fragebogen	
Sedney/Brooks (1984)	USA	301 Studentinnen	16%	---	sexueller Kontakt mit einer älteren Person	16 Jahre	Fragebogen	
Fritz et al. (1981)	USA (Washington)	540 Studentinnen 412 Studenten	8%	5%	* sexuelle Erfahrungen mit Erwachsenen	vor Pubertät	Fragebogen	
Finkelhor (1979)	USA (New England)	530 Studentinnen 266 Studenten	19%	9%	fünf Jahre Altersunterschied bis 12 J., dann 10 Jahre	16 Jahre	Fragebogen	
Kirchhoff/Kirchhoff (1979)	Deutschland	130 Studentinnen 113 Studenten	61%	34%	sexuelle Interaktionen, die nach Strafgesetzbuch strafbar sind	14 Jahre	Fragebogen	
Kercher/Mc Shane (1984)	USA (Texas)	593 Autofahrerinnen 461 Autofahrer	11%	3%	signifikanter Altersunterschied Täter ist in überlegener Position	18 Jahre	Fragebogen	SPEZ. STICHPROBEN
Finkelhor (1984)	USA (Boston)	334 Mütter 187 Väter	15%	6%	fünf Jahre Altersunterschied; von Befragten als sexueller Mißbrauch bewertet	16 Jahre	Interview	

* nur sexuelle Ausbeutungen mit Körperkontakt

Tabelle 2: Prävalenzstudien im Vergleich (Zufallsstichproben)

AutorIn(en) (Jahr)	Land (Gebiet)	Befragte	Ausmaß Frauen	Ausmaß Männer	Definitionskriterien	Altersgrenze	Methode	
Finkelhor (1990)	USA (Los Angeles)	1481 Frauen 1145 Männer	27%	16%	von Befragten als sexueller Mißbrauch bewertet	18 Jahre	Telefon-Interview	N U
Bagley (1990)	Kanada (Calgary)	750 Frauen	32%	---	ungewollt	16 Jahre	Interview	F
Bagley (1989)	Kanada	935 Männer	---	8%	* ungewollt	16 Jahre	Interview	A
Draijer (1988)	Holland	1054 Frauen	33%	---	* gegen den Willen; körperliche und psychische Gewalt	16 Jahre	Interview	L L
Bagley/Ramsey (1986)	Kanada	377 Frauen	32%	---	* drei Jahre Altersunterschied Zwang und Gewalt	16 Jahre	Interview	S S
Baker/Duncan (1985)	Großbritannien	924 Frauen 836 Männer	12%	8%	sexuell überlegene Person benutzt Kind zur sex. Erregung	16 Jahre	Interview	T I
Wyatt (1985)	USA	248 Frauen	62%	---	fünf Jahre Altersunterschied; ungewollt, Zwang	18 Jahre	Interview	C H
Burnam (1985)	USA (Los Angeles)	1623 Frauen 1459 Männer	6%	3%	Vergewaltigung	16 Jahre	Interview	P R
Murphy (1985)	USA (Minnesota)	415 Frauen 403 Männer	13%	3%	ungewollte sexuelle Handlung mit Erwachsenem; Zwang	18 Jahre	Telefon-Interview	O B
Russell (1983)	USA (San Francisco)	930 Frauen	54%	---	innerfamilial: ausbeutend ausserfamilial: gegen den Willen	18 Jahre	Interview	E
Keckley (1983)	USA (Nashville)	603 Erwachsene	11%	7%	sexueller Mißbrauch	in Kindheit	Telefoninterview	N
Miller (1976)	USA (Illinois)	3185 Jugendliche (14-18 Jahre)	14%	8%	sexuelle Belästigung	?	Fragebogen	

* nur sexuelle Ausbeutungen mit Körperkontakt

91

Die Anteile sexuell ausgebeuteter Menschen schwanken in diesen Studien bei den *Frauen* von 6% bis 62% (Mittelwert aus 20 Studien: 24%) und bei den *Männern* von 3% bis 34% (Mittelwert aus 16 Studien: 10%).

Studierende oder Zufallsstichproben

In der folgenden Tabelle sind die Ergebnisse der Stichproben mit Studierenden (neun Studien) denjenigen mit repräsentativer Auswahl der Befragten (12 Studien) gegenübergestellt:

Tabelle 3: Vergleich der Anteile sexuell ausgebeuteter Frauen und Männer in Stichproben mit Studierenden und in repräsentativen Stichproben

	Stichproben mit Studierenden		repräsentative Stichproben	
	Studentinnen	Studenten	Frauen	Männer
Größte Anzahl sexuell Ausgebeuteter	61%	34%	62%	16%
Kleinste Anzahl sexuell Ausgebeuteter	8%	5%	6%	3%
Unterschied zwischen größter und kleinster Zahl	53%	29%	56%	13%
Durchschnittliche Zahl sexuell Ausgebeuteter	24%	13%	27%	8%

Die *kleinsten* Zahlen sexuell ausgebeuteter Menschen unterscheiden sich bei den zwei Typen von Stichproben kaum voneinander. Bei der *größten* Zahl sexuell ausgebeuteter Studenten handelt es sich um die Zahl aus der Studie von Kirchhoff und Kirchhoff (1979), die aufgrund der kleinen Stichprobe und der sehr weit gefaßten Definition (s. weiter unten) mit Vorbehalt betrachtet werden muß. Die zweitgrößte Anzahl sexuell ausgebeuteter Studenten weist die Studie von Fromuth und Burkhart (1987) mit 15% auf. Sie unterscheidet sich kaum von der mit 16% größten Zahl ausgebeuteter Männer bei den repräsentativen Stichproben. Läßt man bei der Betrachtung der *Unterschiede* zwischen der größten und der kleinsten Zahl wiederum die Studie von Kirchhoff und Kirchhoff (1979) beiseite, unterscheiden sich die zwei Typen von Stichproben fast gar nicht voneinander. Bei der *durchschnittlichen Anzahl* sexuell Ausgebeuteter unterscheiden sich nur die Studenten (mit 13%) von den repräsentativ ausgewählten Männern (mit 8%), während die Studentinnen sich mit 24% kaum von den Frauen aus repräsentativen Stichproben mit 27% unterscheiden. Läßt man die Studie von Kirchhoff und Kirchhoff (1979) wiederum weg, sinkt der durchschnittliche Anteil an sexuell ausgebeuteten Studenten auf knapp 10%. Zusammenfassend kann man also festhalten, daß die Anzahl sexuell ausgebeuteter Studierender ziemlich genau den Zahlen bei repräsentativ ausgewählten Personen entspricht.

Die These von Peters et al. (1986, 32), *studentische Stichproben* würden aufgrund ihrer Homogenität *weniger streuen* als repräsentativ ausgewählte, läßt sich aufgrund der nun vorliegenden Studien nur bei den Frauen bestätigen, wenn man Kirchhoff und Kirchhoff (1979) wegläßt. Die Prävalenzraten bei Studierenden bewegen sich zwischen 8% (Fritz et al., 1981) und 25% (Bange, 1992), während sie bei den repräsentativen Stichproben zwischen 6% (Burnam, 1985) und 62% (Wyatt, 1985) schwanken.

Problem Rücklaufrate

Da die Rücklaufrate keinen entscheidenden Einfluß auf die Prävalenzrate zu haben scheint, haben wir auf deren Analyse verzichtet (Peters et al., 1986, 36). Daß zu kleine Rücklaufraten aber die Ergebnisse verzerren, muß jedem Forscher und jeder Forscherin einleuchten. Studien mit Rücklaufraten unter 50% sind in der folgenden Tabelle dargestellt:

Tabelle 4: Rücklaufquoten der in den Tabellen 1 und 2 (S. 90/91) erwähnten Studien, die kleiner als 50% waren (nach Bange, 1992, 90 f.)

Studie	Rücklaufquote	bei befragten...
Bagley und Ramsey (1986)	44%	Frauen [1]
Draijer (1990)	49%	Frauen [1]
Bange (1992)	48%	Studenten [2]
Kercher und McShane (1984)	44%	Autofahrern [3]

[1] Es wurden nur Frauen befragt.
[2] Bei den befragten Studentinnen betrug die Rücklaufquote 66%.
[3] Bei den befragten Autofahrerinnen betrug die Rücklaufquote 54%.

Sehr erstaunlich ist, daß Baker und Duncan Antwortverweigerer in ihre Berechnungen aufgenommen haben (1985, 459 ff.): Obwohl sich 13% der Befragten nicht interviewen ließen, haben die Autoren die 206 Fälle sexueller Ausbeutung auf die Gesamtstichprobe bezogen. Rechnet man die Antwortverweigerer nicht mit, steigt die Anzahl der betroffenen Frauen von 12% auf 14%, die der betroffenen Männern von 8% auf 10%.

Art der Befragungen

Peters et al. stellen fest, daß neben der Auswahl der Befragten auch die Art der Befragung einen Einfluß auf die Anteile sexuell ausgebeuteter Personen haben kann (1986, 37 ff.). Die folgende Tabelle zeigt einen Vergleich zwischen den Studien mit Fragebogen und solchen mit Interviews (wobei persönliche und telefonische Interviews zusammen in die Berechnungen aufgenommen worden sind):

Tabelle 5: Vergleich der Anteile sexuell ausgebeuteter Frauen und Männer in Studien mit Fragebogen und solchen mit Interviews

	Fragebogen-Studien		Interview-Studien	
	Frauen	Männer	Frauen	Männer
Größte Anzahl sexuell Ausgebeuteter	61%	34%	62%	16%
Kleinste Anzahl sexuell Ausgebeuteter	8%	5%	6%	3%
Unterschied zwischen größter und kleinster Zahl	53%	29%	56%	13%
Durchschnittliche Zahl sexuell Ausgebeuteter	21%	11%	27%	7%

Die Zahlen beim Vergleich zwischen den größten und kleinsten Zahlen in der obigen Tabelle stimmen mit kleinen Abweichungen bei der durchschnittlichen Zahl sexuell Ausgebeuteter mit denjenigen beim Vergleich zwischen Stichproben mit Studierenden und solchen mit repräsentativ Ausgewählten überein. Das ist ja auch kein Wunder, sind doch fast alle Stichproben von Studierenden mittels Fragebogen, die Zufallsstichproben meistens mittels Interviews durchgeführt worden.

Bei Peters et al. fallen vor allem die hohen Prävalenzraten in Studien mit persönlichen Interviews auf, während sich diejenigen von Telefoninterviews im Rahmen der Fragebogen-Untersuchungen bewegen (1986, 38). Die folgende Tabelle zeigt deshalb die Werte im Vergleich:

Tabelle 6: Vergleich der Anteile sexuell ausgebeuteter Frauen und Männer in Studien mit persönlichen und mit Telefon-Interviews

	persönliche Interviews		Telefoninterviews	
	Frauen	Männer	Frauen	Männer
Größte Anzahl sexuell Ausgebeuteter	62%	8%	27%	16%
Kleinste Anzahl sexuell Ausgebeuteter	6%	3%	11%	3%
Unterschied zwischen größter und kleinster Zahl	56%	5%	16%	13%
Durchschnittliche Zahl sexuell Ausgebeuteter	31%	6%	17%	9%

Die kleinste Prävalenzrate bei *Frauen* zeigt die Studie von A. Burnam (1985), die mittels persönlicher Interviews erfolgte. Hier muß aber erwähnt werden, daß diese Studie nur nach Vergewaltigungen fragte, also die Definition von sexueller Ausbeutung sehr eng faßte. Die nächsthöheren Studien weisen immerhin bereits Prävalenzraten von 12% (resp. 14%, wenn man die Antwortverweigerer aus den Berechnungen eliminiert; Baker und Duncan, 1985; vgl. S. 77;) und 15% (Finkelhor, 1984) auf. Die größte Anzahl sexuell ausgebeuteter Frauen – nämlich 62% – weist eine Studie mit persönlichen Interviews auf (Wyatt, 1985), während bei Telefoninterviews die höchste Prävalenzrate bei den Frauen lediglich 27% beträgt (Finkelhor et al., 1990). Bei den *Männern* zeigt sich das genau umgekehrte Bild: Hier weist eine Studie mit Telefoninterviews (Finkelhor et al., 1990) die höchsten Werte auf, während die größte Prävalenzrate bei Befragungen mit persönlichen Interviews lediglich 8% beträgt (Bagley, 1989 und Baker und Duncan, 1985; wenn man bei letzterer die Antwortverweigerer wegläßt, steigt die Zahl auf 10%).

Die Prävalenzraten streuen bei den Frauen in Studien mit persönlichen Interviews viel mehr, (56% vs. 16%) während diejenigen der Männer bei den Telefoninterviews mehr streuen (13% vs. 5%). Bei den Durchschnittszahlen ist das Bild wiederum kontrastierend: Bei den Frauen sind sie in den Studien mit persönlichen Interviews höher (31% vs. 17%); bei den Männern sind sie in den Studien mit Telefoninterviews höher (9% vs. 6%). Letztere Zahlen stammen allerdings aus lediglich vier Studien, sind also mit Vorsicht zu interpretieren. Der Vergleich zwischen den zwei Interviewtypen darf auch nicht überstrapaziert werden, weil uns lediglich drei Untersuchungen mit Telefon-Interviews bekannt sind.

Anzahl gestellter Fragen

Als weiteren Faktor, der die Prävalenzrate beeinflussen kann, erwähnen Peters et al. die Anzahl Fragen, die über die sexuelle Ausbeutung gestellt werden (1986, 40 ff.). Die folgende Tabelle zeigt die unterschiedlichen Prävalenzraten bezüglich der Anzahl gestellter Fragen.

Tabelle 7: Prävalenzrate für Frauen in Abhängigkeit der Anzahl Fragen, die über die erlebte sexuelle Ausbeutung gestellt wurden (nach Peters et al., 1986, 41)

Anzahl Fragen	Studie	Prävalenzrate
eine	Bagley und Ramsey (1986)	22%
	Burnam (1985)	6%
	Keckley (1983)	11%
	Kercher und McShane (1984)	11%
	Miller (1976)	14%
	Murphy (1985)	13%
zwei bis vier	Finkelhor (1979)	19%
	Finkelhor (1984)	15%
	Finkelhor et al. (1990)	27%
	Fromuth (1986)	22%
mehr als vier	Wyatt (1985)	62%
	Russell (1983)	54%

Während Studien, die nur eine Frage nach der sexuellen Ausbeutung stellen, auf eine durchschnittliche Prävalenzrate von 13% kommen, steigt diese bei Studien, die zwei bis vier Fragen stellen, auf durchschnittlich 21% und erreicht bei den Untersuchungen, die mehr als vier Fragen stellen, sogar 58%.

Peters et al. (1986, 41) präzisieren, daß Studien, die sehr detaillierte Fragen nach der Art des sexuellen Mißbrauchs stellen, auf höhere Prävalenzraten kommen als solche, die nur allgemeine Begriffe wie «sexuelle Ausbeutung» oder «sexuelle Belästigung» verwenden, ohne sie genauer zu umschreiben.

Weitere Einflüsse

Die meisten *Studien* stammen aus den USA. Drei Studien stammen aus Kanada (Bagley, 1989, 1990; Bagley und Ramsey, 1985), eine aus Großbritannien (Baker und Duncan, 1985), eine aus Holland (Draijer, 1988) und zwei aus Deutschland (Bange, 1992; Kirchhoff und Kirchhoff, 1979). Ein Vergleich der Prävalenzraten zwischen den Ländern ist aufgrund der wenigen Studien außerhalb der USA nicht sinnvoll.

Eine klare Tendenz, daß die Prävalenzraten in *neueren Studien* zunehmen, kann aus den Tabellen 1 und 2 (S. 90/91), die innerhalb der drei Kategorien von Befragten absteigend nach dem Jahr der Publikation geordnet sind, *nicht* gezogen werden. Zudem ist das Datum ihrer Publikation unterschiedlich weit vom Zeitpunkt der Datenerhebung entfernt. Letzterer kann, da die Originalliteratur häufig in der Schweiz *nicht* erhältlich ist, vielfach nicht genau bestimmt werden.

Die einzelnen *Definitionskriterien* miteinander zu vergleichen, würde zu weit führen. Wenn man genauer hinschaut, setzt fast jede Forscherin und jeder Forscher die Grenze an einem anderen Ort. Definitionskriterien müssen aber bei der Interpretation der einzelnen Prävalenzdaten unbedingt immer mitberücksichtigt werden. Bei Studien, die wir in der Diskussion unseren Ergebnissen gegenüberstellen, werden wir auf diesen Punkt jeweils näher eingehen.

Schließlich spielt die *Altersgrenze* bei der Bestimmung der Prävalenzraten eine wichtige Rolle. In den meisten Studien wird sie bei 16 Jahren, in einigen bei 18 Jahren gezogen. Bei einer Studie liegt die Altersgrenze bei 14 Jahren, bei zwei Studien ist sie ungenau festgelegt. Da ein Großteil der sexuellen Übergriffe aber vor der Pubertät stattfinden und sich ältere Kinder oder Jugendliche besser dagegen wehren können, darf die Wichtigkeit der Altersgrenze nicht überbetont werden. Zudem ist der Zeitpunkt resp. die Dauer der Ausbeutung in der Erinnerung oft nur noch ungenau zu rekonstruieren (Finkelhor und Baron, 1986, 64 ff.).

3.4.2 Die Dauer

Lange Zeit waren viele Fachleute der Meinung, bei sexueller Ausbeutung von Kindern und Jugendlichen handle es sich meistens um einen einmaligen 'Ausrutscher'. Mit der Aufrechterhaltung dieses Mythos' wird versucht, das Problem zu verharmlosen (vgl. S. 19)

Daß sexuelle Ausbeutung oft *jahrelang* dauert, haben viele Berichte von betroffenen Frauen gezeigt (z.B. Dorpat, 1982; Moggach, 1985; Chase, 1988; Galey, 1988; Merz, 1988). Berichte von betroffenen Männern sind bis anhin selten. Im Buch *Still wie die Nacht* beschreibt der deutsche Schriftsteller Manfred Bieler jahrelange sexuelle Übergriffe von Seiten seiner Mutter und seiner Großmutter (1989).

Beglinger geht so weit, zu behaupten, längere sexuelle Ausbeutung sei die Norm:

> Der 'einmalige Ausrutscher' (...) kommt so gut wie nie vor. Sexuelle Ausbeutung erstreckt sich über Wochen, Monate, meist Jahre. Sexueller Mißbrauch gilt als Wiederholungstat. (1988; zit. nach Kazis, 1988, 15)

Als Begründung für die meist länger dauernde sexuelle Ausbeutung kann man anführen, daß bis anhin normalerweise niemand die Täter/Täterinnen daran hindert und daß die Kinder leicht zum Schweigen zu bringen sind. Vielfach beuten Täter/Täterinnen in derselben Familie sogar mehrere Kinder aus (Walter, 1989). Zudem machen sie sich häufig auch an Mädchen (oder Jungen) außerhalb ihres unmittelbaren Familienkreises heran, so z.B. an die Freundinnen der eigenen Tochter (vgl. z.B. Howard, 1986).

Eine Ausnahme von der normalerweise längeren Dauer sexueller Ausbeutung bildet der *Exhibitionismus*. In diesem Fall handelt es sich ausschließlich um eine – von der Seite der Betroffenen her – einmalige Angelegenheit (Besten, 1991, 30). Von einem 'Ausrutscher' kann man dagegen auch hier nicht sprechen, sind doch Exhibitionisten Täter, die dies über Jahre tun. Ihre Taten sind zudem meistens geplant und können schon deshalb nicht als 'Ausrutscher' bezeichnet werden. Über Frauen, die exhibitionistisches Verhalten zeigten, ist uns nichts bekannt.

Bei *Studien* über sexuelle Ausbeutung von Kindern und Jugendlichen wird die Dauer der Übergriffe meistens nur am Rande erwähnt. Im sonst recht ausführlichen theoretischen Teil des Buches von Bange widmet dieser der Dauer lediglich einen Abschnitt (1992, 32). Dabei erwähnt er, daß das Verhältnis von einmaliger zu mehrmaliger sexueller Ausbeutung bei Mädchen etwa bei 2:1, bei Jungen zwischen 1:1 und 1:2 liege. Dies legt nahe, daß Mädchen häufiger als Jungen einmalige sexuelle Übergriffe erleben. In ihrer großen nationalen Studie erwähnen Finkelhor et al. hingegen, daß sie keine signifikanten Unterschiede zwischen den Geschlechtern gefunden haben (1990, 21). Ebenfalls *keine* Unterschiede fanden Edward Farber, Jacy Showers, Charles Johnson, Jack Joseph und Linda Oshins (1984, 296). Einmalige sexuelle Übergriffe bildeten bei ihnen den Hauptteil. 11% der betroffenen Frauen und 8% der Männer gaben an, länger als ein Jahr sexuell ausgebeutet worden zu sein.

Etwas detaillierter gehen Baker und Duncan in ihrer großangelegten Studie aus Großbritannien auf die Häufigkeit sexueller Ausbeutung ein (1985, 459f.): 63% der Befragten gaben einen einmaligen sexuellen Übergriff zu Protokoll. Dabei spielten exhibitionistische Vorfälle die Hauptrolle. Fast ein Viertel (23%) wurde mehrmals durch dieselbe Person sexuell ausgebeutet, wobei dies bei Jungen häufiger vorkam als bei Mädchen (30% vs. 18%). 14% wurden durch verschiedene Personen sexuell ausgebeutet. Hier waren Mädchen häufiger betroffen als Jungen (16% vs. 11%).

3.4.3 Die Täter und Täterinnen

Aufgrund der Länge unseres Fragebogens (vgl. Anhang S. 245 ff.) und weil wir zum Schutz der Betroffenen die Fragen zur sexuellen Ausbeutung möglichst knapp halten wollten, haben wir bei den Items über Täter/Täterinnen lediglich nach deren Geschlecht, Alter (jugendlich oder erwachsen) und deren Herkunft (Kernfamilie, weitere Familie, Bekanntschaft, Fremdtäter/in) gefragt. Auf diese Bereiche werden wir nach einem Blick auf den Forschungsstand näher eingehen.

3.4.3.1 Ein kurzer Blick auf die Forschung

Ältere Studien befassen sich vor allem damit, Täter (von Täterinnen sprach damals noch niemand) in verschiedene Kategorien einzuteilen (z.B. Hammer und Glueck, 1957 oder Marsh, Hilliard und Liechti, 1955). Während sich diese Studien mit allen Typen von Sexualtätern befassen, erschienen in den sechziger Jahren – wiederum in den USA – die ersten Artikel über Täter, die Kinder sexuell ausgebeutet hatten (z.B. Fitch, 1962). Auch in den folgenden Jahren blieb die Forschung auf diesem Gebiet fast ausschließlich auf *inhaftierte Straftäter* beschränkt. Daß diese Täter jedoch Spezialfälle sind und Aussagen über sie nicht einfach auf alle Sexualtäter übertragen werden können, betont auch Godenzi, der in seiner Studie über Gewalt in der Partnerschaft neben Interviews mit inhaftierten Tätern auch anonyme Telefongespräche mit Männern und Frauen als Grundlage für sein Buch verwendet hat (1989, 23).

In den siebziger Jahren erschienen in den USA erste Fall-Studien über *Therapien* mit Tätern (z.B. Harbert, Barlow, Hersen und Austin, 1974). Eine gute Zusammenfassung über Erfolge von Täter-Therapien gibt der Artikel von W.L. Marshall, Robin Jones, Tony Ward, Peter Johnston und H.E. Barbaree (1991).

Wie bei jedem Forschungsgebiet *spezialisierte* sich auch die (amerikanische) Täter-Forschung auf immer kleinere Teilbereiche. Wir werden uns im folgenden darauf beschränken, Ergebnisse über das Geschlecht, das Alter und die Herkunft der Täter/Täterinnen darzustellen.

3.4.3.2 Zum Geschlecht

Daß der größte Teil der Täter/Täterinnen *Männer* sind, wurde lange Zeit einfach als gegeben betrachtet und nicht hinterfragt (Finkelhor, 1986, 126). Erst in den letzten Jahren richtete sich das Augenmerk auch auf *Täterinnen*. Das Buch «Täterinnen» von Claudia Heyne (1993) leistet im deutschsprachigen Raum Pionierarbeit. Die Autorin stellt fest, daß die Vorstellung, Mütter würden ihre Kinder sexuell ausbeuten, den meisten Leuten als ungeheuerlich erscheint. Des öfteren ist die Tendenz auszumachen, das Verhalten von Täterinnen zu bagatellisieren, indem sexuelle Ausbeutung z.B. als sexualisiertes Sorgeverhalten bezeichnet wird.

Die Tabelle auf der folgenden Seite zeigt die Anteile an Täterinnen bei betroffenen Frauen und Männern.

Tabelle 8: Anteile an Täterinnen bei betroffenen Frauen und Männern

Studie	Jahr	Land	Stichprobe	Täterinnen bei betroffenen Frauen	Täterinnen bei betroffenen Männern
Bange	1992	D	Studierende	1%	7%
Allen	1991	USA	Täter/Täterinnen	6%	45%
Finkelhor et al.	1990	USA	repräsentativ	2%	17%
Glöer	1988	D	Stud. Psychol.	5%[1]	44%[1]
Burgess et al.	1987	USA	Vergewaltiger	---	32%
Fromuth/Burkhart	1987	USA	Studenten	---	75%[2]
Risin und Koss.	1987	USA	Studenten	---	47%[3]
Burnam	1985	USA	repr. (Männer)	---	17%
Petrovich et al.	1984	USA	Vergewaltiger	---	59%
Vennix	1984	Holl.	Männer	---	20%
Russell	1983	USA	repr. (Frauen)	4%	---
Groth	1983	USA	Sexualstraftäter	---	25%
McFarlane	1982	USA	Inzest-Täter	---	33%
Fritz et al.	1981	USA	Studierende	10%	60%[4]
Finkelhor	1979	USA	Studierende	6%	16%

[1] Da in dieser kleinen Studie lediglich 22 Psychologiestudentinnen und 9 Psychologiestudenten sexuell ausgebeutet worden waren, sind die Zahlen zu relativieren!

[2] Bange (1992, 35) meint zu dieser sehr hohen Zahl, daß die Übergriffe von Frauen von den Jungen sehr häufig nicht als sexuelle Ausbeutung erlebt wurden. Dies hat natürlich auch mit ihrer Sozialisation zu tun, die ihnen eine solche Interpretation nahelegt.

[3] Nach einer engeren Definition, die einvernehmliche sexuelle Kontakte mit älteren weiblichen Jugendlichen ausschließt, wurden 35% der betroffenen Männer von Täterinnen sexuell ausgebeutet.

[4] Der sehr hohe Anteil an Täterinnen (60%) bei Gregory Fritz et al. muß ebenfalls mit Vorsicht zur Kenntnis genommen werden (1981, 56). Ihre Definition von sexueller Ausbeutung ist eher unscharf und umfaßt alle sexuellen Kontakte von präpubertären Kindern mit Erwachsenen, wobei sexuelle Berührungen vorhanden sein mußten.

Die Täterinnenanteile bei *betroffenen Frauen* schwanken zwischen 0% und 10%, bei einem Durchschnitt von 4%. Das heißt, daß nach dem bisherigen Forschungsstand mindestens neun von zehn betroffenen Frauen durch einen Mann ausgebeutet worden sind.

Bei den *betroffenen Männern* liegen die Zahlen viel weiter auseinander, nämlich zwischen 7% bei Bange (1992) und 75% bei Fromuth und Burkhart (1987), bei einem Durchschnittswert von 34%. Die beiden höchsten Zahlen (75% Täterinnen bei Fromuth und Burkhart, 1987; 60% bei Fritz et al., 1981) sind zu relativieren und dürfen auf keinen Fall verallgemeinert werden (siehe Fußnoten bei Tabelle 8, S. 102). Bei allen übrigen Studien mit mehr als 20% Täterinnen-Anteil handelte es sich um Befragungen von Tätern, die doch recht spezielle Stichproben darstellen. In den verbleibenden Studien wurden bei betroffenen Männern Täterinnen-Anteile von 20% oder weniger festgestellt. Das heißt: Auch Männer werden zum großen Teil von (männlichen) Tätern sexuell ausgebeutet.

Zusammenfassend kann man festhalten, daß bei den betroffenen Frauen mindestens 90% von (männlichen) Tätern sexuell ausgebeutet worden sind. Bei den betroffenen Männern machen die (männlichen) Täter ebenfalls den größten Teil aus.

Heyne (1993) vermutet, daß die Zahlen bezüglich der Täterinnenschaft von Frauen möglicherweise niedriger ausfallen, als es der Realität entspricht. Nach ihrer Ansicht spielen Vorstellungen von der 'guten Mutter' und feministische Erklärungsansätze eine Rolle, die nicht selten von einer wesensmäßigen oder sozial bedingten Andersartigkeit im Sinne einer größeren Friedfertigkeit der Frau ausgehen.

Bei der Diskussion um die Anteile an Tätern und Täterinnen wird vielfach nicht daran gedacht, daß *Frauen* oft zusammen *mit* (ihren) *Männern* Mädchen und/oder Jungen sexuell ausbeuten. Die Untersuchung von Reinhart hat ergeben, daß nur die Hälfte der acht Täterinnen, die Jungen sexuell ausgebeutet haben, dies alleine tat. Von den vier Täterinnen bei Mädchen handelte nur eine alleine (1987, 231). Leider fehlen genauere Angaben zu den Fällen, bei denen ein Mann und eine Frau zusammen ein Kind sexuell ausgebeutet haben. Isolde Krug geht in ihrer Diplomarbeit näher auf Frauen als «Co-offenders» (Mittäterinnen) ein:

In über der Hälfte der Fälle, die Matthews et al. (1988) beschreiben, und in ca. zwei Dritteln der Fälle in McCarthys Studie (1986), handelt es sich um Frauen, die erst auf massiven körperlichen oder psychischen Druck seitens ihrer Partner an der sexuellen Mißhandlung aktiv oder passiv teilnehmen und ihn zum Teil dann im weiteren Verlauf aus eigener Initiative fortführen. Die ursprüngliche Initiative ging in allen Fällen von den männlichen Tätern aus (1989, 43).

Dieselbe Autorin wehrt sich dagegen, Mütter, die nicht an der sexuellen Ausbeutung teilnehmen, jedoch darum wissen und sie trotzdem nicht stoppen können oder wollen, zu den Täterinnen zu zählen (ebd., 44). Eine Gleichsetzung von passivem Mit-Wissen oder Nicht-Eingreifen mit aktiver sexueller Ausbeutung gleichzusetzen, lehnen auch wir ab.

Für eine ausführliche Darstellung der männlichen Überzahl bei den Tätern/Täterinnen verweisen wir auf die Lizentiatsarbeit von Sattler Buchmann (1989).

3.4.3.3 Das Alter

In der ersten Studie von Finkelhor sieht die Altersverteilung der Täter/Täterinnen folgendermaßen aus:

Tabelle 9: Alter der Täter/Täterinnen bei College Students (Finkelhor, 1979, 74)

ALTER TÄTER/ TÄTERINNEN	betroffene Frauen	betroffene Männer
10-19 Jahre	33%	39%
20-29 Jahre	24%	22%
30-39 Jahre	18%	22%
40-49 Jahre	17%	17%
50-59 Jahre	5%	0%
≥ 60 Jahre	3%	0%
Mittleres Alter	**32 Jahre**	**27 Jahre**

Den Hauptteil der Täter/Täterinnen machen *Erwachsene* aus: Bei den betroffenen Frauen sind dies 67%, bei den betroffenen Männern 61%. Das mittlere Alter von ca. 30 Jahren muß als eher hoher Wert interpretiert werden, haben doch einige der Täter/Täterinnen zuvor bereits andere Kinder sexuell ausgebeutet. Bei ungefähr einem Drittel sind es Täter/Täterinnen zwischen 10 und 19 Jahren. Diesen hohen Anteil begründet Finkelhor damit, daß *Jugendliche* einerseits mit der Sexualität experimentieren, oft keine verbindlichen Normen diesbezüglich kennen und vielfach impulsiv handeln. Auf der anderen Seite haben Jugendliche einen einfachen Zugang zu Kindern, seien dies Geschwister, Cousins, Cousinen oder Nachbarkinder. Nach Berichten vom «Child Sexual Abuse Victim Assistance Project» des Kinderspitals Washington D.C. waren in 56% der Fälle die Täter/Täterinnen weniger als 18 Jahre alt, davon die Mehrheit zwischen 14 und 16 Jahren (Groth und Loredo, 1981, 31). Die Autoren meinen sogar, sexuelle Ausbeutung durch Jugendliche würde weniger gemeldet als solche durch erwachsene Täter/Täterinnen. Bei zwei verschiedenen Studien mit inhaftierten Sexualtätern[17] gab rund die Hälfte von ihnen an, das abweichende Sexualverhalten habe bereits vor dem 18. Altersjahr begonnen (Groth, Longo und McFadin, 1982; Abel, Mittelman und Becker, 1985). Da sexuelle Übergriffe durch Jugendliche häufig als 'erstes Experimentieren' mit der Sexualität verharmlost werden und es sich außerdem bei den bekanntgewordenen Taten oft nicht um die ersten Übergriffe handelt, können die wirklichen Zahlen sogar noch höher liegen. Ein Teil dieser jugendlichen Täter/Täterinnen hat selber zuvor sexuelle Übergriffe erlebt (für detailliertere Ausführungen vgl. Krug, 1989, 27-32; Awad und Saunders, 1991).

In einer großen Studie mit 305 Sexualstraftätern/-innen unter 18 Jahren waren 97% männlichen Geschlechts. Die Altersverteilung aller Täter/Täterinnen sieht folgendermaßen aus:

---

[17] Es handelte sich dabei ausschließlich um inhaftierte Männer, die entweder Kinder, Jugendliche oder Frauen sexuell ausgebeutet hatten.

Tabelle 10: Altersverteilung von 305 jugendlichen Sexualtätern/-innen in der Jugendklinik der Universität Washington D.C. (Fehrenbach, Smith, Monastersky und Deisher, 1986, 226).

ALTER DER TÄTER/ TÄTERINNEN	Anzahl	Prozent
11-13 Jahre	67	22%
14 Jahre	62	20%
15 Jahre	54	18%
16 Jahre	72	24%
17 Jahre	50	16%
Mittleres Alter: 15 Jahre		

Über die Hälfte der Taten bestand aus *sexuellen Belästigungen*. Fast ein Viertel der Einweisungen in die Klinik war wegen Vergewaltigung von Kindern, 11% wegen Exhibitionismus oder anderen sexuellen Übergriffen ohne Berühren. Fast die Hälfte der betroffenen Kinder war weniger als sechs Jahre alt. Die meisten Täter/Täterinnen kannten ihre Opfer bereits vor der sexuellen Ausbeutung. Viele der Täter/Täterinnen hatten die Funktion eines Babysitters oder einer Babysitterin inne. In der Mehrheit (72%) waren die Betroffenen weiblichen Geschlechts. Bei mehr als der Hälfte der Täter/Täterinnen wurden Anzeichen von früherer sexueller Ausbeutung festgestellt.

Auch *Kinder* beuten andere Kinder sexuell aus. In das SPARK Programm («Support Program for Abusive-Reactive Kids») in Los Angeles werden seit 1986 Kinder eingewiesen, die andere Kinder mit Küssen und Umarmen bedrängten, Geschlechtsverkehr simulierten oder in die Vagina oder den Anus kleinerer Kinder mit Fingern, Stäben oder anderen Gegenständen eindrangen.

Die Graphik auf der folgenden Seite zeigt die Altersverteilung von 47 *Jungen*, die in Los Angeles am SPARK Programm teilgenommen haben (es gibt ebenfalls Mädchen, die an diesem Programm teilnehmen, jedoch bedeutend seltener als Jungen):

Abbildung 1: Altersverteilung der Jungen als Täter im «Support Program for Abusive-Reactive Kids» (SPARK) von Los Angeles (nach Johnson, 1988, 223).

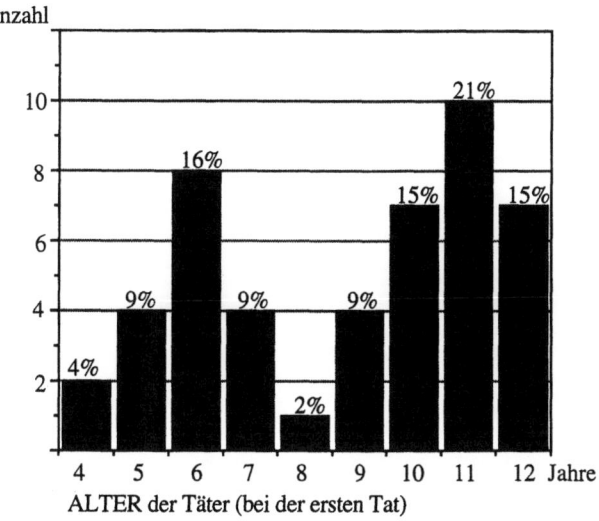

Fast die Hälfte der Jungen (49%) sind selber sexuell ausgebeutet worden, davon zur Hälfte von Familienangehörigen. In zwei Dritteln dieser Familien sind ein oder mehrere Eltern oder Großeltern sexuell ausgebeutet worden.

Als Randbemerkung möchten wir festhalten, daß es im Rahmen einer umfassenden *Prävention* dringend nötig ist, auch bei uns in der Schweiz Programme für die Behandlung von Kindern und Jugendlichen, die andere sexuell ausbeuten, einzuführen. Erfahrungen aus den USA sind z.B. in den Artikeln von Nicholas Groth, William Hobson, Kevin Lucey und Joyce St. Pierre (1981) oder Johnson und Berry (1989) zu finden.

3.4.3.4 Die Herkunft

Der Mythos vom Fremdtäter, der sich im Wald an einem Kind vergeht, geistert auch heute noch in vielen Köpfen herum (vgl. Gloor und Pfister, 1992, 39 ff.). Fremdtäter machen aber nur einen Teil der Täterschaft aus:

Tabelle 11: Anteil an Fremden unter den Tätern/Täterinnen

STUDIE	Fremdtäter[1] bei betroffenen Frauen	Fremdtäter[1] bei betroffenen Männern
Bange (1992)	28%	36%
Finkelhor et al. (1990)	40%	21%
Bagley (1989 & 1990)	15%	27%
Risin und Koss (1987)	---	15%
Baker und Duncan (1985)	56%	43%
Burnam (1985)	21%	40%
Wyatt (1985)	45%	---
Kercher und McShane (1984)	6%	16%
Russell (1983)	11%	---
Finkelhor (1979)	24%	30%

[1] Da wir nirgends Fällen von Fremdtäter*innen* begegnet sind, verwenden wir hier die männliche Form.

Der Anteil an *Fremdtätern* variiert bei den betroffenen Frauen stärker (von 6% bis 56%) als bei den betroffenen Männern (von 15% bis 42%). Zur höchsten Zahl von Fremdtätern bei Baker und Duncan kann beigetragen haben, daß in der Definition explizit exhibitionistische Akte erwähnt wurden, die bekannterweise einen Großteil der sexuellen Übergriffe durch Fremde ausmachen.

Den größeren Teil an Tätern/Täterinnen machen *den Betroffenen bekannte oder verwandte Personen* aus. Die Tabelle auf der rechten Seite gibt einen Überblick über einige Studien:

Tabelle 12: Täter/Täterinnen aus dem Verwandten- und Bekanntenkreis

STUDIE	betroffene Frauen		betroffene Männer	
	Verwandte	Bekannte	Verwandte	Bekannte
Bange (1992)	22%	50%	18%	46%
Finkelhor et al. (1990)	29%	41%	11%	44%
Bagley (1989 & 1990)	25%	60%	3%	70%
Risin und Koss (1987)	---	---	22%	63%
Baker und Duncan (1985)	14%	30%	13%	44%
Burnam (1985)	29%	50%	11%	49%
Wyatt (1985)	24%	32%	---	---
Russell (1983)	29%	60%	---	---
Finkelhor (1979)	43%	33%	17%	53%

Die Anzahl der *verwandten Täter/Täterinnen* variiert bei den betroffenen Frauen wiederum stärker (von 14% bis 43%) als bei den betroffenen Männern (von 3% bis 22%). Frauen wurden im Durchschnitt fast doppelt so häufig von Familienangehörigen sexuell ausgebeutet wie Männer. Heyne (1993, 281 f.) stellt bei den *Täterinnen* fest, daß ihre Opfer ganz überwiegend aus der eigenen Familie stammen. In der Studie von Faller (1987) waren 85% der Täterinnen *Mütter* mindestens eines ihrer Opfer. 55% mißbrauchten nur ihre eigenen Kinder, während 30% eigene und andere Kinder mißbrauchten. Die Untersuchung von Allen (1991) kommt zum Ergebnis, daß bei den Täterinnen 70% der Opfer zur Kernfamilie gehörten, während dies bei den Tätern nur 59% waren. Bei der Studie von Matthews et al. (1989) wurden bei den Täterinnen 61% der Opfer von ihren eigenen Müttern sexuell ausgebeutet.

Die Anteile an (den Betroffenen) *bekannten Tätern/Täterinnen* variieren bei beiden Geschlechtern ungefähr gleich stark und machen bei beiden ungefähr die *Hälfte der Täter/Täterinnen* aus, wobei Männer im Durchschnitt etwas häufiger von Bekannten sexuell ausgebeutet worden sind als Frauen. Das heißt: Täter/Täterinnen aus dem Bekanntenkreis der Betroffenen, z.B. NachbarInnen, FreundInnen der Familie, LehrerInnen, ErzieherInnen, JugendgruppenleiterInnen stellen den größten Anteil an Tätern/Täterinnen bei den in der obigen Tabelle aufgeführten Studien. Fast immer besteht zwischen ihnen und den betroffenen Kindern und Jugendlichen eine Abhängigkeitsbeziehung, die die Täter/Täterinnen zu ihren Gunsten ausnutzen. Besonders gefährdet für sexuelle Übergriffe solcher Täter/Täterinnen sind Kinder und Jugendliche, die in *Institutionen* (z.b. Heimen, Erziehungsanstalten usw.) aufwachsen, da sie meistens schon vorher eine Geschichte psychischer, emotionaler und körperlicher Schädigung hinter sich haben (Krug, 1989, 34). Umgekehrt weisen viele Täter/Täterinnen selber eine Geschichte mit oft längeren Aufenthalten in Heimen auf. Einige ErzieherInnen wählen bewußt ihren Beruf aus, um leicht an abhängige und damit unschwer ausbeutbare Kinder heranzukommen. Nach einer Studie von Nahman Green in einer Reihe von Kindertagesstätten in New York wies, wie sich später zeigte, die Hälfte der Betreuer bereits eine Vorgeschichte sexueller Straftaten auf (1988, 133).

Einen Großteil der (den Betroffenen) bekannten Täter machen *Pädophile* aus. Pädophilie wird definiert als

> sexuelle Anziehung durch und bevorzugte Sexualkontakte mit Kindern des eigenen (homosexuelle P.) oder/und des anderen Geschlechts (heterosexuelle P.). (Arnold et al., 1987, 1543)

Gene Abel, Judith Becker, Mary Mittelman, Jerry Cunningham-Rathner, Joanne Rouleau und William Murphy führen in ihrer großen Studie eine Statistik über selbst berichtete sexuelle Handlungen von Pädophilen mit Kindern auf:

Tabelle 13: Pädophile Handlungen mit nichtverwandten Kindern (aus Abel, Becker, Mittelman, Cunningham-Rathner, Rouleau und Murphy, 1987; nach Marshall, Laws und Barbaree, 1990, 15)

ART DER PÄDOPHILIE	Täter Anzahl	Taten Anzahl	Betroffene Anzahl	Prozent [1]
mit nicht verwandten Mädchen	224	5197	4435	2%
mit nicht verwandten Jungen	153	43100	22981	12%

[1] % von allen Betroffenen (N= 195'407); neben pädophilen Handlungen wurde in dieser Untersuchung ein ganzes Spektrum von anderen Formen sexueller Ausbeutung von Kindern erfaßt.

Jeder Pädophile in dieser Studie, der nichtverwandte Mädchen sexuell ausbeutete, hatte im Durchschnitt 20 *Opfer*. Pädophile, die nicht verwandte Jungen sexuell ausbeuteten, taten dies im Durchschnitt mit 150 Opfern. Daß diese Zahlen nicht aus der Luft gegriffen sind, zeigt eine französische Befragung von Pädophilen, die zu ähnlichen Ergebnissen (bezüglich pädophilen Taten mit Jungen) kam (Brongersma, 1980, 103). Derselbe Autor läßt in einem Buch einen pädophilen Freund zu Wort kommen, der sich rühmt: «Ich habe in meinem Leben wohl etwa achthundert Jungen nackt in meinem Bett gehabt und sie und mich befriedigt.» (Brongersma, 1992, 280) In seiner Streitschrift für Pädophilie rechnet er aufgrund von Zahlen der amerikanischen Forscher Alfred Kinsey, W.B. Pomeroy und C.E. Martin, aus, daß auf eine Million Männer rund 1500 pädophil veranlagt sind (1948; nach Brongersma, 1992, 140). Wenn man sich diese Dimensionen vor Augen hält, verwundert es nicht mehr allzusehr, daß (den Betroffenen) bekannte Täter einen so großen Anteil ausmachen (weitere Ausführungen über Mehrfachtäter/-täterinnen: vgl. S. 118 ff.).

3.4.3.5 Spezielle Familienangehörige

Gewisse Täter-/Täterinnen-Typen unter den Verwandten haben in der Forschung besondere Beachtung gefunden. Wir möchten auf einige von ihnen etwas genauer eingehen, wobei wir für detailliertere Informationen auf die angeführten Quellenangaben verweisen möchten.

«Väter als Täter»[18]

Buchtitel zeugen davon, daß der Vater-Tochter-Inzest von vielen als «Prototyp» sexueller Ausbeutung angesehen wird. Dabei wird z.T. die Häufigkeit dieses Tätertyps überschätzt. So gehen nach Steinhage zwischen 50% und 75% aller Taten auf das Konto von Vätern oder Stiefvätern (1989, 13 f.). Dabei übersieht sie, daß solche Zahlen von Frauen aus klinischen Befragungen stammen. Besonders Frauen, die von ihrem Vater sexuell ausgebeutet und häufig schwer traumatisiert wurden, sind in klinischen Populationen übervertreten. Die folgende Tabelle zeigt, daß Väter und Stiefväter deutlich weniger häufig Täter sind, als gewisse Fachleute meinen. Damit möchten wir diesen Typ sexueller Ausbeutung aber keineswegs verharmlosen.

---

[18] Titel eines Buches von Kavemann und Lohstöter (1984).

Tabelle 14: Väter und Stiefväter als Täter bei betroffenen *Frauen*

STUDIE	Anteil betroffener Frauen, die vom Vater oder Stiefvater sexuell ausgebeutet wurden
Bange (1993)	31%
Finkelhor et al. (1990)	6%
Draijer (1990)	21%
Burnam (1985)	20%
Wyatt (1985)	32%
Russell (1983)	23%

Die mit Abstand niedrigste Zahl (6%) weist die große nationale Studie von Finkelhor et al. (1990) auf. Bei den übrigen Studien bewegt sich der Anteil an (Stief-)vätern zwischen 20% und 32%.

Nur in wenigen Studien wird explizit zwischen leiblichen Vätern und *Stiefvätern* unterschieden. In den meisten – so auch in unserer Studie – werden sie zu *einer* Kategorie zusammengefaßt. In drei Studien haben wir bei betroffenen *Frauen* Angaben zur Anzahl sexueller Übergriffe durch ihre Stiefväter gefunden: Bei Russell (1983, 139) sind es 9% (vs. 14% leibliche Väter). Bei der Studie von Wyatt übersteigt die Zahl der Stiefväter mit 26% diejenige der leiblichen Väter (6%) um ein Mehrfaches, obwohl es ja bekanntermaßen weniger Stiefväter als leibliche Väter gibt (1985, 512). Bei der Studie von Finkelhor et al. (1990, 24) entspricht die Anzahl der Stiefväter als Täter genau derjenigen der leiblichen Väter (je 10%).

Der *Vater-Sohn-Inzest* ist mit einem großen Tabu belegt: Zum ersten, weil die Ausbeutung innerhalb der Familie passiert zum zweiten, weil es sich um homosexuelle Ausbeutung handelt. Wegen dieser zweifachen Tabuisierung ist lange nur von einzelnen Fällen berichtet worden. So hat Hirsch (1987) in einem Zeitraum von ungefähr 20 Jahren in der Fachliteratur lediglich 18 Fälle beschrieben gefunden. Mit Ausnahme der Studie von R.W. Medlicott (1967) mit drei und der von K. Dixon, E. Arnold und K. Calestro (1978) mit sechs Fällen handelt es sich bei allen Artikeln um Einzelfallstudien. Die Tatsache, daß ein Drittel der von Hirsch beschriebenen Fälle über einen Zeitraum von nur 4 Jahren in einer einzigen kinderpsychiatrischen Klinik gemeldet worden sind, ist ein Indiz dafür, daß die Existenz des Vater-Sohn-Inzests noch eine weitaus größere Schwelle zu überwinden hat, um ins Bewußtsein zu dringen als die des Vater-Tochter-Inzests. (...) Es ist zu vermuten, daß der Vater-Sohn-Inzest ein viel größeres Problem darstellt, als bisher angenommen wurde, und zwar sowohl quantitativ wie auch in seiner destruktiven Qualität. (Hirsch, 1987, 150)

Einen quantitativen Nachweis liefert eine neuere Studie (Groth, in Vorbereitung; nach Williams, 1988). Der Autor analysierte Fälle von Kinderschutzzentren aus 31 Staaten der USA und stellte fest, daß mehr als die Hälfte (57%) der insgesamt 757 Jungen von ihren Vätern ausgebeutet worden waren.

Verschiedene frühere Studien berichten von Fällen, für die chaotische Familienverhältnisse und ein impulsiver, gewalttätiger Vater die Norm waren. Betont wurde auch vielfach die «pansexuelle» Orientierung des Vaters, der neben dem Sohn oft auch noch die Tochter (resp. Töchter) sexuell ausbeutet (Bender und Blau, 1937; Dixon et al., 1978 und Reichenthal, 1979; nach Williams, 1988). Am deutlichsten macht dies aber die bereits oben erwähnte Studie: 65% der betroffenen Jungen wurden zusammen mit anderen Geschwistern sexuell ausgebeutet (in Groth, in Vorbereitung; nach Williams, 1988). Uns ist aufgefallen, daß in den Fallbeispielen sexueller Ausbeutung von Söhnen durch ihre Väter detailliertere Angaben meistens fehlen.

Mütter als Täterinnen

Nach der Auffassung verschiedener AutorInnen herrscht große Übereinstimmung, daß *Inzest zwischen Mutter und Sohn* am meisten *tabuisiert* wird. Wie wir bereits früher ausgeführt haben (vgl. S. 68 f.), wird zärtliches Verhalten von Müttern viel weniger mit der Möglichkeit sexueller Ausbeutung assoziiert als solches von Vätern (vgl. dazu auch mit unseren Ergebnissen S. 180 f.).

In der *Fachliteratur* hat der Mutter-Sohn Inzest bisher relativ wenig Beachtung gefunden. Trotzdem konnten wir in der uns zur Verfügung stehenden Literatur rund 25 Artikel ausfindig machen, die sich ausschließlich mit dieser Form von Ausbeutung befassen. Davon in der Schweiz verfügbar waren allerdings nur deren vier (Banning, 1989; Margolis, 1977; Shengold, 1980; Wahl, 1960). Da aber ein großer Teil der übrigen Studien in diesen Artikeln oder in den zwei Büchern von Hirsch (1987) und Meiselman (1979) beschrieben sind, läßt sich doch ein Bild über den Mutter-Sohn-Inzest zeichnen. Bei all diesen Artikeln handelt es sich aber um die Beschreibung von einem, selten zwei oder drei Fällen. Im weiteren sind es bis zur ersten ausführlichen Fallbeschreibung von Marvin Margolis (1977) durchwegs kurze Notizen. Der Mutter-Sohn-Inzest scheint in neuerer Zeit auf wenig Interesse von Forscherinnen und Forschern zu stoßen, ist uns doch ab 1988 kein Artikel darüber bekannt. Seit dem Buch von Hirsch (1987) wird das Problem auch in keinem deutschsprachigen Fachbuch mehr ausführlich behandelt.

Hirsch unterscheidet zwischen drei Formen sexueller Ausbeutung durch Mütter: manifester Mutter-Sohn-Inzest, Sonderformen und Mutter-Sohn-Inzest im weiteren Sinne. Einen ausführlichen Fall von *manifestem Mutter-Sohn-Inzest* findet man bei Margolis (1977). Obwohl der *Vater* in der Regel nicht am Mutter-Sohn Inzest beteiligt ist, gibt es Fälle, bei denen er als Initiator angesehen werden muß (Tramer, 1955; Raphling, Carpenter und Davis, 1967; nach Hirsch, 1987, 141). In einem weiteren Fall aus der Praxis von Hirsch forderte der Vater – übrigens Professor der Psychologie an einer Universität – den 14jährigen Sohn auf, mit seiner zweiten Frau zu schlafen. Es sei doch natürlich, daß Menschen, die sich mögen, auch sexuellen Kontakt hätten (1987, 145).

Unter den *Sonderformen des Mutter-Sohn-Inzestes* führt Hirsch ein Beispiel auf, wo Mutter und Sohn in «Harmonie» in einem eheähnlichen Verhältnis zusammenlebten. Weder Mutter noch Sohn wiesen grob psychopathologische Symptome auf, noch hatten sie irgendwelche Schuldgefühle (1987, 144).

In der dritten Kategorie – *Mutter-Sohn-Inzest im weiteren Sinne* – beschreibt Hirsch (1987) verführerisches Verhalten, eine inzestuöse Atmosphäre, verlängerte übertriebene Körperpflege durch die Mutter und übermäßiges Interesse für die körperliche Entwicklung und für beginnende Kontakte des Jungen zu gleichaltrigen Mädchen. Die Anzeichen für eine sexuelle Qualität der Beziehung können dabei so verborgen sein, daß sie der Umgebung gar nicht auffallen und vielfach vom Betroffenen vergessen werden. Susan Forward erweitert die Definition des Mutter-Sohn-Inzests auf Formen, in denen «gar kein besonderer Körperkontakt stattfindet, Mutter und Sohn etwa zusammen baden oder in einem Bett schlafen, verbunden mit 'subtle flirtation' [subtiles Flirten, Übersetzung der Verf.] seitens der Mutter.» (1978, nach Hirsch, 1987, 146)

Zusammenfassend kann man nach Anne Banning (1989) festhalten, daß Mutter-Sohn-Inzest nicht so ungewöhnlich ist, wie man denken könnte. Auch wenn bis anhin nur Einzelfälle bekannt sind und größere Studien fehlen, kommt diese Art sexueller Ausbeutung von Jungen innerhalb von Familien immer wieder vor. Sie wird wegen der (noch zu) großen Tabuisierung jedoch nur sehr selten publik gemacht. Nötig wären größere Studien, um die in den Einzelfallstudien aufgeführten Vermutungen und Schlüsse zu überprüfen.

«Es gibt wenig berichtete Fälle von *Mutter-Tochter-Inzest*», meint Hirsch (1987, 151; Hervorhebung der Verf.). Im folgenden führt er einige Einzelfälle auf (Forward und Buck, 1978; Goodwin und Di Vasto, 1979) und bringt ein Beispiel aus seiner therapeutischen Praxis. Bei allen von ihm aufgeführten Fällen waren gegenseitige masturbatorische Aktivitäten die Regel.

Geschwister und junge Verwandte

Obwohl über Vater-Tochter-Inzest am häufigsten berichtet wird, schätzt Finkelhor, daß sexuelle Ausbeutung durch *Geschwister* weit häufiger sei (1979, 89). Er meint, daß solche Fälle nur selten an die Öffentlichkeit kommen, weil sie im allgemeinen keine so explosive Dynamik entwickeln wie Vater-Tochter-Inzest. In seiner Studie gaben 39% der betroffenen Frauen und 21% der betroffenen Männer sexuelle Kontakte mit Geschwistern an, während nur 4% von sexueller Ausbeutung durch Väter berichteten. Von allen Befragten gaben 15% der Frauen und 10% der Männer sexuelle Erfahrungen mit Geschwistern an. Erstaunlich hoch sind dabei Fälle von *homosexuellem Inzest unter Geschwistern* (Bruder-Bruder oder Schwester-Schwester). Finkelhor betont, daß es sich bei diesen sexuellen Kontakten nicht einfach um sogenannte «Doktor-Spiele» handelte. Bei den betroffenen Mädchen bestand die Hälfte der Täter/Täterinnen unter den Geschwistern aus älteren Jugendlichen oder Erwachsenen. 23% der Täter/Täterinnen waren mehr als fünf Jahre älter als ihre Geschwister. In gut einem Drittel der Fälle wurde von den Tätern/Täterinnen explizit *Gewalt* angewendet oder mit Gewalt gedroht. Auch für Hirsch ist neben dem Altersunterschied vor allem die Anwendung von Gewalt für die Abgrenzung sexueller Ausbeutung von harmlosen sexuellen Kontakten unter Geschwistern entscheidend:

Wenn der oft ältere Bruder Gewalt und Drohung anwendet, ist Dynamik und Wirkung nicht mehr weit vom Vater-Tochter-Inzest entfernt. Hier treten auch dieselben Mechanismen auf, die Schuldgefühle hervorrufen und das Selbstwertgefühl beeinträchtigen. (1987, 152)

Sexuelle Beziehungen resp. Ausbeutung zwischen Cousins und Cousinen entsprechen ungefähr dem Geschwisterinzest. In der Studie von Finkelhor et al. wurden je 5% der betroffenen Frauen und Männer von Cousins resp. Cousinen sexuell ausgebeutet (1990, 22; aus ihrer Tabelle ist nicht ersichtlich, wie viele davon Cousins und Cousinen sind). Diese Zahlen sind um einiges höher als bei sexueller Ausbeutung durch Geschwister (mit 2% bei betroffenen Frauen und 1% bei betroffenen Männern). Ergebnisse weiterer Studien sind in der folgenden Tabelle dargestellt.

Tabelle 15: Brüder und Cousins als Täter bei betroffenen Frauen (Bange, 1992, 97)

STUDIE	Anteile Täter/Täterinnen bei betroffenen *Frauen*[1]:		
	Brüder	**Cousins**	**Zahl Betroffener insgesamt**
Bange (1992)	14%	11%	36
Draijer (1988)	28%	10%	164
Burnam (1985)	7%	18%	121
Wyatt (1985)	14%	26%	72
Russell (1983)	13%	16%	190

[1] Da die Fallzahlen bei betroffenen Männern zu gering sind, haben wir auf ihre Darstellung verzichtet.

Die Anteile an *Brüdern*, die ihre Schwester sexuell ausgebeutet haben, schwanken zwischen 7% und 28%, die Anteile an *Cousins* zwischen 10% und 26% aller Täter/Täterinnen. Im Durchschnitt unterscheiden sich die Anteile kaum (15% bei Brüdern vs. 16% bei Cousins). Lediglich in der Studie von Russell (1983) geben vier betroffenen Frauen an, von ihren *Schwestern* sexuell ausgebeutet worden zu sein. In der Studie von Finkelhor et al. tauchen bei den betroffenen Frauen 18 Fälle von sexuellen Erfahrungen mit Schwestern auf; betroffene Männer berichteten von 16 Fällen (1979, 87). Im weiteren traten in dieser Studie einige Fälle von sexuellen Erfahrungen mit *Cousinen* auf (16 Fälle bei Frauen und 33 bei Männern).

Weitere Erwachsene

Einen recht hohen Anteil an Tätern/Täterinnen machen *Onkel* aus. Bei einigen Studien übersteigt ihr Anteil sogar den an Vätern/Stiefvätern (vgl. Tabelle 14, S. 112). Bei sexueller Ausbeutung durch *Großväter* muß man daran denken, daß ein Teil von ihnen bereits Kinder aus der Tochter-Generation sexuell ausgebeutet hat.

Tabelle 16: Onkel und Großväter als Täter bei betroffenen Frauen [1] (nach Bange, 1992, 97)

STUDIE	Anteile Täter/Täterinnen bei betroffenen Frauen[1]:		
	Onkel	Großväter	Anzahl Betroffene
Bange (1992)	33%	8%	36
Draijer (1988)	28%	10%	164
Burnam (1985)	49%	7%	121
Wyatt (1985)	26%	1%	72
Russell (1983)	25%	6%	190

[1] Da die Fallzahlen bei betroffenen Männern zu gering sind, haben wir auf deren Darstellung verzichtet.

Die Zahl an *Onkeln* unter den Tätern/Täterinnen schwankt von 25% bis 49%. Im Durchschnitt wurde fast jede dritte betroffene Frau in den fünf Studien aus der obigen Tabelle von ihrem Onkel sexuell ausgebeutet. Das übersteigt den durchschnittlichen Anteil von Vätern oder Stiefvätern als Täter um einiges (vgl. Tabelle 14, S. 112). Der Anteil an *Großvätern* unter den Tätern bewegt sich in den fünf Studien zwischen 1% und 10%. Daß weniger Großväter als Onkel ihre Nichten resp. Enkelinnen sexuell ausbeuten, scheint naheliegend, ist doch die Zahl der Onkel meistens um einiges höher als die der Großväter. Beide Tätertypen haben häufig leichten Zugang zu Kindern und durch ihre geringere Blutsverwandtschaft vermutlich weniger Hemmungen als Väter, Enkel/Enkelinnen resp. Nichten oder Neffen für ihre sexuelle Befriedigung zu benutzen.

In keiner uns bekannten Untersuchung werden *Tanten* oder *Großmütter* als Täterinnen explizit erwähnt. Entweder werden sie überhaupt nicht genannt, oder dann treten sie zusammen mit ihrem männlichen Pendant (Onkel resp. Großvater) auf, wobei die Häufigkeiten nicht getrennt dargestellt werden (Kercher und McShane, 1984, 370; Finkelhor et al., 1990, 22). Einzig Finkelhor hat in seiner ersten Studie einen Fall aufgeführt, bei dem ein Junge durch seine Tante sexuell ausgebeutet worden ist (1979, 87). Weder Hirsch (1987) noch Krug (1989) erwähnen in ihren umfangreichen Arbeiten Tanten und Großmütter als Täterinnen. Das heißt allerdings nicht, daß diese Form sexueller Ausbeutung nicht stattfindet. Ein Hinweis darauf ist der autobiographische Roman *Still wie die Nacht*, in dem der Autor neben der sexuellen Ausbeutung durch die Mutter auch sexuelle Übergriffe durch die Großmutter beschreibt (Bieler, 1989).

3.4.3.6 Multiple sexuelle Ausbeutung

Wir haben bereits weiter oben (S. 110 ff.) gezeigt, daß *Pädophile* im Verlaufe ihres Lebens sehr viele Jungen und Mädchen sexuell ausbeuten. Eine Studie des Amerikaners Groth hat ergeben, daß 35% der Mädchen und sogar 65% der Jungen *zusammen mit anderen Geschwistern* sexuell ausgebeutet wurden (in Vorbereitung; nach Williams, 1988, 174).

Viele Täter/Täterinnen beuten sowohl *innerhalb als auch außerhalb ihrer Familie* Kinder sexuell aus. Bei der Studie von Abel und Rouleau waren dies immerhin 23% der Täter/Täterinnen. Ein Teil von ihnen hat außerdem auch noch Frauen vergewaltigt (1990, 16 ff.).

Wenn auch die obigen Zahlen noch durch weitere Forschung bestätigt werden müssen, zeigen sie deutlich, daß einige Täter/Täterinnen verschiedene Kinder und Jugendliche mit- oder nacheinander sexuell ausbeuten.

3.4.4 Arten sexueller Ausbeutung

Wir haben an anderer Stelle im Buch die Formen sexueller Ausbeutung ausführlich beschrieben (S. 64 ff.). Wir möchten hier nun Zahlen über die *Häufigkeiten der einzelnen Arten* sexueller Ausbeutung darstellen. Dies ist nicht einfach, weil die betreffenden Ergebnisse in den recht kurzen Artikeln oft entweder fehlen oder stark zusammengefaßt sind. So faßt z.B. Russell ihre insgesamt 18 Formen sexueller Ausbeutung in die drei Kategorien «sehr schwerer Mißbrauch», «schwerer Mißbrauch» und «weniger schwerer Mißbrauch» zusammen und führt nur deren Häufigkeiten auf (1983, 140 f.). Wir haben in unserer Untersuchung auf eine Einteilung der Arten sexueller Ausbeutung in verschiedene Schweregrade verzichtet, weil man sich damit unserer Meinung nach zu sehr über das subjektive Erleben der Betroffenen hinwegsetzt. Im weiteren haben wir ja auf die Erhebung von *Folgen* sexueller Ausbeutung verzichtet.

In seiner wegweisenden ersten Studie mit 796 Studierenden aus New England führt Finkelhor fünf Kategorien sexueller Ausbeutung auf (1979, 54):

1) Versuchter, simulierter oder vollzogener Geschlechtsverkehr
2) Streicheln der Genitalien des Kindes durch den Täter/die Täterin oder umgekehrt, wobei auch orale Kontakte hier eingeschlossen waren
3) Zeigen der Genitalien durch den Täter/die Täterin
4) Sexuelles Berühren, Umarmen oder Küssen
5) Schockierende sexuelle Angebote durch Erwachsene

Leider stellt Finkelhor in seinem Buch nur zu einzelnen Kategorien auch deren Häufigkeiten dar. So gaben 6% der befragten Frauen, aber keine Männer an, sexuell berührt, umarmt oder geküßt worden zu sein. 20% der Studentinnen und 14% der Studenten gaben Begegnungen mit Exhibitionisten an. 38% der Frauen und 55% der Männer hatten Erfahrungen aus der Kategorie 2 (siehe oben; 1979, 54 f.). 4% der befragten Studentinnen hatten Geschlechtsverkehr mit einer älteren Person. Der Autor begründet diese relativ kleine Zahl damit, daß Geschlechtsverkehr mit kleinen Kindern aufgrund ihrer Anatomie noch nicht möglich sei und von vielen Täter/Täterinnen Geschlechtsverkehr auch nicht angestrebt werde (1979, 62 f). Hier sieht Finkelhor die Täter/Täterinnen unserer Meinung nach zu ideal. Im Buch *Gewalt gegen das Kind* hat die deutsche Gerichtsmedizinerin Trube-Becker verschiedene Fälle von grausamen Verletzungen der Sexualorgane von Kindern dokumentiert (1987, 114 ff.). Finkelhor zieht unserer Meinung nach die Grenze von Geschlechtsverkehr zu eng, wenn er diesen nur auf Formen mit Penetration beschränkt, orale Praktiken aber zur Kategorie der genitalen Berührungen zählt. In seinem *Sourcebook* hat Finkelhor seine Kategorien nach den Ideen von Russell[19] erweitert (1986, 219).

Wie die Tabelle auf der nächsten Seite zeigt, stellen Finkelhor et al. auch in ihrer großen repräsentativen Umfrage die Häufigkeiten der einzelnen Arten sexueller Ausbeutung nicht sehr ausführlich dar:

---

[19] Deren Kategorien bildeten die Grundlage für unsere Fragen nach der Art der sexuellen Ausbeutung.

Tabelle 17: Häufigkeiten der einzelnen Arten sexueller Ausbeutung in der Befragung von Finkelhor et al. (1990, 21)

Arten sexueller Ausbeutung	Männer (N=1145) %	Frauen (N=1481) %
1. Geschlechtsverkehr	9.5	14.6
2. Sexuelles Berühren, Umarmen, Küssen	4.5	19.6
3. Nacktphotos	0.0	0.1
Exibitionismus	1.0	3.2
zuschauen müssen	0.3	0.3
andere Formen	0.3	0.1
4. Oraler Geschlechtsverkehr, Sodomie [1]	0.4	0.1

[1] Sodomie meint Geschlechtsverkehr mit Tieren.

Erheblich mehr Personen als in der ersten Untersuchung hatten vor ihrem 18. Geburtstag irgendeine Form von (versuchtem) Geschlechtsverkehr mit einer deutlich älteren Person. Im weiteren fällt auf, daß fast fünfmal mehr Frauen als Männer Formen sexuellen Berührens, Umarmens oder Küssens angegeben haben. Wieso oraler Geschlechtsverkehr getrennt, dafür aber zusammen mit Sodomie (Geschlechtsverkehr mit Tieren) aufgeführt wird, ist uns unverständlich.

In der großen *Prävalenzstudie aus Großbritannien* sind die Häufigkeiten der Arten sexueller Ausbeutung nur stark zusammengefaßt dargestellt:

Tabelle 18: Häufigkeiten der Arten sexueller Ausbeutung in der Studie von Baker und Duncan (1985, 461)

Arten sexueller Ausbeutung	Männer (N=836)	Frauen (N=924)
Ohne Berühren	7%	9%
Mit Berühren	8%	7%
Geschlechtsverkehr	1%	1%

Bei diesen doch recht rudimentären Ergebnissen ist auffällig, daß sich die Frauen kaum von den Männern unterscheiden. Im weiteren erstaunt der sehr niedrige Anteil bei der Kategorie «Geschlechtsverkehr». Wir stimmen im folgenden mit Bange überein, der diese Untersuchung sehr kritisch beleuchtet:

> Angesichts der in dieser Untersuchung verwendeten Definition ist dieses 'niedrige' Ergebnis allerdings nicht überraschend. Baker und Duncan (ebd.) definieren sexuellen Mißbrauch wie folgt: 'Ein Kind (jemand unter 16 Jahren) ist sexuell mißbraucht, wenn eine andere Person, die sexuell überlegen ist, das Kind in Aktivitäten verwickelt, die zur sexuellen Erregung der Person führen.' Unklar bleibt erstens, was eine sexuell überlegene Person ist, und zweitens, welche Aktivitäten gemeint sind; drittens erscheint es bedenklich, die sexuelle Erregung des Täters zum Definitionskriterium zu machen [vgl. S. 76 f. in unserer Studie; Anmerkung der Verf.] (...). Ungewöhnlich ist auch, daß die Befragten teilweise noch Jugendliche waren, deren eigener sexueller Mißbrauch, so sie betroffen waren, noch nicht lange zurücklag bzw. noch andauerte. (1992, 30 f.)

Einige wenige Angaben zur Häufigkeit der Arten sexueller Ausbeutung sind aus der älteren StudentInnen-Studie von Kirchhoff und Kirchhoff zu entnehmen (1979, 115 ff.). Da sie von den Kategorien ausgehen, die das (deutsche) Strafrecht festlegte, sind die Ergebnisse nur schwer mit anderen Studien vergleichbar. Interessant ist, daß sie den Anteil an versuchten sexuellen Übergriffen erfaßt haben.

Tabelle 19: Arten sexueller Übergriffe in der Studie von Kirchhoff und Kirchhoff (1979, 115)

STRAFTATEN	Betroffene Studentinnen		Betroffene Studenten	
	Prozent	davon versucht	Prozent	davon versucht
Sexuelle Handlung an Kindern	18%	50%	32%	16%
Sexuelle Handlung vor Kindern	11%	38%	24%	11%
Kinder zu sex. Handl. auffordern	8%	0%	25%	0%

Bei allen drei Kategorien sexueller Straftaten weisen die betroffenen Studenten höhere Anteile auf als die Studentinnen. Dies ist unter anderem darauf zurückzuführen, daß bei den Studentinnen noch weitere Straftaten erfaßt wurden, die bei den Männern (nach Strafgesetzbuch!) nicht vorkommen, so etwa «Vergewaltigung» und «Geschlechtsverkehr unter 16 Jahren». Da unterdessen das deutsche Strafgesetzbuch revidiert worden ist, können die obigen Zahlen nur noch schwer interpretiert werden.

Zusammenfassend muß festgehalten werden, daß genaue Angaben zur Häufigkeit der einzelnen Arten sexueller Ausbeutung von Kindern und Jugendlichen selten sind. Etwas mehr Präzision in der Darstellung dieser Ergebnisse wäre zu wünschen.

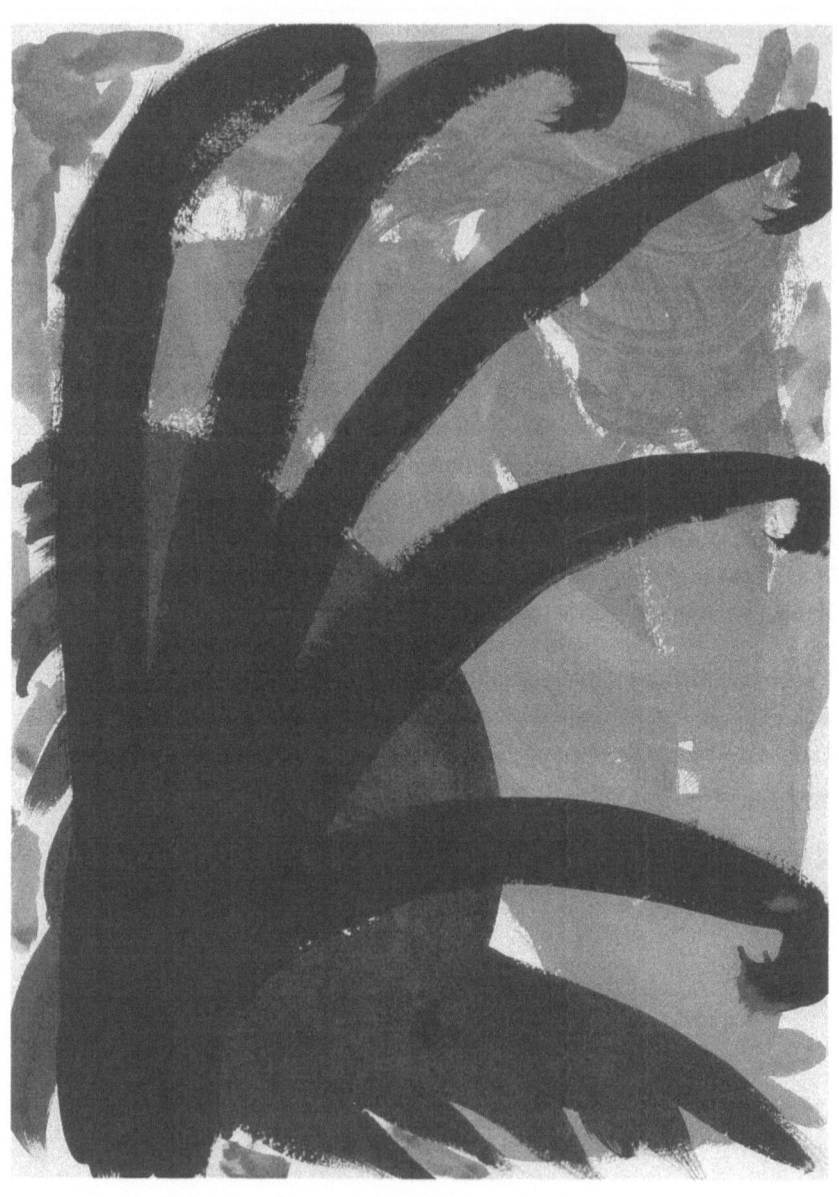

Bild einer betroffenen Frau

4 Methodischer Teil

4.1 ANLAGE DER UNTERSUCHUNG

4.1.1 Warum eine Fragebogen-Untersuchung?

Unsere Daten wurden im Rahmen eines umfangreichen *Fragebogens* im *Juni/Juli 1991* erhoben. Die von sexueller Ausbeutung Betroffenen standen während der Entwicklung des Fragebogens im Vordergrund. Wir wollten sie mit unserer Forschung auf keinen Fall überfordern. Schließlich stehen gerade diese Menschen im Zentrum unseres Interesses, und es soll eines unserer Ziele sein, ihnen vermehrt Verständnis und Schutz entgegenzubringen. Die Untersuchung soll sexuell ausgebeuteten Menschen von Nutzen sein oder ihnen zumindest nicht schaden.

Wir mußten uns vor Beginn der Untersuchung die Frage stellen, welche Methoden und Konfrontationen wir uns als ForscherInnen zumuten können und was in unseren Möglichkeiten liegt. Dabei kamen wir zum Resultat, daß direkte Kontakte zu sexuell Ausgebeuteten für die Befragten wie auch die Befragenden eine Überforderung wären. Die vorliegende Studie baut deshalb auf einer *anonymen postalischen Befragung* auf.

4.1.2 Warum eine Prävalenzstudie?

Es gibt nach Art der Befragten zwei Typen von Studien:

Tabelle 20: Definition von Prävalenz- und Inzidenzstudien

---

1) PRÄVALENZSTUDIEN:

Bei Prävalenzstudien wird die Gesamtzahl aller Krankheitsfälle (in unserem Fall sexuelle Übergriffe) pro definierte Population (in unserem Fall Psychologiestudierende) zu erfassen versucht (Davison und Neale, 1988, 566).

2) INZIDENZSTUDIEN:

Darunter werden Studien verstanden, die die Anzahl neuer Fälle

- in einer bestimmten Periode (normalerweise ein Jahr),
- in einem bestimmten Gebiet oder
- bei einer bestimmten Institution zu erfassen suchen.

(nach Peters et al., 1986, 16 f.)

Bis in die Mitte der achtziger Jahre wurden die von der American Humane Association (AHA) erhobenen *Inzidenzdaten* als Grundlage der meisten Statistiken verwendet. Dabei ist ein großer Anstieg gemeldeter Fälle zu verzeichnen: wurden 1976 in staatlichen Institutionen der USA lediglich rund 7'600 Fälle von sexueller Ausbeutung erfaßt, stieg diese Zahl im Jahre 1983 auf fast 72'000 an, was fast eine Verzehnfachung bedeutet. Es wurde auch versucht, Fälle außerhalb dieser staatlichen Institutionen zu erfassen. Das Problem bestand – und besteht bis heute – darin, daß die

> meisten Fälle von sexuellem Mißbrauch keiner Kinderschutz-Organisation oder keinem Professionellen zur Kenntnis gelangen. Die Natur des Problems – die Geheimhaltung und Scham, kriminologische Sanktionen, das geringe Alter der Opfer und ihre Abhängigkeit – verhindert das Bekanntwerden und unterbindet freiwillige Meldungen. (Peters et al., 1986, 18; Übersetzung der Verf.)

Den Wert dieser Studien sehen Peters et al. darin, daß man so immer mehr Fällen auf die Spur kommt und Professionelle und Institutionen zum Handeln ermuntert werden (1986, 18). Dieselbe Funktion hatte die ursprünglich von der Schweizer Kindernachrichtenagentur publizierte Zahl von 40'000 bis 45'000 Fällen sexueller Ausbeutung pro Jahr in der Schweiz (Beglinger, 1988b, 11). Aufgrund von verurteilten Fällen und einer geschätzten Dunkelziffer kamen diese Zahlen zustande und wurden lange in fast jedem Buch und jedem Artikel erwähnt. Eine im Auftrag des Eidgenössischen Departements des Innern im Jahre 1989 durchgeführte «Prospektivstudie Kindesmißhandlung 1989» versuchte die Zahlen wissenschaftlich zu untermauern. Unter anderem wegen der Weigerung vieler Institutionen, an der Studie teilzunehmen, kam ein kläglicher Rücklauf zustande. Zudem wurde – was von Fachleuten als fragwürdig angesehen wird – sexuelle Ausbeutung mit demselben Diagnoseinstrument erfaßt wie Kindesmißhandlung. In dieser großen, vom Bund finanzierten Studie wurden lediglich 334 Fälle von sexueller Ausbeutung erfaßt (Eidgenössisches Büro für die Gleichstellung von Frau und Mann, 1992). Die Daten sind deshalb unserer Meinung nach bezüglich sexueller Ausbeutung von Kindern und Jugendlichen mit Vorsicht zu lesen.

Gerade weil die meisten Fälle sexueller Ausbeutung nie ans Tageslicht kommen, haben sich *Prävalenzstudien*, die Erwachsene resp. Betroffene retrospektiv über ihre Erfahrungen befragen, als die validesten Meßinstrumente in diesem Bereich herausgestellt. Mit der zunehmenden Bekanntheit des Themas sind Selbstberichte von Betroffenen in der Forschung immer wichtiger geworden (Peters et al., 1986, 18).

4.1.3 Warum Psychologiestudierende?

Mit derselben Begründung wie Bange, nämlich der (zu) knappen Finanzen, mußten auch wir auf eine repräsentative Befragung verzichten. Die Entscheidung, Studierende zu befragen, hat verschiedene *Vorteile*:

Zum ersten sind Studierende mit Untersuchungen, deren Sinn und ihrer Handhabung vertraut und setzen einer schriftlichen Befragung weniger Skepsis entgegen als andere Bevölkerungsgruppen. Es kann bei Studierenden ausgeschlossen werden, daß sie wegen mangelnder Bildung nicht in der Lage sind, einen Fragebogen auszufüllen. Die Validität der Untersuchung wird dadurch erhöht, weil weniger Fehler beim Ausfüllen und eine niedrigere Verweigerungsrate zu erwarten sind.

Je höher die Homogenität einer Befragungsgruppe, die Schulbildung und die soziale Schicht ist, desto häufiger wird der Bogen zurückgeschickt. Für StudentInnen treffen diese Bedingungen überwiegend zu. (Bange, 1992, 72)

Zweitens sind Studierende in der Regel noch jung und können sich deshalb leichter an ihre Kindheit oder Jugend erinnern (Jäckel, 1988, nach Bange, 1992, 72).

Drittens leben Studierende oft nicht mehr zu Hause oder noch nicht in einer festen Partnerschaft und brauchen deshalb weniger Angst davor zu haben, mit Fragen wie «was hast du da angekreuzt?» belästigt zu werden (ebd., 38).

Aufgrund unseres Engagements in der «*Arbeitsgruppe gegen sexuelle Ausbeutung von Kindern und Jugendlichen*» an der Universität Zürich[20] kann zudem von Psychologiestudierenden Vertrauen in die Seriosität unserer Untersuchung erwartet werden. Die zumeist positiven Rückmeldungen haben uns dies bestätigt.

Trotz dieser Vorteile muß eine StudentInnen-Stichprobe als hoch *selektive Bevölkerungsgruppe* angesehen werden. Bezüglich Bildung und Häufigkeit psychischer Störungen entsprechen sie nicht dem Bevölkerungsdurchschnitt. Randgruppenmitglieder wie Drogensüchtige oder Prostituierte finden sich unter ihnen kaum. Gerade bei diesen finden sich aber gehäuft sexuell Ausgebeutete (Mebes und Jeuck, 1989, 30 ff.). Aus diesem Grund liegt das Ausmaß an sexueller Gewalt bei Studierenden wahrscheinlich eher an der unteren Grenze (Peters et al., 1986, 27f.).

Auf der anderen Seite kann ins Feld geführt werden, daß sich unter Psychologiestudierenden besonders viele Betroffene finden, weil diese mit einem Psychologiestudium die schädlichen Erlebnisse verarbeiten möchten. Daß das Psychologiestudium mit seiner (fast) rein theoretischen Ausrichtung hier kaum etwas bewirken kann, ist offensichtlich. Vielmehr kann vermutet werden, daß viele Menschen, die unter schwerwiegenden Folgen sexueller Ausbeutung leiden, unter Umständen gar nicht die Kraft für ein Studium aufbringen oder dem (zu) belastenden Thema ausweichen, indem sie ein anderes Fach wählen. Die Ergebnisse einer mit dem (fast) gleichen Fragebogen durchgeführten *Nachfolgestudie* unter Medizin- und Ökono-

---

[20] Vgl. dazu den theoretischen Teil S. 62.

miestudierenden der Universität Zürich liefern bezüglich dieser Fragestellung interessante Ergebnisse (Condrau und Wettach, 1995, S. 228 ff. sowie Wendel und Zwicky Burger, 1995, S. 214 f.).

Zusammenfassend kann festgehalten werden, daß unsere Stichprobe unter Berücksichtigung der Motivation, des Erinnerungsvermögens und der Rücklaufquote eine gute Untersuchungsgruppe darstellt. Psychologiestudierende sind auf alle Fälle eine weniger selektive Bevölkerungsgruppe als z.b. TherapieklientInnen oder ZeugInnen vor Gericht, die in gewissen Studien als Stichprobe dienten. Im weiteren haben die bisherigen Forschungen gezeigt, daß demographische Variablen wie Alter, Beruf, Ausbildung, Ethnie usw. keinen entscheidenden Einfluß auf die Prävalenzrate haben (Godenzi, 1993, 204).

Bange fragt in seinem Buch: «Inwieweit lassen sich diese Ergebnisse von StudentInnenbefragungen nun aber auf die Gesamtbevölkerung übertragen?» (1992, 29). Daß dies möglich ist, zeigen andere Untersuchungen, bei denen die Zahlen von befragten Studierenden im Mittelfeld liegen (vgl. S. 92 f.). Gerade wegen der Vergleichsmöglichkeiten mit Ergebnissen aus hauptsächlich amerikanischen StudentInnen-Stichproben erscheint es uns sinnvoll, auch in der Schweiz eine erste Studie mit (Psychologie-)studierenden durchzuführen.

4.2 Aufbau des Fragebogens

Der Fragebogen besteht aus *neun Teilen*, in denen bei den jeweils vorgegebenen Anwortmöglichkeiten das Zutreffende angekreuzt werden mußte (siehe Anhang S. 245–261). Die neun Teilbereiche können folgendermaßen zusammengefaßt werden:

1) Bei den *demographische Daten* wurden Geschlecht, Alter, Nebenfächer, Semesterzahl, frühere Ausbildung(en), Erfahrungen mit Kindern, Familienstand, eigene Kinder und angestrebter Beruf erfragt.

2) Verschiedene Aussagen, bei denen es um *Mythen*, Vorurteile und unterschiedliches Wissen über die Tatsachen der sexuelle Ausbeutung von Kindern und Jugendlichen geht, mußten auf einer Viererskala (klares Ja, eher Ja, eher Nein, klares Nein) beurteilt werden[21].

3) Beim Teil über *Zugang und Beschäftigung mit dem Thema* wollten wir herausfinden, wie bekannt das Thema «sexuelle Ausbeutung von Kindern und Jugendlichen» ist, sowie wann und wo die Befragten zum ersten Mal auf das Thema gestoßen sind, respektive wo es ihnen überall begegnet ist.

4) Um herauszufinden, *was* die Befragten *zu sexueller Ausbeutung zählen* und was nicht, führten wir kurze Fallbeispiele von verschiedenen Formen sexueller Ausbeutung auf. Wir haben einzelne Faktoren herauskristallisiert, die bei der Entscheidung, ob es sich um eine sexuelle Ausbeutung handelt oder nicht, wichtig sein könnten:

- Verwandtschafts- oder Bekanntschaftsgrad zwischen Täter/Täterin und dem Kind oder der/dem Jugendlichen
- Geschlecht
- Altersunterschied bei Geschwistern
- Art der Ausbeutung

5) Anhand einer Liste mit möglichen *Gefühlen* sollte angegeben werden, was die aufgeführten Fallbeispiele bei den einzelnen Befragten ausgelöst haben.

6) Sechs verschiedene *Definitionen* sexueller Ausbeutung von Kindern und Jugendlichen wurden den Befragten zur Begutachtung vorgelegt (Kategorien «schlecht», «akzeptabel» und «gut»). Dabei lassen sich alle aufgeführten Definitionen unserer Meinung nach vertreten, wenngleich sie auch verschiedene

---

[21] Die Ergebnisse dieses Teils der Studie stammen aus: Gloor und Pfister (1992).

Blickwinkel einnehmen. Für die folgenden Teile des Fragebogens schien es uns wichtig, daß wir dafür auf einem minimalen Wissen aufbauen konnten. Das heißt, mit den Definitionen steckten wir ab, was wir unter sexueller Ausbeutung verstanden.

7) Beim Teil über die *Auseinandersetzung mit dem Thema* sollten die Psychologiestudierenden anhand einer Viererskala (klares Ja, eher Ja, eher Nein und klares Nein) beurteilen, wie wichtig ihnen das Thema ist, ob sie sich damit noch vermehrt auseinandersetzen möchten und von welcher Bedeutung es für ihren späteren Beruf ist.

8) Im weiteren ging es darum, ob die Befragten in ihrem Bekannten- und Verwandtenkreis *Leute kennen, die* in ihrer Kindheit oder Jugend *sexuell ausgebeutet* worden sind.

9) Schließlich fragten wir, ob sie *selber* in ihrer Kindheit oder Jugend *sexuell ausgebeutet* worden sind. Dann folgte ein Text, der darauf aufmerksam machte, daß die Fragen auf den folgenden drei Seiten sehr persönlich sind und nur beantwortet werden sollten, wenn dies der oder die Befragte für sich selber verantworten kann. Zuerst fragten wir, ob es sich bei der sexuellen Ausbeutung um ein *einmaliges* Ereignis oder aber um eine *länger* andauernde sexuelle Ausbeutung gehandelt hatte. Aus Rücksicht auf die Befragten haben wir auf eine genauere Angabe der Dauer und auf die Frage nach dem damaligen Alter verzichtet.

Bezüglich *Herkunft der Täter/Täterinnen* haben wir zwischen solchen aus der Kernfamilie, aus der weiteren Familie, aus dem Bekanntenkreis und den Betroffenen fremden Tätern/Täterinnen unterschieden. Im weiteren haben wir zwischen Männern, männlichen Jugendlichen, Frauen und weiblichen Jugendlichen unterschieden. Aus der Kombination dieser je vier Items konnten wir insgesamt 16 Täter-/Täterinnen-Kategorien unterscheiden:

Tabelle 21: Täter-/Täterinnen-Kategorien

1.1	A1	Vater oder erwachsener Bruder
1.2	B1	Jugendlicher Bruder
1.3	C1	Mutter oder erwachsene Schwester
1.4	D1	Jugendliche Schwester
2.1	A2	Großvater, Onkel
2.2	B2	Cousin
2.3	C2	Großmutter, Tante
2.4	D2	Cousine
3.1	A3	Nachbar, Lehrer oder anderer Bekannter
3.2	B3	Bekannter Jugendlicher
3.3	C3	Nachbarin, Lehrerin oder andere Bekannte
3.4	D3	Bekannte Jugendliche
4.1	A4	Fremder Mann
4.2	B4	Fremder Jugendlicher
4.3	C4	Fremde Frau
4.4	D4	Fremde Jugendliche

HERKUNFT DER TÄTER/TÄTERINNEN

1 Kernfamilie
2 Weitere Familie
3 Bekannte/r
4 Fremder

GESCHLECHT UND ALTER DER TÄTER/TÄTERINNEN

A Mann
B Jugendlicher
C Frau
D Jugendliche

Abschließend hatten alle Befragten bei insgesamt 22 möglichen *Formen sexueller Ausbeutung* diejenigen anzukreuzen, welche eigenen Erfahrungen in ihrer Kindheit oder Jugend entsprachen (siehe Anhang S. 258–260). Das Item 12 («Hat vor Deinem 14. Geburtstag ein Stiefvater oder eine Stiefmutter, ein Stiefbruder oder eine Stiefschwester, ein Cousin oder eine Cousine mit Dir *sexuellen Kontakt* gehabt?») mußte in der Auswertung weggelassen werden, da es zu viele verschiedene Täter-/Täterinnen-Kategorien auf sich vereinte[22]. Ebenfalls weggelassen werden mußte das Item 6 («Hattest Du vor dem 14. Geburtstag irgendeine andere schockierende Art von *sexuellem Erlebnis*, das in den obigen Fragen nicht enthalten ist?») sowie das Item 15 («Kannst Du Dich noch an eine andere, bisher nicht erwähnte Form *unerwünschter sexuel-*

---

[22] Wir haben die Items dem Fragebogen von Russell (in Finkelhor et al., 1986, 58 f.) entnommen. Da sie aber ihre Daten mit Interviews erhob, konnte sie jeweils genau erfassen, welche Täter-/Täterinnen-Kategorie gemeint war.

ler Erfahrung aus jener Zeit erinnern?»), da die Frage zu allgemein formuliert ist und die Befragten keine genaueren Angaben dazu hätten machen können. Damit verblieben insgesamt *19 Arten sexueller Ausbeutung*, die wir nach inhaltlichen Kriterien in sieben Kategorien zusammenfaßten. Aus diesen sieben Kategorien bildeten wir schließlich drei Gruppen (weitere Ausführungen zu den Formen sexueller Ausbeutung: siehe S. 64 ff.).

Tabelle 22: Arten sexueller Ausbeutung

1.1	eine Form von (versuchtem) Geschlechtsverkehr
1.2	(versuchte) Vergewaltigung
1.3	Täter/Täterin oral befriedigen müssen
2.1	Verlangt, die Genitalien zu berühren
2.2	eigene Brüste oder Genitalien berührt
2.3	befühlt, gepackt oder geküßt, daß sexuell bedroht
3.1	Schock durch Zeigen der Geschlechtsteile
3.2	Zeigen von Pornographie
3.3	Voyeuristisches Anschauen
3.4	sich ausziehen müssen
3.5	für Nacktphotos posieren
3.6	bei Ausbeutung zusehen müssen
4.1	unerwünschte sexuelle Erfahrung mit Frau
4.2	unerwünschte sexuelle Erfahrung mit Mann
4.3	unerwünschte sexuelle Erfahrung mit Autorität
5	sexuelle Erfahrung mit Verwandtem/r
6.1	knapp sexueller Ausbeutung entgangen
6.2	Gefahr eines sexuellen Angriffs gespürt
7	Vermutung sexueller Ausbeutung
1	**(Versuchter) Geschlechtsverkehr**
2	**sexuelles Berühren**
3	**sexuelle Ausbeutung ohne Berühren**
4	**unerwünschte sexuelle Erfahrung**
5	**sexuelle Erfahrung mit Verwandtem/r**
6	**Gefahr sexueller Ausbeutung**
7	**Vermutung sexueller Ausbeutung**
1-2	**sexuelle Ausbeutung mit Berühren**
1-5	**sexuelle Ausbeutung mit und ohne Berühren**
1-7	**alle Formen sexueller Ausbeutung**

4.3 Probleme mit einem heiklen Thema

Um mögliche (negative) Reaktionen auf unseren Fragebogen aufzufangen, haben wir, nachdem die Fragebogen verschickt worden waren, eine *Telefonlinie* eingerichtet, wo wir zu gewissen Zeiten für Auskünfte und Hilfe zur Verfügung standen. Dies erwies sich jedoch als überflüssig, haben doch in den ersten vier Tagen lediglich zwei Personen angerufen, die Fragen zum Ausfüllen des Fragebogens stellten. Wir brachen deshalb die für zwei Wochen geplante Telefonaktion nach der ersten Woche bereits ab.

Als eine andere Möglichkeit legten wir dem Fragebogen eine *Rückmeldekarte* bei, die bei Bedarf separat eingeschickt werden konnte. Mit dieser Karte konnte eine Liste mit Adressen von TherapeutInnen und Kontaktstellen, eine kommentierte Literaturliste und/oder eine Zusammenfassung der Ergebnisse unserer Studie bestellt werden. 404 Personen (45% der Angeschriebenen) nahmen das Angebot der Rückmeldekarte in Anspruch. Fast zwei Drittel von ihnen bestellten die Literaturliste. Fast alle (98%), die die Karte zurückschickten, baten um Information über unsere Ergebnisse. Diesem Wunsch kamen wir nach, indem wir im Mai 1993 den betreffenden Personen die Nr. 16 der Zeitschrift INTRA zustellten, die eine Zusammenfassung der wichtigsten Ergebnisse unserer Studie enthält (Pfister und Gloor, 1993). Die TherapeutInnenliste wurde von fast 30% der Angeschriebenen verlangt. In der Folge erhielten wir zwei Anrufe von Therapeutinnen, die mit Betroffenen arbeiten und ebenfalls in die Liste aufgenommen werden wollten.

4.4 Größe der Stichprobe und Rücklauf

Da wir aufgrund der Variablen in Kreuztabellen[23] mit bis zu 16 Zellen (4x4) rechnen mußten und eine minimale Zellbesetzung von rund 30 vorhanden sein sollte[24], bestand unser Ziel darin, insgesamt mindestens 480 gültige Fragebogen zurückzuerhalten. Da wir mit einem Rücklauf von ungefähr 50% rechneten, verschickten wir total *900 Fragebogen*. Die Adressen wurden uns freundlicherweise von der Abteilung Organisation und EDV der Universität Zürich zur Verfügung gestellt. Diese wählten per Computer jede und jeden zweite/n aus der Gesamtheit aller im Hauptfach eingeschriebenen Psychologiestudierenden aus.

Von den 900 verschickten Fragebogen kamen bis zur Einsendefrist 343 (38%) zurück. Bis zum Versand der Mahnung stieg diese Zahl auf 434 (48%). Dank der Mahnung kamen weitere 105 Bogen zurück, so daß wir schließlich *539 Fragebogen* für die Auswertung verwenden konnten. Dies entspricht einem definitiven *Rücklauf von 60%*.

Unter den Angeschriebenen befanden sich auch einige, die das Psychologiestudium bereits *abgeschlossen* hatten, aber noch *eingeschrieben* waren (vgl. S. 152).

4.5 Hypothesen

Aufgrund der bisherigen intensiven Forschung würde es nicht schwer fallen, eine Unmenge von Hypothesen, d.h. Annahmen über die Häufigkeiten bestimmter Antworten auf die Items unseres Fragebogens zu formulieren. Anschließend müßte dann jede Hypothese mittels statistischer Prüfverfahren verifiziert werden. Da dieses Verfahren sehr aufwendig ist und die Darstellung der Ergebnisse sehr unübersichtlich macht, möchten wir uns im folgenden darauf beschränken, einige uns wichtig erscheinende *Annahmen* zu formulieren. Im Kapitel «Diskussion» (S. 213–242) werden wir auf Resultate zu spre-

---

[23] Eine Kreuztabelle informiert darüber, wie zwei Variablen verteilt sind (Benninghaus, 1989, 71 f.).

[24] Nach Böltken (1976).

chen kommen, die entweder andere Forschungsergebnisse bestätigen oder ihnen widersprechen.

Zum ersten werden sich in vielen Antworten die *Frauen von den Männern unterscheiden*. Wir nehmen an, daß sich Frauen intensiver mit der Thematik auseinandergesetzt haben, einerseits, weil sie der Gruppe angehören, die häufiger von sexueller Ausbeutung betroffen ist, andererseits, weil bei Frauen generell eine größere Sensibilisierung und Bereitschaft gegenüber diesem und ähnlichen (sozialen) Themen zu finden ist. Mit «ähnlichen Themen» sind z.B. die Gleichberechtigung der Frau oder Fragen über die Verteilung der Macht gemeint. Diese wurden von der feministischen Bewegung aufgegriffen. Ebenso ist auch das Tabu über die Problematik der sexuellen Ausbeutung von ihnen gelüftet worden (vgl. S. 55 f. sowie das Buch «Väter als Täter» von Kavemann und Lohstöter, 1984). Damit werden die Frauen auch die Grenzen bezüglich sexueller Ausbeutung anders (d.h. weiter) setzen als die Männer.

Zum zweiten nehmen wir an, daß mit zunehmendem *Alter* die Chance, sich mit sexueller Ausbeutung auseinandergesetzt zu haben, steigt.

Ferner kann die *Semesterzahl* einen gewissen Einfluß auf die Auseinandersetzung mit der Thematik haben. Wir hoffen, daß die Studierenden im Verlaufe des Studiums auf sexuelle Ausbeutung von Kindern sensibilisiert werden. Mit einiger Wahrscheinlichkeit werden viele von ihnen in Praktika mit solchen Fällen zu tun haben (wir denken hier vor allem an Studierende, die Psychopathologie des Kindes- und Jugendalters als Nebenfach gewählt haben). Die (beruflichen) *Erfahrungen mit Kindern* sind sicher auch von einer gewissen Bedeutung.

Wir vermuten auch Unterschiede in der Beurteilung zwischen Befragten mit unterschiedlichem *Familienstand* zu finden. Ein wesentlicher Faktor wird dabei sein, ob die Befragten *eigene Kinder* haben oder nicht.

Wir nehmen an, daß die *Bekanntheit des Themas* «sexuelle Ausbeutung von Kindern und Jugendlichen» bei den Befragten einen Einfluß hat. Dabei spielt eine Rolle, was und wieviel sie bereits über das Thema *gehört, gelesen oder gesprochen* haben. Wir tendieren einerseits dahin, daß diejenigen Befragten, die mit dem Thema bereits vertraut(er) sind, die Fallbeispiele eher als sexuelle Ausbeutung einschätzen als solche, die sich noch kaum damit auseinandergesetzt haben. Andererseits möchten wir annehmen, daß Betroffene sich intensiver damit auseinandergesetzt haben als solche, die nicht sexuell ausgebeutet worden sind.

Nicht nur die *eigene Betroffenheit*[25], auch die persönliche *Bekanntschaft mit betroffenen Menschen* wird einen Einfluß auf die Auseinandersetzung mit dem Thema haben.

Bei den durch die Fallbeispiele ausgelösten *Gefühlen* werden sich vor allem die Frauen von den Männern und die Betroffenen von den nicht Betroffenen unterscheiden.

Wir nehmen im weiteren an, daß Frauen und ältere Personen mehr *Betroffene kennen* als Männer und jüngere Befragte.

Wir vermuten, daß sich Frauen eher *als «sexuell ausgebeutet» bezeichnen* als Männer. Dies tun ältere Befragte ebenfalls häufiger als jüngere, steigt doch die Chance mit zunehmendem Alter, in einer Therapie oder anderswo auf selber erlebte sexuelle Ausbeutung zu stoßen.

Bei der Frage nach der *Dauer* nehmen wir an, daß längere sexuelle Ausbeutung häufiger ist als einmalige Übergriffe (vergleiche dazu mit dem entsprechenden Mythos in unserer Forschungsarbeit «Bei sexueller Ausbeutung handelt es sich meistens um einen einmaligen Ausrutscher» (Gloor und Pfister, 1992, 7 f.).

Bei den *Tätern / Täterinnen* werden voraussichtlich die Fremdtäter/-täterinnen nur einen geringen Prozentsatz ausmachen (vgl. mit dem Mythos «Sexuelle Ausbeutung geht in erster Linie von einer der oder dem Betroffenen fremden Person aus», S. 41 ff.). Das heißt, die Mehrheit der Täter/Täterinnen sind den Betroffenen bekannt oder mit ihnen verwandt. Die Männer werden unter den Tätern/Täterinnen die große Mehrheit darstellen, und zwar bei sexuell ausgebeuteten Frauen und Männern.

Bezüglich der *Arten sexueller Ausbeutung* werden sich die Frauen von den Männern unterscheiden. Formen sexueller Ausbeutung ohne Berühren werden recht häufig sein. Befragte können Arten sexueller Ausbeutung erfahren und auf dem Fragebogen angekreuzt haben, ohne sich deswegen als «sexuell ausgebeutet» zu bezeichnen.

---

[25] Mit Betroffenheit meinen wir, wie bereits früher erwähnt, die Tatsache, daß eine Person selber in ihrer Kindheit oder Jugend sexuell ausgebeutet worden ist.

4.6 Auswertung der Daten

Für die Dateneingabe verwendeten wir das Programm FileMaker II auf Macintosh.

Wir untersuchten unsere erhobenen Daten mit dem Programm SPSS, Version 4.0 auf dem Macintosh.

4.6.1 Häufigkeiten

In einem ersten Schritt der Analyse haben wir die Häufigkeiten der einzelnen Variablen ausrechnen lassen. Bei der Darstellung haben wir Häufigkeitstabellen, Histogramme[26] und sogenannte «Kuchendiagramme»[27] verwendet.

4.6.2 Rekodierung der Daten

Um Variablen und Kategorien *vergleichen* zu können, mußten einige umkodiert, neu gruppiert oder zusammengefaßt werden. Damit werden gar nicht oder nur schwach besetzte Variablen bzw. Kategorien aussagekräftiger, und bestimmte Grundmuster werden in einem späteren Vergleich schneller und prägnanter sichtbar. Die Rekodierung dient dazu, die Werte bestehender Variablen neu festzusetzen oder neue Wertkategorien zu schaffen (Saurwein und Hönekopp, 1991, 88).

Gewisse Kategorien sind zu schwach besetzt, d.h. sie sind im Vergleich mit anderen Kategorien zu wenig aussagekräftig (man spricht in diesem Zusammenhang von zu gering besetzten Zellen): Bei der Variablen *Alter* sind die Kategorien so ungleich verteilt, daß sich in gewissen Kategorien nur vier, in einer anderen hingegen 190 Personen befinden. Wir haben die zehn Alters-Ausprägungen des Fragebogens so zusammengefaßt, daß sich in allen etwa gleich viele Personen befinden:

---

[26] *Histogramme* stellen die Verteilung der Werte in Säulendiagrammen dar (Saurwein und Hönekopp, 1991, 461).

[27] *Kuchendiagramme* (Pie charts) stellen die Gesamtheit als Kreis dar und teilen den verschiedenen Häufigkeiten entsprechende Kreissektoren zu.

Tabelle 23: Alterskategorien

Kategorien auf dem Fragebogen	Zusammengefaßte Kategorien
unter 20 Jahren 20 - 25 Jahre	• bis und mit 25 Jahre
26 - 30 Jahre	• 26 - 30 Jahre
31 - 35 Jahre 36 - 40 Jahre	• 31 - 40 Jahre
41 - 45 Jahre 46 - 50 Jahre 51 - 55 Jahre 56 - 60 Jahre über 60 Jahre	• 41 Jahre und mehr

Ebenso wie die Alterskategorien waren die sechs Ausprägungen der Variablen *Familienstand* sehr ungleich besetzt. Wir haben neue Kategorien gebildet, indem wir die «Ledigen» als eine Kategorie stehenließen. Die «Verheirateten» und die «mit einem/r PartnerIn Zusammenlebenden», haben wir, weil sie beide mit einem/r PartnerIn leben, zu einer Kategorie zusammengefaßt. Die «Geschiedenen», die «Getrennten» und die «Verwitweten», bei denen der Faktor der Trennung gemeinsam ist, bilden eine dritte Kategorie.

Von den angegebenen *Nebenfächern* bildeten wir aus den Kategorien «Psychopathologie des Kindes- und Jugendalters» und «Psychopathologie des Erwachsenenalters» die Kategorie «Psychopathologie» und stellten diese den übrigen Nebenfächern gegenüber. Unserer Meinung nach sollten Studierende mit einer Ausbildung in Psychopathologie in besonderem Maße für die Problematik der sexuellen Ausbeutung sensibilisiert sein, wird doch sexuelle Ausbeutung von Kindern und Jugendlichen in diesen beiden Nebenfächern mehr oder weniger stark thematisiert (vgl. S. 62 f.).

Bei der Frage nach dem *angestrebten Beruf* wählten wir den Berufswunsch «TherapeutIn» als relevante Kategorie aus. Wir nehmen an, daß dieser den größten Teil der Berufswünsche ausmacht. Zudem sollte sich der Beruf unserer Meinung nach speziell mit der Thematik auseinandersetzen. Alle anderen Berufe faßten wir unter der Kategorie «übrige Berufe» zusammen.

Gewisse Variablen mit ähnlichen Aussagen haben wir in *übergeordnete Kategorien* zusammengefaßt. Unter der Frage «Überlege Dir, wo Du dem Thema 'sexuelle Ausbeutung von Kindern und Jugendlichen' überall begegnet bist», haben wir in folgende Variablen zusammengefaßt:

- Die Variablen Gespräch(e) mit sexuell ausgebeuteten Kindern, Jugendlichen, Frauen und Männern ergaben die Kategorie «*Gespräch(e) mit sexuell Ausgebeuteten*».
- «Bücher», «Artikel» und «Broschüren» wurden zur Kategorie «*Gelesen*».
- Die Variablen «Radiosendung(en)» und «Fernsehsendung(en)» haben wir unter «*Medien*» zusammengefaßt.

4.6.3 Prüfung von Zusammenhängen

Die meisten unserer Hypothesen beziehen sich darauf, daß zwischen einzelnen Items des Fragebogens bezüglich der demographischen Variablen (wie Geschlecht, Alter, Zivilstand usw.) und anderen relevanten Items des Fragebogens Zusammenhänge bestehen.

Mit Hilfe des sogenannten *Chi-Quadrat-Tests* läßt sich der Zusammenhang zweier Variablen prüfen. Diesen Test verwendet man für Daten aller Meßniveaus, also auch für nominalskalierte[28] Daten. Bei diesem Verfahren werden vorgefundene Besetzungen der Zellen mit einer Besetzung verglichen, die man erwarten würde, wenn keine Beziehung zwischen den zwei Variablen bestünde. Je größer die Differenz zwischen den beiden Häufigkeiten, desto größer ist die Abweichung von der statistischen Unabhängigkeit, d.h. desto größer ist die statistische Abhängigkeit der beiden Variablen (Benninghaus, 1990, 205).

Liegt die Fehlerwahrscheinlichkeit p (d.h. die Wahrscheinlichkeit, daß der Zusammenhang nur zufällig ist) unter 5%, sprechen wir von einem *signifikanten* Zusammenhang, d.h. in mehr als 95% der Fälle ist der Zusammenhang statistisch gesichert. Noch sicherer ist der Zusammenhang bei einer Fehlerwahrscheinlichkeit, die kleiner als 1% oder noch besser kleiner 0.1% ist.

Für alle von uns verwendeten Tests gelten folgende Konventionen[29]:

---

[28] *Nominalskalen* sind qualitative Klassifikationen; sie bestehen lediglich aus zwei oder mehreren Kategorien, z.B. die Variable «Geschlecht» aus den Kategorien «Männer» und «Frauen» (Benninghaus, 1990, 22).

[29] Nach Günter Clauss und H. Ebner (1989, 189), wobei diese anstelle von «<» jeweils «≤» wählen.

Tabelle 24: Signifikanzniveaus

*	Signifikanz	$p < .05$	signifikanter Zusammenhang
**	Signifikanz	$p < .01$	sehr signifikanter Zusammenhang
***	Signifikanz	$p < .001$	hoch signifikanter Zusammenhang

Bei der Signifikanzprüfung nominalskalierter Daten stützen wir uns auf die *Pearson*-Chi-Quadrat-Wahrscheinlichkeit, bei ordinalskalierten auf die *Spearman*-Korrelations-Signifikanz.

Eine hohe Signifikanz sagt noch nichts über die Stärke des vermuteten Zusammenhangs aus. Erst *Assoziationsmaße*[30] können darüber Auskunft geben. Wir haben uns für die Assoziationsmaße *Phi* entschieden, das für Vierfeldertafeln sehr gebräuchlich ist. Von Vorteil ist, daß dabei die Anzahl der Fälle mitberücksichtigt wird (Benninghaus, 1990, 209/213). Im Falle einer statistischen Unabhängigkeit nimmt Phi den Wert 0 an. Der Maximalwert beträgt 1 und ist nicht von der Anzahl Spalten oder Zeilen abhängig. Phi hat kein Vorzeichen. Mangels einer «operationalen Interpretation» können die einzelnen Phi-Werte nur schwer miteinander verglichen werden (Benninghaus, 1990, 217).

---

[30] Ein *Assoziationsmaß* sagt etwas über die Stärke des Zusammenhangs zweier Variablen aus. Wenn hohe Rangwerte bei der einen Variable mit hohen Rangwerten der anderen Variable einhergehen, spricht man von einem positiven Zusammenhang; umgekehrt liegt ein negativer Zusammenhang vor, wenn hohe Werte auf der einen Variablen mit niedrigen Rangwerten auf der anderen Variablen verbunden sind. (Saurwein und Hönekopp, 1991, 342)

Wir schlagen folgende Interpretation vor:

Tabelle 25: Interpretation der Phi-Werte

Phi < .15	sehr schwache Beziehung
.15 ≤ Phi < .20	schwache Beziehung
.20 ≤ Phi < .30	«gute» Beziehung
Phi ≥ .30	«starke» Beziehung

Der *Chi-Quadrat-Wert* und die *Freiheitsgrade* sind den entsprechenden Tabellen jeweils beigefügt.

Auf die Darstellung ganzer *Kreuztabellen* haben wir aus Platzgründen verzichtet. Aus den Spalten- resp. Zeilenprozenten haben wir zusammengefaßte Tabellen erstellt.

Residualwerte[31] wurden so standardisiert und adjustiert, daß ungefähr eine Normalverteilung besteht. Werte > 1.6 ergeben einen signifikanten Unterschied zwischen beobachteter und erwarteter Häufigkeit (Signifikanzniveau $p < .05$).

Mit Hilfe von sogenannten *Kontrollvariablen* werden die Kreuztabellen um eine dritte Dimension erweitert. Durch Konstanthalten der Drittvariablen kann kontrolliert werden, ob die festgestellte Beziehung zwischen den anderen zwei Variablen Stich hält oder nicht (Benninghaus, 1990, 282). Am einfachsten läßt sich dies an einem Beispiel erklären. Will man z.B. die Beziehung zwischen der Beurteilung einer Frage und dem Alter bestimmen, kann als Kontrollvariable das Geschlecht gewählt werden. Nun wird sowohl für die Männer als auch für die Frauen eine Kreuztabelle zwischen den zwei Variablen ausgedruckt. Damit kann herausgefunden werden, ob die dritte Variable (Geschlecht) einen entscheidenden Einfluß auf die Beziehung der anderen zwei (Beurteilung der Frage und Alter) hat.

---

[31] *Residualwerte* sind ein Maß für die Differenz von beobachteter und erwarteter Häufigkeit einer Kreuztabelle (Otto, 1990, 8).

4.7 Parallelisierung mit anderen Studien

Wie wir im theoretischen Teil (S. 63 ff.) gezeigt haben, hängen Definitionen sexueller Ausbeutung unter anderem entscheidend davon ab, welche Formen der oder die jeweilige ForscherIn dazuzählt bzw. nicht dazuzählt. Daß diese mehr oder weniger engen Definitionen einen wichtigen Einfluß auf das festgestellte Ausmaß sexueller Ausbeutung haben, ist offensichtlich. Um unsere Resultate mit denjenigen anderer Studien im Detail vergleichen zu können, war es nötig, bezüglich der Definitionen sexueller Ausbeutung unsere Items denjenigen der anderen Studien anzugleichen. Wir haben dies bei den Untersuchungen von Glöer (1988) und Bange (1992) gemacht.

Im Rahmen ihrer Diplomarbeit am Psychologischen Institut der Albert-Ludwigs-Universität in Freiburg i. Br. befragte Glöer im Jahre 1987 150 Psychologiestudierende (93 Frauen und 57 Männer) derselben Universität. Dabei verwendete sie eine an die deutschen Verhältnisse angepaßte Version des ersten Fragebogens von Finkelhor, wobei sie bei den Fragen nach der Art der sexuellen Ausbeutung die Kategorie «Geschlechtsverkehr» in oralen, analen und vaginalen Geschlechtsverkehr ausdifferenzierte (1979, 169; Glöer, 1988, Anhang S. 8). Die folgende Tabelle zeigt einen Vergleich ihrer Items mit den entsprechenden aus unserer Studie:

Tabelle 26: Parallelisierung der Studie von Glöer (1988) mit unserer bezüglich der Arten sexueller Ausbeutung, die für die Definition verwendet wurden

Glöer (1988)	Gloor und Pfister (1995)
Hatten Sie als Kind und/oder Jugendliche(r) sexuelle Erlebnisse mit einer Person, die etwa fünf oder mehr Jahre älter war als Sie? Was geschah? • Eine Aufforderung oder Bitte der Person, etwas Sexuelles zu tun. • Sexuell getönte Küsse oder Umarmungen.	Die folgenden Fragen beziehen sich *nicht* auf Liebesbeziehungen, die Du mit ungefähr Gleichaltrigen er lebt hast. • Hat Dich jemand in dieser Zeit so befühlt, gepackt oder geküßt, daß Du Dich *sexuell bedroht* fühltest?
• Die andere Person zeigte Ihnen ihre Geschlechtsteile.	• Hat Dich vor dem 14. Geburtstag jemand geschockt, indem er Dir seine/ihre Geschlechtsteile zeigte?
• Sie zeigten der anderen Person Ihre Geschlechtsteile.	• Hat jemand vor Deinem 14. Geburtstag von Dir verlangt, du sollst Dich vor ihm oder ihr *nackt* ausziehen?
• Die andere Person streichelte Sie in einer sexuellen Art und Weise.	• Hat Dich jemand in dieser Zeit so befühlt, gepackt oder geküßt, daß Du Dich *sexuell bedroht* fühltest?
• Sie streichelten die andere Person in einer sexuellen Art und Weise.	• Hat jemand gegen Deinen Willen von Dir verlangt, seine oder ihre *Genitalien* zu *berühren*?
• Die andere Person berührte Ihre Geschlechtsteile.	• Hat jemand Deine *Brüste* oder *Geschlechtsteile berührt* oder dies nur versucht?
• Sie berührten die Geschlechtsteile der anderen Person.	• Hat jemand gegen Deinen Willen von Dir verlangt, seine oder ihre *Genitalien* zu *berühren*?
• Oraler Geschlechtsverkehr	• Hat jemand in diesen Jahren von Dir verlangt, ihn oder sie *oral* zu *befriedigen*?
• Analer Geschlechtsverkehr • Vaginaler Geschlechtsverkehr	• Hat jemand mit Dir gegen Deinen Willen irgendeine Form von *Geschlechtsverkehr* gehabt oder dies auch nur versucht?
• Etwas anderes: - nackt ausziehen	- Hat jemand vor Deinem 14. Geburtstag von Dir verlangt, du sollst Dich vor ihm oder ihr *nackt* ausziehen?
- mit der Hand die andere Person befriedigen	- Hat jemand gegen Deinen Willen von Dir verlangt, seine oder ihre *Genitalien* zu *berühren*?

Bezüglich des Alters erfaßte Glöer den *Beginn* der sexuellen Ausbeutung. Eine Person gab ein Alter von 17 Jahren an, acht Studierende eines zwischen 13 und 15 Jahren. Alle übrigen gaben geringere Alter beim Beginn an. Mit der Methode der Autorin kann die obere Altersgrenze bei den von ihr erfaßten sexuellen Ausbeutungen nicht klar gezogen werden, dauert doch sexuelle Ausbeutung oft über längere Zeit an. Auch das Vorgehen, fünf oder mehr Jahre Altersunterschied zwischen Täter/Täterin und Opfer als Kriterium für *nicht* einvernehmliche sexuelle Handlungen zu wählen, ist nicht unbedenklich (vgl. S. 68 ff.). Außer bei den Formen mit Geschlechtsverkehr wird bei den Items zuwenig klar hervorgehoben, wer die Initiative zur sexuellen Handlung ergriffen hat. So können z.B. kleinere Kinder vor Erwachsenen nackt herumlaufen, ihnen also ihre Geschlechtsteile zeigen, ohne daß es sich dabei um eine sexuelle Ausbeutung handelt. Dasselbe gilt für das Berühren der Geschlechtsteile von Erwachsenen: Im Fragebogen wird nicht erwähnt, ob dies der oder die Erwachsene vom Kind verlangt hat oder ob das Kind dies auf eigene Initiative hin getan hat. Hier wird also der Rahmen sexueller Ausbeutung unserer Meinung nach zu sehr ausgedehnt, während andere Bereiche wie etwa Voyeurismus oder das Zeigen von Pornographie keinen Eingang in den Fragebogen von Glöer gefunden haben.

Von den insgesamt 1500 Fragebogen, die der deutsche Psychologe Bange im Jahre 1990 an Studierende der Universität Dortmund verteilte, konnte er deren 861 (57%) für die Auswertung benützen. Da der Rücklauf bei den Frauen größer war, bestand die endgültige Stichprobe aus 60% Frauen und 40% Männern. Das Durchschnittsalter lag bei 23 Jahren. Die in dieser Untersuchung verwendete Definition sexueller Ausbeutung umfaßte zehn Formen. Die folgende Tabelle zeigt die Parallelisierung mit den entsprechenden Items unseres Fragebogens:

Tabelle 27: Parallelisierung der Studie von Bange (1992) mit unserer bezüglich der Arten sexueller Ausbeutung, die für die Definition sexueller Ausbeutung verwendet wurden

Bange (1992)	Gloor und Pfister (1995)
Unangenehme sexuelle Erlebnisse in Ihrer Kindheit	Die folgenden Fragen beziehen sich *nicht* auf Liebesbeziehungen mit Gleichaltrigen.
• Hat Ihnen jemand gegen ihren Willen seine Genitalien gezeigt?	• Hat Dich jemand geschockt, indem er Dir seine/ihre Geschlechtsteile gezeigt hat?
• Hat Sie jemand in einer Weise geküßt oder umarmt, durch die Sie sich sexuell belästigt fühlten?	• Hat Dich jemand so befühlt, gepackt oder geküßt, daß Du Dich *sexuell bedroht* fühltest?
• Hat Sie jemand gegen Ihren Willen an Ihren Genitalien angefaßt oder es versucht?	• Hat jemand Deine *Brüste* oder *Geschlechtsteile berührt* oder dies nur versucht?
• Mußten Sie gegen ihren Willen jemanden an seine Genitalien fassen?	• Hat jemand gegen Deinen Willen von Dir verlangt, seine oder ihre *Genitalien zu berühren*?
• Hat Sie jemand gegen Ihren Willen zu Anal-, Oral- oder Vaginalverkehr gezwungen oder es versucht?	• Hat jemand mit Dir gegen Deinen Willen irgendeine Form von *Geschlechtsverkehr* gehabt oder dies auch nur versucht?
	• Hat jemand in diesen Jahren von Dir verlangt, ihn oder sie *oral zu befriedigen*?
	• Warst Du Opfer einer (versuchten) *Vergewaltigung*?
• Kam es zu irgendwelchen sexuellen Handlungen zwischen einem Ihrer Onkel, einer Ihrer Tanten, Ihrem Vater/Stiefvater, Ihrer Mutter/Stiefmutter, Ihrem Großvater, Ihrer Großmutter und Ihnen?	• Hat ein Onkel, Bruder, Vater, Großvater oder eine weibliche Verwandte mit Dir irgendeine Art von *sexuellem Kontakt* gehabt?
• Kam es gegen Ihren Willen zu irgendwelchen sexuellen Handlungen zwischen einem Bruder/Stiefbruder, einer Schwester/Stiefschwester, einem Cousin, einer Cousine und Ihnen?	• Hat ein Stiefvater oder eine Stiefmutter, ein Stiefbruder oder eine Stiefschwester, ein Cousin oder eine Cousine mit Dir *sexuellen Kontakt* gehabt?
• Hat ein Ihnen bekannter Erwachsener (wie z.B. Nachbar, Jugendgruppenleiter, Lehrer) Sie gegen Ihren Willen zu sexuellen Handlungen gezwungen oder es versucht?	• Es gibt Leute, die **unerwünschte sexuelle Annäherungen** von Personen wie Arzt/Ärztin, Lehrer, (in), Therapeut(in), Polizist(in), Chef(in), Geistliche(r) oder einer viel älteren Person, die Autorität über sie hatten, erlebt haben. Hast Du eine unerwünschte Erfahrung mit einer solchen Autoritätsperson gemacht?

☞ Fortsetzung der Tabelle auf der nächsten Seite ☞

Bange (1992)	Gloor und Pfister (1995)
• Hat Sie ein Fremder gegen Ihren Willen zu sexuellen Handlungen gezwungen oder es versucht?	
Können Sie sich an ein anderes Erlebnis erinnern, bei dem Sie gegen Ihren Willen zu sexuellen Handlungen gezwungen wurden, das in den bisherigen Fragen nicht angesprochen wurde?	• Kannst Du Dich noch an eine anandere, bisher nicht erwähnte Form unerwünschter sexueller Erfahrung erinnern?

Mit wenigen Ausnahmen stimmen die Items der beiden Studien ziemlich gut überein, wobei einige Formen sexueller Ausbeutung, die wir in unserer Untersuchung erfaßt haben, bei Bange nicht vorhanden sind. Es handelt sich dabei vor allem um Formen ohne Berühren wie z.b. voyeuristisches Anschauen oder um das Erstellen von Nacktphotos. In seiner Studie haben zehn Prozent der Studentinnen und sieben Prozent der Studenten versuchte sexuelle Übergriffe, Erfahrungen mit Exhibitionisten oder sexuelle Belästigungen angegeben, ohne aber die nachfolgenden Fragen nach den Umständen dieser sexuellen Erfahrungen zu beantworten. Bange hat sie deshalb nicht in seine Berechnungen aufgenommen. Wir haben in unserer Studie das umgekehrte Vorgehen gewählt, indem wir zuerst fragten, ob sich die Psychologiestudierenden als «sexuell ausgebeutet» bezeichneten und anschließend nur diejenigen, die dies bejahten, zu den näheren Umständen der sexuellen Ausbeutung befragt. Beim Vergleich der Studie von Bange mit unserer muß allerdings beachtet werden, daß er die Altersgrenze der Opfer sexueller Ausbeutung bei 16 Jahren gezogen hat, während sie in unserer Untersuchung bei 14 Jahren lag. Trotz all der erwähnten methodischen Unterschiede kann ein direkter Vergleich der beiden Studien unserer Meinung nach verantwortet werden. Wir werden uns in der Diskussion darauf beschränken, nur größere Unterschiede zu besprechen.

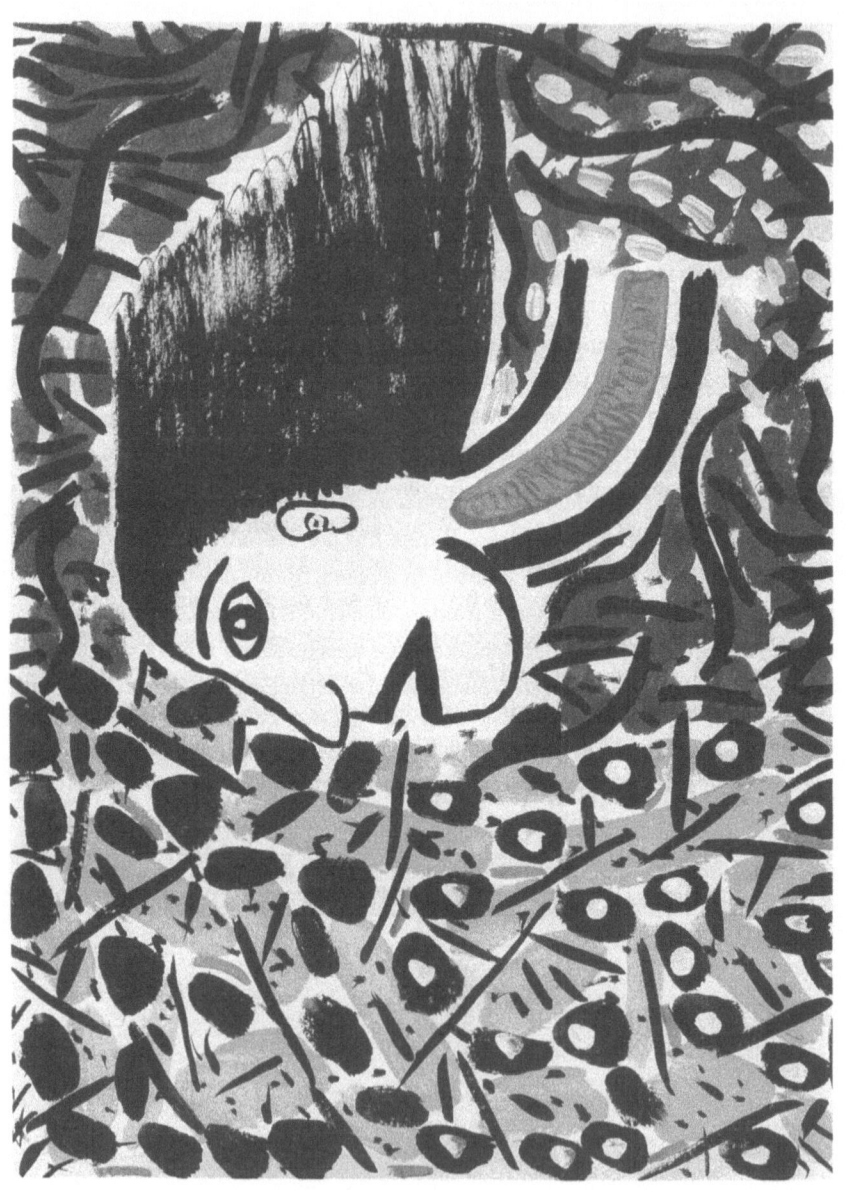

Bild einer betroffenen Frau

5 Ergebnisse

5.1 Darstellung der Stichprobe

Unsere Untersuchungsgruppe besteht aus 539 Psychologiestudierenden der Universität Zürich (Angaben zum Rücklauf: siehe S. 135). Zum Zeitpunkt der Erhebung der vorliegenden Daten machten sie knapp einen Drittel aller am Psychologischen Institut eingeschriebenen Studierenden aus. Über die demographische Verteilung der Stichprobe sollen die folgenden Abbildungen Auskunft geben:

Abbildung 2: Geschlechtsverteilung (N = 538)

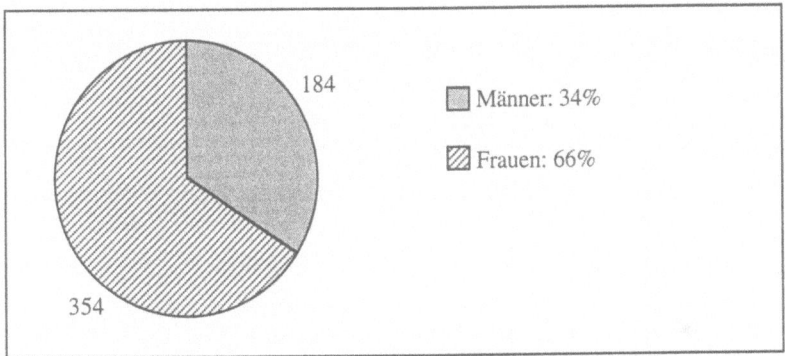

Die Psychologiestudentinnen machen zwei Drittel der Befragten aus. Diese Verteilung entspricht dem Frauen-Anteil der Psychologiestudierenden der Universität Zürich.

Abbildung 3: Verteilung der Alterskategorien (N = 539)

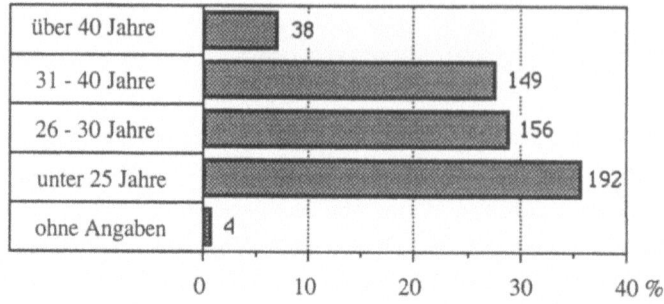

Den mit rund 35% größten Anteil machen Studierende unter 25 Jahren aus. Es folgen mit je etwas weniger als 30% Studierende, die zwischen 26 und 30 Jahre resp. zwischen 31 und 40 Jahre alt sind. Studierende über 40 Jahre sind mit nur rund 8% unter den Befragten vertreten.

Abbildung 4: Familienstand der Befragten (N = 539)

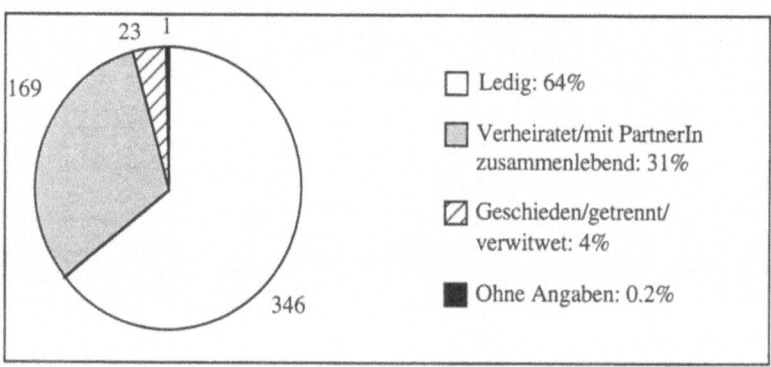

Rund zwei Drittel der Befragten waren im Zeitpunkt der Befragung ledig. 31% lebten damals mit einer/einem Partner/in zusammen. Lediglich 4% waren geschieden, getrennt oder verwitwet.

Abbildung 5: Eigene Kinder (N = 539)

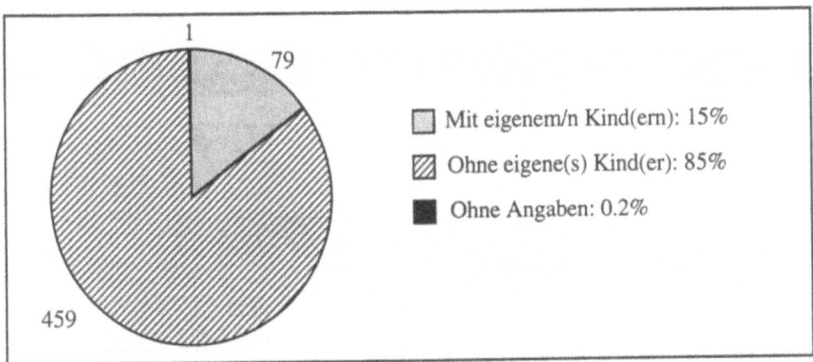

Lediglich 15% der Psychologiestudierenden hatten zur Zeit der Befragung eigene Kinder.

Abbildung 6: Berufliche und private Erfahrungen mit Kindern (N = 539)

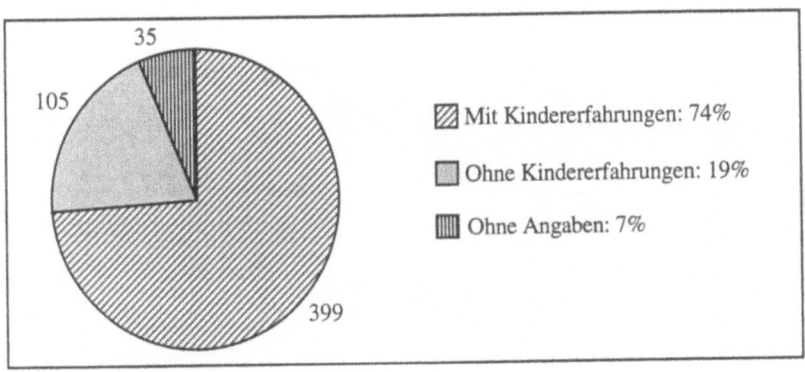

Rund drei Viertel der Befragten gaben berufliche oder andere Erfahrungen mit Kindern inklusive Praktika an.

Abbildung 7: Frühere Ausbildung (N = 539)

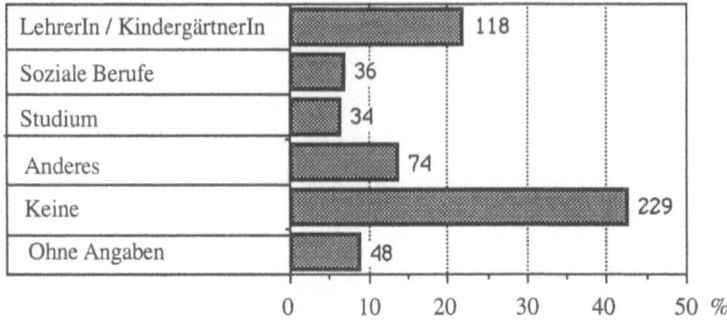

Für den größten Teil der Befragten (43%) ist das Psychologiestudium die erste Ausbildung. Ein Fünftel der Studierenden lernten in einer früheren Ausbildung LehrerIn oder KindergärtnerIn, und 6% studierten vor der Psychologie eine andere Fachrichtung.

Abbildung 8: Semesterzahl (N = 539)

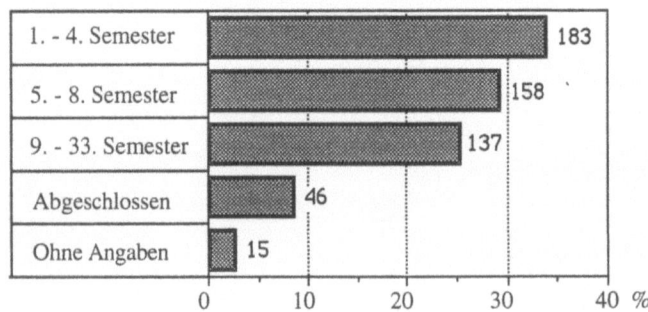

Die Anzahl Studierender nimmt mit zunehmender Semesterzahl kontinuierlich ab. 34% studieren im 1. - 4. Semester, 29% im 5. - 8., ein Viertel der Befragten im 9. - 33. Semester[32] und 9% haben zum Zeitpunkt der Befragung das Studium bereits abgeschlossen.

---

[32] Hohe Semesterzahlen sind gar nicht so selten, bleiben doch gewisse Leute an der Universität eingeschrieben, obwohl sie eigentlich gar nicht mehr studieren.

Abbildung 9: Erstes Nebenfach (N = 539)

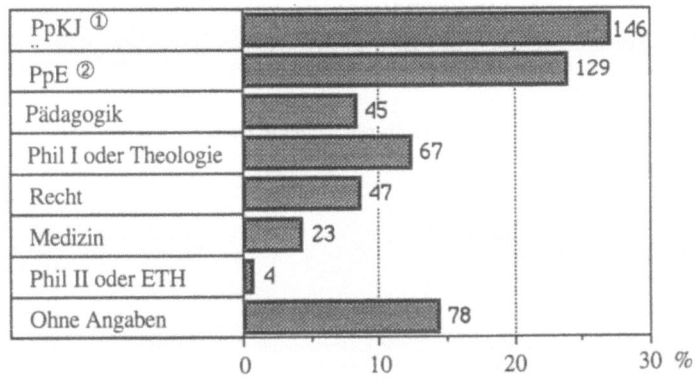

① Psychopathologie des Kindes- und Jugendalters
② Psychopathologie des Erwachsenenalters

Am meisten Befragte (27%) haben in ihrem 1. Nebenfach Psychopathologie des Kindes- und Jugendalters belegt. Die zweitgrößte Gruppe mit 24% studiert Psychopathologie des Erwachsenenalters, und 8% Pädagogik. Ein anderes Phil I-Fach oder Theologie wählten 12% der Befragten, Phil II oder ein Fach an der ETH knapp 1%, ein juristisches Nebenfach belegen 9% und ein medizinisches 4% der befragten Psychologiestudierenden.

Abbildung 10: Angestrebter Beruf (N = 539)

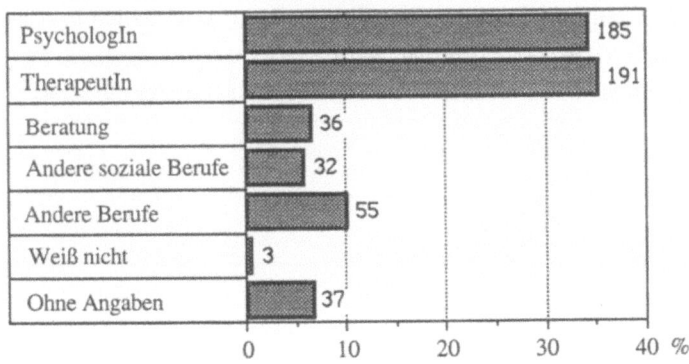

34% der Studierenden streben naheliegenderweise an, PsychologIn zu werden. 35% der Befragten gaben an, Therapeut oder Therapeutin werden zu wollen, 7% streben eine Form von Beratung an, 6% werden vermutlich einen anderen sozialen Beruf ergreifen und 10% nannten einen anderen Beruf.

Abbildung 11: Angestrebter Beruf mit Kindern resp. ohne Kinder (N = 539)

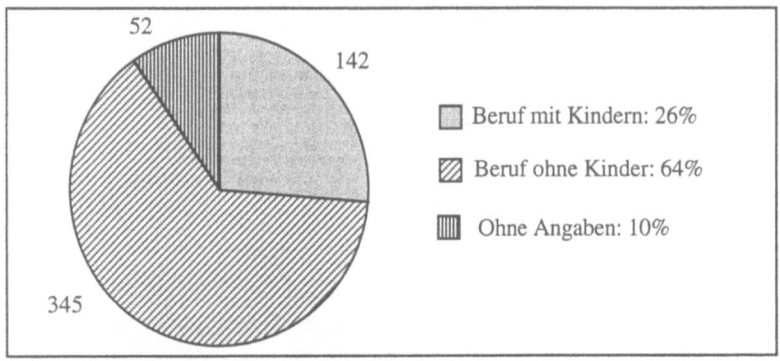

Von den angestrebten Berufen sind 26% Berufe, in denen die Studierenden mit Kindern zu tun haben werden, 64% solche ohne einen Bezug zu Kindern.

5.2 Verbreitung von Mythen

Nachdem die Mythen im Theoretischen Teil (S. 17–50) ausführlich besprochen wurden, stellen wir die Ergebnisse über deren Einschätzung durch Psychologiestudierende und LehrerInnen eines Schulkapitels hier nur kurz dar:

Abbildung 12: Zustimmungen zu den Mythen im Vergleich LehrerInnen - Psychologiestudierende

	LEHRER/INNEN
■	PSYCHOLOGIESTUDENTEN/INNEN

Sexuelle Ausbeutung ist in vielen Fällen nicht Realität, sondern Produkt kindlicher Phantasie.	
Bei sexueller Ausbeutung handelt es sich meistens um einen einmaligen Ausrutscher.	
Eine sexuelle Handlung mit einem/r Erwachsenen kann sich auf die Entwicklung des Kindes positiv auswirken.	
Kinder und Jugendliche werden häufiger durch Frauen als durch Männer sexuell ausgebeutet.	
Sexuelle Ausbeutung passiert einem Mädchen oder Jungen nicht, wenn es dies ausdrücklich nicht will.	
Falls das Kind oder die/der Jugendliche ihre/seine Einwilligung zur sexuellen Handlung gibt, kann man nicht von sexueller Ausbeutung sprechen.	
Sexuelle Ausbeutung geht in erster Linie von einer oder dem Betroffenen fremden Person aus.	
Bei den Täter(inne)n handelt es sich in der Regel um Psychopathen, nicht um eher unauffällige Menschen.	
In vielen Fällen reizt das Kind durch seine verführerische Art den Erwachsenen.	
Es sind mehr Jungen als Mädchen von sexueller Ausbeutung betroffen.	
Sexuelle Ausbeutung geschieht vor allem ab der Pubertät, wenn die Mädchen oder Jungen sexuell attraktiv werden /sind.	
Sexuelle Ausbeutung kommt vor allem in der Unterschicht vor.	
Die Folgen von sexueller Ausbeutung sind meistens körperlich sichtbar.	
Ein Kind oder ein(e) Jugendliche(r) kann einer sexuellen Handlung mit einem Erwachsenen willentlich zustimmen.	
Bei den Täter(inne)n handelt es sich meistens um Personen, die in ihrer Partnerschaft keine sexuelle Befriedigung finden."	
Das Kind oder die/der Jugendliche kann bei der sexuellen Ausbeutung nicht auch Lustgefühle empfinden.	

JA %

155

Auch wenn die meisten Mythen von einem großen Prozentsatz der Befragten abgelehnt wurden, darf man die *Bedeutung* und möglichen Konsequenzen, die die Zustimmung(en) zu einzelnen Mythen haben, nicht unterschätzen. Auch wenn bloß 10% der Befragten einer solchen (falschen) Meinung sind, könnte dies entsprechende Auswirkungen auf ihr Verhalten und ihren Umgang mit dem Thema sexuelle Ausbeutung haben.

Verschiedenen Aussagen wurden von *Lehrern und Lehrerinnen häufiger bejaht* als von Studierenden. Der Unterschied scheint insofern interessant, als LehrerInnen in direktem Kontakt mit den Kindern arbeiten und somit auch bewußt oder unbewußt mit der Problematik der sexuellen Ausbeutung in Kontakt kommen. Psychologiestudierende auf der anderen Seite setzen sich meistens hauptsächlich theoretisch mit dem Thema auseinander.

Die folgenden Ergebnisse betreffen ausschließlich die Beurteilung der Aussagen durch *Psychologiestudierende*. Es wurde untersucht, ob die folgenden Faktoren mit der Einschätzung der Mythen zusammenhängen:

- Geschlecht
- Familienstand
- Alter
- ob die Befragten eigene Kinder haben oder nicht
- ob sie sich bereits mit dem Thema auseinandergesetzt haben
- ob sie jemanden kennen, die/der betroffen war
- ob sie selber von sexueller Ausbeutung betroffen sind

5.2.1 Vorkommen sexueller Ausbeutung

Der falschen Meinung, bei sexueller Ausbeutung handle es sich meistens um einen *einmaligen Ausrutscher*, sind deutlich mehr Männer als Frauen, häufiger jüngere Studierende bis zu 25 Jahren und solche, die sich kaum oder nur nebenbei mit dem Thema auseinandergesetzt haben.

Der Mythos, sexuelle Ausbeutung komme vor allem in der *Unterschicht* vor, ist bei Männern, Studierenden mit eigenen Kindern, im Unterschied zu denen ohne Kinder, und bei bis zu 25jährigen stärker verbreitet, als aufgrund einer gleichmäßigen Verteilung zu erwarten war. Studierende, die sich intensiv mit dem Thema auseinandergesetzt haben, und auch solche, die in ihrer Kindheit sexuell ausgebeutet worden sind, lehnen die Aussage wesentlich deutlicher ab.

5.2.2 Die Rolle und das Erleben der Betroffenen

Die falsche Ansicht, ein Kind oder ein(e) Jugendliche(r) könne einer sexuellen Handlung mit einem Erwachsenen willentlich *zustimmen*, kommt häufiger bei Männern, Ledigen und den jüngeren Studierenden (bis 25 Jahre) vor. Psychologiestudierende, die in ihrer Kindheit selbst sexuell ausgebeutet worden sind, lehnen diese Aussage deutlicher ab.

Der Mythos, man könne nicht von sexueller Ausbeutung sprechen, wenn das Kind oder die/der Jugendliche ihre/seine *Einwilligung* zur sexuellen Handlung gebe, ist vor allem bei Männern, bei Studierenden ohne Kinder, bei Ledigen und bei Psychologiestudierenden bis 25 Jahre vertreten.

Die Aussage, sexuelle Ausbeutung passiere einem Mädchen oder Jungen nicht, wenn es/er dies ausdrücklich *nicht will*, lehnen Frauen deutlicher ab als Männer.

Die Falschmeinung, das Kind oder die/der Jugendliche könne bei der sexuellen Ausbeutung keine sexuellen *Lustgefühle* empfinden, ist bei Frauen, Studierenden ohne Kinder und solchen bis 25 Jahre verbreitet. Psychologiestudierende, die jemanden kennen, die/der sexuell ausgebeutet worden ist oder selbst davon betroffen sind, und auch solche, die sich intensiv mit dem Thema auseinandergesetzt haben, lehnen die Aussage deutlicher ab.

Die Verbreitung der Falschmeinung, in vielen Fällen reize das Mädchen oder der Junge durch ihre/seine *verführerische Art* den Erwachsenen, wird häufiger von Männern, Geschiedenen, Getrennten oder Verwitweten und von den über 30jährigen angegeben.

Dem Vorurteil, sexuelle Ausbeutung sei in vielen Fällen nicht Realität, sondern Produkt kindlicher *Phantasie*, glauben mehr Männer und über 30jährige.

5.2.3 Charakteristik der Betroffenen

Der Ansicht, es seien *mehr Jungen* als Mädchen von sexueller Ausbeutung betroffen, waren etwas mehr Ledige, bis zu 25jährige und Studierende, die mit ihrem/ihrer PartnerIn zusammenleben.

Der Mythos, sexuelle Ausbeutung geschehe vor allem *ab der Pubertät*, wenn die Mädchen oder Jungen sexuell attraktiv werden/sind, kommt häufiger bei Männern und Psychologiestudierenden bis 25 Jahre vor. Eine intensive Auseinandersetzung mit dem Thema steht in deutlichem Zusammenhang mit einer Verneinung dieser Aussage.

5.2.4 Folgen für die Betroffenen

Die Falschmeinung, die Folgen sexueller Ausbeutung seien meistens *körperlich sichtbar*, ist vor allem bei Frauen, Studierenden ohne Kinder und jüngeren (bis 25 Jahre) vorhanden.

Der Mythos, eine sexuelle Handlung mit einem/r Erwachsenen könne sich auf die Entwicklung des Kindes oder der/des Jugendlichen *positiv* auswirken, ist stärker bei Männern, ledigen Studierenden und solchen ohne eigene Kinder verbreitet. Über 30jährige und Studierende, die sich bereits mit dem Thema auseinandergesetzt haben, lehnen den Mythos deutlicher ab.

5.2.5 Die Täter und Täterinnen

Die Ansicht, sexuelle Ausbeutung gehe in erster Linie von einer der oder dem Betroffenen *fremden Person* aus», wird vor allem von Männern, Studierenden ohne Kinder, Geschiedenen, Getrennten oder Verwitweten und von PsychologiestudentInnen über 30 Jahre weniger deutlich abgelehnt als von den übrigen.

Dem Vorurteil, bei den Tätern/Täterinnen handle es sich in der Regel um *Psychopathen* und um eher auffällige Menschen, stimmen überdurchschnittlich viele ledige Psychologiestudierende zu. Studierende, die mit ihrem Partner oder ihrer Partnerin zusammenleben, lehnen den Mythos häufiger ab.

Die Verbreitung des Mythos, bei den Tätern/Täterinnen handle es sich meistens um Personen, die in ihrer Partnerschaft *keine sexuelle Befriedigung* fänden, ist bei den Männern und den geschiedenen, getrennten oder verwitweten Psychologiestudierenden besonders hoch.

Das Fehlurteil, Kinder und Jugendliche würden *häufiger durch Frauen* als durch Männer sexuell ausgebeutet, wird von männlichen und ledigen Studierenden sowie von solchen bis 25 Jahren weniger deutlich abgelehnt.

5.3 Hintergründe

5.3.1 Zugang und Bekanntheit des Themas

Aufgrund der Verbreitung des Themas in Fachkreisen wie auch in der Öffentlichkeit ist zu erwarten, daß auch *Psychologiestudierende* dem Thema «sexuelle Ausbeutung von Kindern und Jugendlichen» begegnet sind. Wie ernst nehmen Psychologiestudierende, die mit ziemlicher Sicherheit in ihrem späteren Beruf mit dieser Problematik konfrontiert werden, dieses Thema? Wo sind sie ihm bisher überall begegnet?

5.3.1.1 Begegnungen

Um herauszufinden, wie *bekannt* den Studierenden das Thema «sexuelle Ausbeutung von Kindern und Jugendlichen» ist, listeten wir vier Ausprägungen der Bekanntheit auf, in denen sich die Befragten selbst einzuschätzen hatten.

Abbildung 13: Bekanntheit des Themas «sexuelle Ausbeutung von Kindern und Jugendlichen» (N = 539)

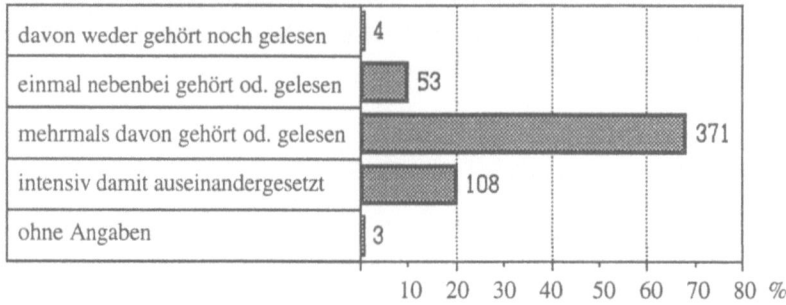

Der größte Teil der Studierenden hat schon mehrmals vom Thema gehört oder gelesen; ein Fünftel hat sich bereits intensiv damit auseinandergesetzt; 10% hatten zum Zeitpunkt der Befragung lediglich einmal davon gehört oder gelesen, aber nur so nebenbei. Es gibt kaum Studierende, die noch nie von diesem Thema gehört oder gelesen haben.

Auf der einen Seite könnte die große Anzahl bei der Kategorie «mehrmals davon gehört oder gelesen» durch den Effekt der sozialen Erwünschtheit[33] zustande gekommen sein. Wer gibt schon gerne zu, von einer Sache nichts oder nur wenig zu wissen. Auf der anderen Seite scheint «sexuelle Ausbeutung von Kindern und Jugendlichen» ein Thema zu sein, worüber gesprochen und geschrieben wird (vgl. S. 51 ff.).

5.3.1.2 Vertrautheit mit der Thematik

Ob sich hauptsächlich Frauen oder Männer vermehrt mit dem Thema auseinandergesetzt haben, ob das Alter eine Rolle spielt, oder ob vielleicht Erfahrungen mit Kindern mit der Intensität der Auseinandersetzung in Zusammenhang stehen, zeigt die folgende Tabelle:

---

[33] *Soziale Erwünschtheit* – Wunsch der Versuchsperson, von anderen in einem günstigen Licht gesehen zu werden – ruft die Tendenz hervor, Äußerungen zu unterlassen, die einen schlechten Eindruck hinterlaßen könnten. (Stroebe, Hewstone, Codol und Stephenson, 1990, 481).

Tabelle 28: Auffällige Unterschiede bei den Befragten bezüglich der Bekanntheit des Themas «sexuelle Ausbeutung von Kindern und Jugendlichen»

VARIABLE	BEKANNTHEIT des Themas sexuelle Ausbeutung von Kindern und Jugendlichen: Ich habe...		
	nicht oder nur nebenbei davon gehört oder gelesen	schon mehrmals davon gehört oder gelesen	mich schon intensiv damit auseinandergesetzt
GESCHLECHT			++ Frauen -- Männer
ALTER	++ bis 25 Jahre	- über 31 Jahre	-- bis 25 Jahre +++ über 31 Jahre
1. NEBENFACH	- Psychopathologie des Kindes- und Jugendalters + andere Nebenfächer		+++ Psychopathologie des Kindes- und Jugendalters
SEMESTER		-- Studium abgeschlossen	+++ Studium abgeschl.
FRÜHERE AUSBILDUNGEN	- LehrerIn/ KindergärtnerIn + keine früheren A.		
ERFAHRUNG(EN) MIT KINDERN	--		++
ANGESTREBTER BERUF MIT KINDERN			+
ZUM ERSTEN MAL AUF THEMA GESTOSSEN VOR...	+++ 0 - 2 Jahre - 4 - 5 Jahre	--- 0 - 2 Jahre ++ 4 - 5 Jahre - über 10 Jahre	+ über 10 Jahre
KENNE AUSGEBEUTETE	---	-	+++
SELBST VON SEX. AUSBEUTUNG BETROFFEN		---	+++

+ / -   Kategorie signifikant häufiger/weniger vertreten   R> |1.6| → p <.05
++ / --   Kategorie sehr signifikant häufiger/weniger vertreten   R> |2.3| → p <.01
+++ / ---   Kategorie hoch signifikant häufiger/weniger vertreten   R> |3.0| → p <.001

Signifikant mehr *Frauen* als Männer haben sich bereits *intensiv* mit dem Thema «sexuelle Ausbeutung von Kindern und Jugendlichen» *auseinandergesetzt*. Dies kann damit zusammenhängen, daß Männern eine Auseinandersetzung mit dem Thema eher unwichtig scheint. Neben der Tatsache, daß mehrheitlich Mädchen von sexueller Gewalt betroffen sind, nennt Bange einige weitere mögliche Gründe dafür, warum sich Männer weniger mit diesem Thema auseinandersetzen:

> Es paßt nicht in das herrschende Männerbild, daß Männer sexuell mißbraucht werden. Sich damit auseinanderzusetzen, auch Opfer und damit schwach und unterlegen sein zu können, fällt vielen Männern schwer. (1992, 74)

Das Tabu, über sexuelle Ausbeutung von Jungen zu sprechen, ist außerdem noch bedeutend größer als dasjenige bei Frauen und Mädchen (vgl. Pfister, 1992b, 2 ff.).

Es sind mehrheitlich *ältere* Studierende, die sich bereits intensiv mit dem Thema auseinandergesetzt haben. Es ist einleuchtend, daß ältere Studierende in ihrem bisherigen Leben mehr Zeit und Gelegenheit gehabt haben, vor oder auch während ihrem Studium dem Thema zu begegnen.

Studierende mit dem *Nebenfach* Psychopathologie des Kindes- und Jugendalters haben sich in einer signifikant größeren Zahl schon intensiv mit dem Thema auseinandergesetzt als die übrigen. Es gibt außerdem weniger PsychologiestudentInnen, die als LehrerIn oder KindergärtnerIn ausgebildet sind und noch nie oder erst einmal vom Thema «sexuelle Ausbeutung von Kindern und Jugendlichen» gehört oder gelesen haben. Dies gilt nicht nur für diese beiden Berufe mit Kindern, sondern generell: Erfahrung(en) mit Kindern haben einen Einfluß auf die Bekanntheit des Themas. Es leuchtet auch ein, daß mehr von sexueller Ausbeutung Betroffene und solche, die eine oder mehrere Person(en) kennen, die in ihrer Kindheit sexuell ausgebeutet worden sind, sich bereits intensiv mit dem Thema auseinandergesetzt haben.

5.3.1.3 Umstände der Begegnung

29% der Psychologiestudierenden sind in einer oder mehreren *Lehrveranstaltungen* auf das Thema gestoßen. Die am häufigsten genannten Veranstaltungen waren dabei solche innerhalb der Psychopathologie (in erster Linie Psychopathologie des Kindes- und Jugendalters, aber auch Psychopathologie des Erwachsenenalters). Vereinzelt wurden andere Lehrveranstaltungen des Psychologischen Instituts (z.B. bei Alberto Godenzi oder Norbert Bischof), innerhalb der Pädagogik (z.B. bei Heinrich Nufer), aber auch an anderen Instituten und anderen Universitäten, oder innerhalb einer Weiterbildung, am LehrerInnenseminar oder in einer Therapieausbildung genannt.

69% der Psychologiestudierenden gaben an, mit anderen Leuten *Gespräche* zu diesem Thema geführt zu haben. GesprächspartnerInnen waren (nach Häufigkeit geordnet): FreundInnen und KollegInnen, MitstudentInnen, PsychologInnen, Eltern (mehrheitlich die Mutter), sowie auch PädagogInnen und (andere) Fachleute.

38% der Befragten gaben an, *Gespräche mit betroffenen* Frauen geführt zu haben, 11% mit sexuell ausgebeuteten Jugendlichen, 10% mit solchen Kindern und 6% mit betroffenen Männern.

Tabelle 29: Bekanntschaft und Gespräche mit sexuell ausgebeuteten Menschen

21%	kennen **eine Frau**, die in ihrer Kindheit oder Jugend sexuell ausgebeutet worden ist.	8%	kennen **einen Mann**, der in seiner Kindheit oder Jugend sexuell ausgebeutet worden ist.
35%	kennen **mehrere Frauen**, die in ihrer Kindheit oder Jugend sexuell ausgebeutet worden sind.	5%	kennen **mehrere Männer**, die in ihrer Kindheit oder Jugend sexuell ausgebeutet worden sind.
38%	haben **Gespräche** mit einer oder mehreren sexuell ausgebeuteten **Frauen** geführt.	6%	haben **Gespräche** mit einem oder mehreren sexuell ausgebeuteten **Männern** geführt.

Die große Differenz zwischen der Anzahl Gespräche mit betroffenen Frauen und Männern ist nicht direkt proportional zur Verteilung der tatsächlichen Betroffenheit zwischen Männern und Frauen. In unserer Befragung haben aber ungefähr sechs Mal mehr Befragte mit betroffenen *Frauen* Gespräche geführt als mit betroffenen Männern. Dies läßt sich nicht nur damit erklären, daß mehr Frauen als Männer in ihrer Kindheit oder Jugend sexuell ausgebeutet worden sind. Das Tabu, über ihre eigene sexuelle Ausbeutung zu sprechen, ist bei Männern höher als bei Frauen. Hinzu kommt, daß sich weniger Männer als «sexuell ausgebeutet» bezeichnen, auch wenn sie entsprechende Erfahrungen hatten (vgl. S. 182 ff.). Dies wäre ein weiterer Grund für die niedrige Zahl der geführten Gespräche mit betroffenen Männern sowie auch eine Erklärung dafür, daß Psychologiestudierende weniger betroffene Männer als Frauen kennen.

Am häufigsten ist den Befragten das Thema «sexuelle Ausbeutung von Kindern und Jugendlichen» in den Medien durch *Artikel in Zeitungen, Zeitschriften* etc. begegnet. 91% gaben an, in Tages- oder Wochenzeitungen, in Illustrierten oder anderen Zeitschriften zu diesem Thema etwas gelesen zu haben. 51% der Studierenden haben *Bücher* dazu gelesen. Einige der am meisten genannten Bücher, in der Reihenfolge ihrer Häufigkeit, waren:

- Truddi Chase (1988): Aufschrei.
- Iris Galey (1988): Ich weinte nicht, als Vater starb.
- Torey L. Heyden (1984): Sheila.
- Alice Miller (1981): Du sollst nicht merken.
- Ursula Wirtz (1989): Seelenmord.

17% der Befragten waren dem Thema in *Broschüren* begegnet, 43% sind in *Radiosendungen* und 52% in *Fernsehsendungen* darauf gestoßen.

In *Kursen* haben 6% der Befragten etwas zu diesem Thema gehört; häufig handelte es sich dabei um Weiterbildungskurse.

17% gaben an, durch *anderes* wie z.B. eigene Erfahrungen, Therapien, eigene Gedanken, sexuelle Ausbeutung in der Umgebung oder in Praktika dem Thema begegnet zu sein.

5.3.1.4 Wodurch sind Studierende darauf gestoßen?

Interessant ist, *wo* die Befragten dem Thema «sexuelle Ausbeutung von Kindern und Jugendlichen» *zum ersten Mal* begegnet sind: Die meisten Psychologiestudierenden stießen durch Artikel in Zeitungen und Zeitschriften zum ersten Mal darauf, ein weiterer, relativ großer Teil in Gesprächen mit anderen Leuten; in abnehmender Zahl begegneten sie dem Thema in Fernsehsendungen, durch Bücher, durch Gespräche mit betroffenen Frauen, in Lehrveranstaltungen, durch Radiosendungen, durch Gespräche mit sexuell ausgebeuteten Jugendlichen und Kindern und einige wenige durch Broschüren und Kurse. In Gesprächen mit betroffenen Männern ist niemand zum ersten Mal auf das Thema gestoßen.

Abbildung 14: *Wo* Psychologiestudierende *zum ersten Mal* auf das Thema «sexuelle Ausbeutung von Kindern und Jugendlichen» gestoßen sind (nach Häufigkeit geordnet).

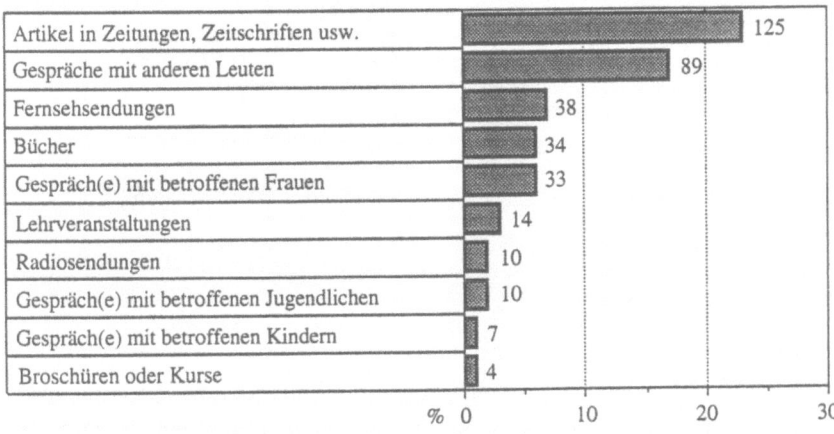

5.2.1.5 Zeitpunkt der ersten Begegnung

Auch wenn den Befragten der genaue Zeitpunkt der ersten Begegnung mit diesem Thema nicht mehr präsent ist, so konnten sich doch die meisten ungefähr an den Zeitraum erinnern.

Abbildung 15: *Wann* Psychologiestudierende *zum ersten Mal* auf das Thema «sexuelle Ausbeutung von Kindern und Jugendlichen» gestoßen sind.

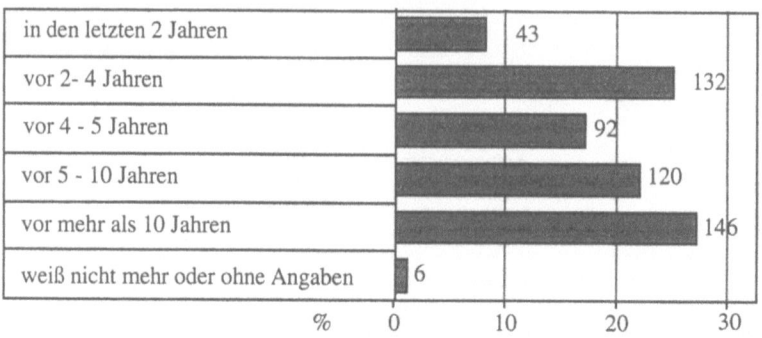

Es fällt auf, daß neben der größten Gruppe von Studierenden, die bereits vor mehr als 10 Jahren zum ersten Mal auf das Thema gestoßen ist, und von denen auch ein Teil selbst betroffen ist, ein Viertel der Psychologiestudierenden vor 2-4 Jahren mit dem Thema in Berührung kam. In den Jahren 1987-89 ist sexuelle Ausbeutung von Kindern und Jugendlichen in der Schweiz im besonderen Maße aktuell geworden (vgl. S. 51 ff.). Wir nehmen an, daß bei allen, die in ihrer Kindheit oder Jugend sexuell ausgebeutet worden sind, die erste Begegnung mit dem Thema (nämlich die eigenen Erfahrungen) weiter zurückliegt, als den oben genannten Zahlen zu entnehmen ist. Die sexuelle Ausbeutung selbst scheint nicht für alle Betroffenen identisch mit dem ersten Zusammentreffen mit dem Thema zu sein. Eine Rolle spielen könnte auch, daß eigene Ausbeutungserlebnisse verdrängt und vergessen und erst viel später wieder erinnert werden. Wir müssen solche Annahmen als Hypothesen stehen lassen, weil sie aufgrund unseres Fragebogens nicht näher verifizierbar sind. Es wäre interessant mittels Interviews diesen Annahmen nachzugehen.

5.3.2 Auseinandersetzung der Befragten mit dem Thema

5.3.2.1 Wichtigkeit

Für 91% der Befragten ist eine Auseinandersetzung mit dem Thema *wichtig*, 8% gaben an, sie sei ihnen nur eher wichtig und für 1% ist sie eher unwichtig. Für absolut unwichtig hält die Auseinandersetzung jedoch niemand. Die soziale Erwünschtheit hat vermutlich einen verzerrenden Einfluß auf diese Fragestellung. Einige der Befragten werden sich bei dieser Frage eher interessierter gezeigt haben als sie in Wirklichkeit sind.

Für *Frauen* ist eine Auseinandersetzung mit diesem Thema häufiger von Bedeutung als für Männer (95% der Frauen bejahten diese Frage klar gegenüber 84% der Männer). Außerdem ist Studierenden mit eigenen Kindern und solchen, die Betroffene kennen, die Auseinandersetzung mit dem Thema «sexuelle Ausbeutung von Kindern und Jugendlichen» deutlich wichtiger als den übrigen. Frühere Berufsausbildungen wie auch eigene Betroffenheit haben in unserer Untersuchung keinen Einfluß auf diese Einstellung.

5.3.2.2 Zukünftige Auseinandersetzung

Ein Drittel der Befragten will sich in Zukunft intensiver mit dem Thema befassen, 65% sind sich darüber noch nicht im klaren, und bloß 3% verneinen dieses Vorhaben. Eine Studentin meinte, sie wolle sich in der kommenden Zeit nicht *noch* intensiver mit dem Thema befassen. Die Aussage «ich möchte mich intensiver mit dem Thema befassen» ist, wie wir erst im nachhinein festgestellt haben, tatsächlich abhängig davon, wie intensiv sich die/der einzelne bereits mit dem Thema befaßt hat, respektive worauf das «intensiver» bezogen wird. Wie dem auch sei, wenn wir den Bekanntheitsgrad des Themas der Absicht, sich in Zukunft vermehrt mit dem Thema auseinanderzusetzen, gegenüberstellen, fällt auf, daß sich signifikant mehr solche, die sich *bereits* intensiv mit dem Thema auseinandergesetzt haben, in Zukunft noch intensiver damit befassen wollen. Es sind außerdem hauptsächlich Frauen, mehrheitlich Studierende mit dem Nebenfach Psychopathologie des Kindes- und Jugendalters und solche, die einen Beruf mit Kindern anstreben, die sich in Zukunft intensiver mit dem Thema befassen wollen.

Ob die Befragten jemanden kennen, die/der selber betroffen ist, oder ob sie selbst in ihrer Kindheit oder Jugend sexuell ausgebeutet worden sind, hat keinen signifikanten Einfluß darauf, ob sie sich in Zukunft mehr oder weniger intensiv mit dem Thema auseinandersetzen wollen. Um diese Aussage konkreter erfassen zu können, haben wir einige Beispiele aufgeführt, die angekreuzt werden konnten:

Die Absicht, (weitere) *Bücher und Artikel* zu lesen, gaben 59% der Befragten an, wobei es sich mehrheitlich um jüngere Studierende handelte. Diese Aussage steht in keinem Zusammenhang damit, ob die Befragten bereits Bücher zu diesem Thema gelesen haben oder nicht. 23% möchten wenn möglich in Zukunft einen *Kurs* über das Thema «sexuelle Ausbeutung von Kindern und Jugendlichen» besuchen. Dieser Wunsch steht nicht in Zusammenhang damit, ob die Studierenden bereits einen Kurs zu diesem Thema besucht haben. Er ist auch nicht abhängig von eigener Betroffenheit oder davon, ob die Befragten jemanden kennen, die/der in ihrer Kindheit sexuell ausgebeutet worden ist. An der *Universität* mehr über dieses Thema zu hören, wünscht sich die Hälfte der Psychologiestudierenden. Es sind dies mehrheitlich Frauen und solche, die in einer Lehrveranstaltung dem Thema bereits begegnet sind.

Für 42% der Psychologiestudierenden ist das Thema «sexuelle Ausbeutung von Kindern und Jugendlichen» *für* ihren *späteren Beruf* von großer Bedeutung. Ein Drittel stimmt dieser Aussage mit einem «eher Ja» zu, ein Fünftel lehnt eher und 4% lehnen klar ab, daß das Thema für den späteren Beruf von Bedeutung sein wird. Es sind dabei einmal mehr hauptsächlich Frauen, die dem Thema eine große Bedeutung für ihren späteren Beruf beimessen, mehrheitlich Studierende mit Psychopathologie im Nebenfach, signifikant mehr Psychologiestudierende, die angaben, TherapeutIn werden zu wollen, und solche, die später mit Kindern arbeiten möchten. Es sind außerdem hauptsächlich ältere Studierende und zu einem größeren Teil diejenigen, die in ihrer Kindheit Opfer einer sexuellen Ausbeutung waren.

Nur 12% der Befragten denken, daß sie *neben dem Beruf* sicher mit sexueller Ausbeutung von Kindern und Jugendlichen zu tun haben werden, ein Drittel meint dazu «eher Ja», 46% «eher Nein» und 5% lehnen dies klar ab. Es sind hier deutlich mehr Männer, die diese Aussage klar ablehnen. Die beiden zuletzt genannten Zahlen zeigen, daß die Hälfte der Befragten denkt, mindestens neben dem Beruf nicht mit der Problematik sexueller Ausbeutung konfrontiert zu werden.

5.3.2.3 Ausgelöste Gefühle

In unserem Fragebogen führten wir anschließend an 45 Fallbeispiele von sexueller Ausbeutung eine Liste mit 20 verschiedenen Gefühlen auf, die die Befragten mit ihren eigenen Gefühlen vergleichen und entsprechend ankreuzen sollten (siehe Anhang S. 253 f.). Wir möchten vorweg festhalten, daß das Erfassen von Gefühlen – gerade auch bei diesem heiklen Thema – sehr schwierig ist. Hätten wir weniger strukturiert nach Gefühlen gefragt, die durch das Thema ausgelöst werden, wären wahrscheinlich andere Gefühle im Vordergrund gestanden.

Tabelle 30: Vorherrschende Gefühle beim Lesen der Fallbeispiele (nach Häufigkeit geordnet; Mehrfachnennungen waren möglich)

Proz.	Anzahl	Aussagen
61%	330	Mir taten die sexuell ausgebeuteten Kinder leid, ich war betroffen.
50%	269	Ich hatte Wut auf die Personen, die Kinder auf diese Weise ausgebeutet haben.
50%	268	Ich hatte das Gefühl, das wird mir in meinem späteren Beruf sicher einmal begegnen.
46%	246	Ich fühlte ein Bedürfnis, mehr über die Umstände dieser Fälle zu wissen.
42%	234	Andere Gefühle oder Eindrücke.
34%	185	Ich war betroffen, daß Menschen zu solchen Sachen fähig sind.
33%	175	Ich hatte das Gefühl, solchen sexuell ausgebeuteten Kindern helfen zu müssen.
31%	167	Ich war wütend auf unsere Gesellschaft, in der solche Dinge geschehen.
26%	141	Ich war sauer auf die Umgebung der Kinder, die die sexuelle Ausbeutung nicht verhindert hat.
20%	106	Ich hatte das Gefühl, ein solches Verbrechen sollte man bestrafen.
18%	98	Ich fühlte mich wenig betroffen und beachtete das Ganze gewissermaßen mit einem wissenschaftlichen Blick.
16%	86	Ich war beim Lesen der Fallbeispiele entsetzt.
13%	72	Mir war, als würde mir schlecht.
13%	70	Es fiel mir schwer zu glauben, daß Menschen solche Sachen tatsächlich machen.
12%	62	Ich fühlte mich nutzlos, unfähig, konstruktiv zu reagieren.
9%	47	Ich war einfach unglaublich traurig; ich hätte weinen können.
7%	39	Ich empfand Mitleid und Verständnis für den mißhandelnden Erwachsenen.
7%	35	Ich war ganz durcheinander beim Gedanken, ich selbst wäre unter Umständen fähig, ein Kind oder eine(n) Jugendliche(n) sexuell auszubeuten.
5%	25	Ich hatte Angst, als ich sie las.
4%	22	Irgendwie konnte ich mit den Fallbeispielen nichts anfangen.
3%	14	Ich empfand Schuldgefühle, als wäre ich persönlich verantwortlich.

Der größte Teil der Psychologiestudierenden war emotional betroffen und empfand Mitleid mit den sexuell ausgebeuteten Kindern. Je die Hälfte der Befragten empfand nach dem Lesen der Fallbeispiele Wut auf Personen, die Kinder ausbeuten, hatte das Gefühl, im Beruf solchen Kindern sicher einmal zu begegnen und hätte gerne mehr über die Umstände der aufgeführten Fälle wissen wollen. Je ein Drittel hatte das Gefühl, sexuell ausgebeuteten Kindern helfen zu müssen und war wütend auf unsere Gesellschaft, in der solche Dinge geschehen. Immerhin 35 Befragte (7%) waren ganz durcheinander beim Gedanken, daß sie unter Umständen fähig wären, ein Kind oder eine(n) Jugendlichen sexuell auszubeuten. Bloß 4% gaben an, mit den Fallbeispielen nichts anfangen zu können.

Tabelle 31: Gefühle, die von Student*innen* häufiger angekreuzt worden sind.

GEFÜHLE	Sign.
Ich war beim Lesen der Fallbeispiele entsetzt.	+++
Mir taten die sexuell ausgebeuteten Kinder leid, ich war betroffen.	+++
Ich war wütend auf unsere Gesellschaft, in der solche Dinge geschehen.	+++
Ich war sauer auf die Umgebung der Kinder, die die sexuelle Ausbeutung nicht verhindert hat.	+++
Ich war einfach unglaublich traurig; ich hätte weinen können.	++
Ich hatte das Gefühl, ein solches Verbrechen sollte man bestrafen.	+
Ich hatte das Gefühl, solchen sexuell ausgebeuteten Kindern helfen zu müssen.	+
Ich hatte das Gefühl, das wird mir in meinem späteren Beruf sicher einmal begegnen.	+
Ich war betroffen, daß Menschen zu solchen Sachen fähig sind.	+

+	signifikant häufiger von Frauen angekreuzt	$p < .05$	→ R > |1.6|
++	sehr signifikant häufiger von Frauen angekreuzt	$p < .01$	→ R > |2.3|
+++	hoch signifikant häufiger von Frauen angekreuzt	$p < .001$	→ R > |3.0|

Tabelle 32: Gefühle, die von Student*en* häufiger angekreuzt worden sind.

GEFÜHLE	Sign.
Ich fühlte mich wenig betroffen und beachtete das Ganze gewissermaßen mit einem wissenschaftlichen Blick.	+++
Ich war ganz durcheinander beim Gedanken, ich selbst wäre unter Umständen fähig, ein Kind oder eine(n) Jugendliche(n) sexuell auszubeuten.	++
Irgendwie konnte ich mit den Fallbeispielen nichts anfangen.	+
Ich empfand Mitleid und Verständnis für den mißhandelnden Erwachsenen.	+

Signifikanz: siehe Legende zu Tabelle 31

Beim *Vergleich zwischen Studentinnen und Studenten* fällt auf, daß die Frauen häufiger sehr emotional auf die Fallbeispiele reagiert haben und Gefühle der Wut, der Trauer und des Entsetzens vorherrschten. Während Frauen Täter/ Täterinnen bestrafen und den betroffenen Kindern helfen möchten, empfanden die Männer eher Mitleid und Verständnis für die Täter/Täterinnen und konnten auf der emotionalen Ebene mit den Fallbeispielen nichts anfangen oder betrachteten sie mit einem wissenschaftlichen Blick.

Deutlich weniger Befragte, die in ihrer Kindheit sexuell ausgebeutet worden waren, gaben an «Ich fühlte mich wenig betroffen und betrachtete das Ganze gewissermaßen mit einem wissenschaftlichen Blick» oder «Es fiel mir schwer, zu glauben, daß Menschen solche Sachen tatsächlich machen.». Hingegen nutzten sie häufiger als die übrigen Studierenden die leeren Zeilen und gaben andere Gefühle und Eindrücke an, die wir nicht aufgeführt hatten.

5.3.3 Zusammenfassung

Die meisten Psychologiestudierenden haben sich bereits in irgendeiner Form mit sexueller Ausbeutung von Kindern und Jugendlichen *auseinandergesetzt*. Es sind aber hauptsächlich Frauen, die sich bereits *intensiv* mit dem Thema beschäftigt haben. Es sind außerdem deutlich mehr Frauen als Männer, denen eine Auseinandersetzung mit dieser Thematik wichtig scheint und die sich in Zukunft noch intensiver damit auseinandersetzen wollen. Letzteres möchten auch mehrheitlich Studierende, die in ihrem späteren Beruf mit Kindern arbeiten werden, was wir nur begrüßen können.

Vermehrt mit dem Thema «sexuelle Ausbeutung von Kindern und Jugendlichen» auseinandergesetzt haben sich ältere Studierende, d.h. über 26jährige, ferner solche, die im 1. Nebenfach Psychopathologie des Kindes- und Jugendalters studieren und Betroffene.

Knapp ein Drittel der Studierenden sind vor mehr als 10 Jahren auf das Thema gestoßen, ein Viertel vor 2 - 4 Jahren. Erste Berührungspunkte mit dem Thema waren bei knapp einem Viertel Artikel in Zeitungen und Zeitschriften; 17% der Befragten stießen in Gesprächen mit anderen Leuten zum ersten Mal auf das Thema.

Das Thema löste bei einem großen Teil der Psychologiestudierenden *Mitleid* mit den betroffenen Kindern und *Wut* auf die Ausbeutenden aus. Unsere aufgelisteten Fallbeispiele führten bei den Frauen hauptsächlich zu Entsetzen,

Traurigkeit und Wut; Männer gaben an, weniger mit den geschilderten Beispielen anfangen zu können, sie betrachteten sie vermehrt mit einem wissenschaftlichen Blick und setzten sich deutlich häufiger als die Frauen mit der Situation der Täter/Täterinnen auseinander.

5.4 Versuch einer Abgrenzung

Für die einen beginnt eine sexuelle Ausbeutung bei lüsternen Blicken, für die anderen ist der Begriff «sexuelle Ausbeutung von Kindern und Jugendlichen» nur angebracht, wenn es sich um die Vergewaltigung eines Kindes handelt. Welche der von uns aufgeführten Definitionskriterien bei Psychologiestudierenden eine Rolle spielten, zeigen die folgenden Ergebnisse (vgl. auch S. 83 f.).

5.4.1 Einfluß der Formen sexueller Handlungen

Einige der von uns aufgeführten Fallbeispiele wurden von den meisten Psychologiestudierenden deutlich als sexuelle Ausbeutung eingeschätzt, bei anderen Beispielen divergierten die Meinungen der Studierenden stärker. Es gab sechs der insgesamt 539 Befragten, die alle von uns aufgeführten Fallbeispiele als sexuelle Ausbeutung beurteilten. Einige gaben an, aufgrund der beschriebenen Situationen sei es äußerst schwierig abzuschätzen, ob es sich hier um eine sexuelle Ausbeutung handle oder nicht. Wir möchten an dieser Stelle ausdrücklich darauf hinweisen, daß in der Realität jeder Fall einzeln und vorsichtig eingestuft und abgewogen werden muß. Unsere hier dargestellten Resultate können nur ein (erster) Versuch sein, gewisse Abgrenzungs-Kriterien zu operationalisieren. Dabei sind interessante Tendenzen zu beobachten:

Tabelle 33: Anteil Psychologiestudierender, nach deren Meinung es sich in den geschilderten Situationen **sicher** um eine sexuelle Ausbeutung handelt (Kategorie «klares Ja»).

TÄTER/ TÄTERIN	OPFER	FORMEN SEXUELLER AUSBEUTUNG				
		Voyeurismus	Exhibitionismus	Zungenkuß	sexuelles Berühren	Befriedigung der Täter
Bruder 13 J.	Schwester 10 J.	3%	7%	11%	18%	58%
17 J.	14 J.	6%	10%	50%	54%	73%
13 J.	6 J.	6%	7%	48%	59%	66%
16 J.	9 J.	14%	8%	49%	55%	87%
25 J.	14 J.	17%	36%	57%	78%	92%
Vater	Tochter	29%	48%	76%	77%	99%
Mutter	Sohn	23%	52%	72%	58%	94%
Lehrer	Schülerin	59%	80%	93%	97%	99%
Fremder	Mädchen	19%	67%	91%	92%	99%

Die Tabelle zeigt bei den *Formen* sexueller Ausbeutung eine *steigende Tendenz von links nach rechts*, d.h. Voyeurismus wird z.B. weniger häufig zu sexueller Ausbeutung gezählt als Exhibitionismus, und dieser wiederum seltener als Zungenküsse. Deutlicher als sexuelle Ausbeutung betrachtet werden sexuelle Berührungen; am eindeutigsten ist die Einschätzung bei der sexuellen Befriedigung des Täters resp. der Täterin. Nur beim 16jährigen Bruder und seiner 9jährigen Schwester wird Exhibitionismus weniger zur sexuellen Ausbeutung gezählt als Voyeurismus, und Zungenküsse der Mutter gegenüber ihrem Sohn werden häufiger als sexuelle Ausbeutung beurteilt als das sexuelle Berühren der Mutter.

Unterschiede bestehen im weiteren bezüglich der *Täter/Täterinnen*: Sexuell geprägte Kontakte zwischen Geschwistern werden seltener als sexuelle Ausbeutung eingestuft als solche, die von einer erwachsenen Person ausgehen. Ist der Bruder erwachsen, wird die Tat wesentlich häufiger als sexuelle Ausbeutung gewertet als bei minderjährigen Brüdern. Der *Altersunterschied* (von mehr resp. weniger als fünf Jahren) *zwischen den Geschwistern* hat keinen so wesentlichen Einfluß auf die Beurteilung der Fallbeispiele wie etwa das Alter des handelnden Bruders. Je älter der Bruder ist, desto eher wird die Situation als sexuelle Ausbeutung bewertet, wobei der Altersunterschied zwischen den Geschwistern auf die Beurteilung der Fallbeispiele trotzdem einen gewissen Einfluß hat. So werden z.b. sexuelle Handlungen des 13jährigen Bruders gegenüber seiner 6jährigen Schwester, außer beim Exhibitionismus, häufiger als sexuelle Ausbeutung gewertet, als dieselben Handlungen eines solchen Bruders seiner 10jährigen Schwester gegenüber.

Voyeurismus und Exhibitionismus durch einen *Lehrer* werden häufiger als sexuelle Ausbeutung beurteilt, als wenn ein Elternteil oder ein Fremder die Täter/Täterinnen sind. Dieselbe Tendenz ist auch bei Zungenküssen und bei sexuellen Berührungen zu beobachten.

Sexuelle Handlungen durch die *Mutter* werden mit Ausnahme des Exhibitionismus weniger häufig als sexuelle Ausbeutung betrachtet, als wenn der Vater der Täter ist.

Nimmt man bei den Beurteilungen der Fallbeispiele die Aussagen zusammen, daß es sich «eher» oder «klar» um eine sexuelle Ausbeutung handelt, fällt auf, daß sehr viele der beschriebenen Situationen als sexuelle Ausbeutung eingestuft werden.

Tabelle 34: Anteil Psychologiestudierender, nach deren Meinung es sich in den geschilderten Situationen um eine sexuelle Ausbeutung handelt (Kategorien «klares Ja» und «eher Ja» zusammengefaßt).

TÄTER/ TÄTERIN	OPFER	FORMEN SEXUELLER AUSBEUTUNG				
		Voyeurismus	Exhibitionismus	Zungenkuß	sexuelles Berühren	Befriedigung der Täter
Bruder	Schwester					
13 J.	10 J.	63%	76%	79%	89%	98%
17 J.	14 J.	70%	85%	98%	99%	99%
13 J.	6 J.	74%	82%	98%	99%	99%
16 J.	9 J.	88%	73%	97%	99%	100%
25 J.	14 J.	91%	95%	99%	100%	100%
Vater	Tochter	95%	96%	99%	99%	100%
Mutter	Sohn	93%	99%	99%	99%	99%
Lehrer	Schülerin	99%	99%	100%	100%	100%
Fremder	Mädchen	84%	98%	100%	100%	100%

Die aus Tabelle 33 (S. 174) beschriebene Tendenz der Einschätzungen bleibt im großen und ganzen bestehen. Bei den eindeutigeren Formen sexueller Ausbeutung (sexuelle Befriedigung des Täters/der Täterin, sexuelles Berühren und Zungenküße als auch sexuelle Handlungen durch eine(n) Erwachsenen), bei denen 99% - 100% der Befragten die Situationen als sexuelle Ausbeutung beurteilen, kann über die oben beschriebenen Differenzen und Tendenzen kaum mehr etwas ausgesagt werden.

Die meisten Fallbeispiele wurden mehr oder weniger deutlich als sexuelle Ausbeutung gewertet. Diese hohe Zustimmung könnte vielleicht damit zusammenhängen, daß wir im Fragebogen den Begriff «sexuelle Ausbeutung» oft verwendet haben und die Befragten nach sozialer Erwünschtheit (siehe Fußnote S. 160) antworten.

Zusammenfassend kann beobachtet werden, daß die Definitionskriterien Form der sexuellen Handlung, Alter und das Geschlecht der beteiligten Personen einen Einfluß auf die Beurteilung durch Psychologiestudierende hat.

5.4.2 Wer zieht die Grenzen weiter?

Aus der Tabelle rechts ist ersichtlich, wer welche Formen sexueller Ausbeutung und welche Opfer-Täter-/Täterinnen-Verhältnisse deutlich häufiger als sexuelle Ausbeutung einstuft:

Tabelle 35: Wer betrachtet welche Ausbeutungsformen und Opfer-Täter-/Täterinnen-Verhältnisse signifikant ① häufiger als eindeutige sexuelle Ausbeutung.

<u>Lesehilfe:</u> Bsp.②: Psychologiestudierende, die sich mit dem Thema intensiv auseinandergesetzt haben, beurteilen Voyeurismus zwischen einem 13jährigen Jungen und dessen 10jähriger Schwester signifikant häufiger als eine sexuelle Ausbeutung.

TÄTER/ TÄTERIN	OPFER	FORMEN SEXUELLER AUSBEUTUNG				
		Voyeurismus	Exhibitionismus	Zungenkuß	sexuelles Berühren	Befriedigung der Täter
Bruder 13 J.	Schwester 10 J.	Frauen bekannt②	bekannt	Frauen 26-30 J. bekannt	Frauen 26-30 J. bekannt	Frauen ohne Kind bekannt
17 J.	14 J.	bekannt	über 26 J.	Frauen Betroffene	Frauen bekannt	Frauen über 26 J.
13 J.	6 J.	über 26 J. bekannt Betroffene	bekannt kenne jmd. Betroffene	Frauen bekannt 26-30 J. Betroffene	Frauen bekannt 26-30 J. Betroffene	Frauen bekannt 26-30 J. Betroffene
16 J.	9 J.	über 26 J. bekannt kenne jmd.	Betroffene bekannt	Frauen bekannt 26-30 J.	Frauen bekannt	Frauen bekannt
25 J.	14 J.	Frauen bekannt kenne jmd.		Frauen	Frauen	Frauen
Vater	Tochter	Frauen bekannt kenne jmd.		Frauen kenne jmd.	Frauen bekannt	
Mutter	Sohn	Frauen bekannt kenne jmd. Betroffene	über 26 J. kenne jmd. Betroffene	Frauen über 26 J. kenne jmd. Betroffene	Frauen bekannt Betroffene	Frauen
Lehrer	Schülerin	Frauen mit Kindern Betroffene	Betroffene		Frauen	bekannt
Fremder	Mädchen	Frauen kenne jmd. Betroffene	kenne jmd.	Frauen	Frauen kenne jmd. bekannt	Frauen

① Signifikanzniveau $p < 0.05$
Frauen: mehr Frauen als Männer beurteilen das Fallbeispiel als sexuelle Ausbeutung
ohne Kinder: mehr Studierende ohne eigene Kinder...
mit Kindern: mehr Studierende mit eigenen Kindern...
26-30 J.: mehr 26-30jährige als erwartet...
bekannt: mehr Studierende, die sich bereits intensiv mit dem Thema auseinandergesetzt haben...
Betroffene: mehr selbst Betroffene...
kenne jmd.: mehr Befragte, die von sexueller Ausbeutung Betroffene kennen...

Viele Fallbeispiele werden von *Frauen* häufiger als sexuelle Ausbeutung eingestuft als von Männern. Ebenso verhält es mit den Psychologiestudierenden, die sich bereits *intensiv mit dem Thema auseinandergesetzt* haben. Diese beurteilen die meisten Fallbeispiele mit sexuellen Handlungen zwischen Geschwistern, aber auch viele zwischen einem Elternteil und dem Kind häufiger als Ausbeutungssituationen. Eine Sensibilisierung dem Thema gegenüber hat vielleicht zur Folge, daß sexuelle Handlungen innerhalb der Familie weniger häufig als «normal» (d.h. nicht-ausbeuterisch) hingenommen werden. *Über 26jährige* zählen gewisse Situationen häufiger als erwartet zu einer sexuellen Ausbeutung als jüngere Studierende. Der Einfluß *eigener Betroffenheit* ist vor allem bei der Einschätzung einer sexuellen Handlung eines 13jährigen Bruders mit seiner 6jährigen Schwester oder in Mutter-Sohn-Beziehungen zu beobachten, bei denen Betroffene die Situationen deutlich häufiger als sexuelle Ausbeutung sehen. Interessant ist auch, daß Studierende *mit eigenen Kindern* Voyeurismus des Lehrers häufiger als Ausbeutungssituation einstufen als solche ohne eigene Kinder. Auf der anderen Seite beurteilen Studierende *ohne Kinder* das Fallbeispiel häufiger als sexuelle Ausbeutung, in dem sich ein 13jähriger Junge von seiner 10jährigen Schwester sexuell befriedigen läßt.

Aber nicht bloß die Fallbeispiele, wo signifikante Einflüsse durch eine bestimmte Gruppe vorhanden sind, geben Auskunft über Einschätzungstendenzen, ebenso sagen in der obigen Tabelle leer gebliebene Felder etwas aus: Es fällt auf, daß Exhibitionismus des 25jährigen Bruders gegenüber seiner 14jährigen Schwester und solcher zwischen Vater und Tochter von allen Befragten in derselben Weise beurteilt werden. Ebenso besteht in der Einschätzung der Beispiele mit sexueller Befriedigung des Vaters und des Lehrers bei den Befragten Einigkeit.

Beurteilung der Fallbeispiele durch Betroffene

Wir haben bei den Hypothesen (S. 135 ff.) formuliert, daß Betroffene bei gewissen Fragen auf das Thema *nicht* in derselben Weise reagieren wie die übrigen Befragten. Bezüglich der Einschätzung der Fallbeispiele gibt die folgende Tabelle eine Übersicht:

Tabelle 36: Welche Fallbeispiele beurteilen Betroffene häufiger als sexuelle Ausbeutung als Nicht-Betroffene?

TÄTER/ TÄTERIN	OPFER	FORMEN SEXUELLER AUSBEUTUNG				
		Voyeurismus	Exhibitionismus	Zungenkuß	sexuelles Berühren	Befriedigung der Täter
Bruder 13 J.	Schwester 10 J.					
17 J.	14 J.	(+)		++		
13 J.	6 J.	(++)	(++)	+++	+++	
16 J.	9 J.		(++)	+	+	
25 J.	14 J.	+	+			
Vater	Tochter			++		
Mutter	Sohn	+++	++	+++	+++	
Lehrer	Schülerin	+				
Fremder	Mädchen	+++				

+   Fallbeispiel signifikant häufiger als klare Ausbeutungssituation betrachtet; Residualwert > |1.6| (p <.05)

++   Fallbeispiel sehr signifikant häufiger als klare Ausbeutungssituation betrachtet; Residualwert > |2.3| (p <.01)

+++   Fallbeispiel hoch signifikant häufiger als klare Ausbeutungssituation betrachtet; Residualwert > |3.0| (p <.001)

( )   signifikant mehr «eher Ja»; Residualwert > |1.6| (p <.05)

Bei den eindeutigeren Formen sexueller Ausbeutung wie Befriedigung des Täters/der Täterin oder sexuelles Berühren durch einen Fremden unterscheiden sich Psychologiestudierende, die sich selbst als «sexuell ausgebeutet» bezeichnen, nicht signifikant von den übrigen. Von Betroffenen deutlich häufiger als sexuelle Ausbeutung betrachtet werden sexuell geprägte Situationen zwischen Mutter und Sohn, Zungenküsse und sexuelles Berühren zwischen Geschwistern, sowie Voyeurismus durch einen Lehrer oder einen Fremden. Tendenziell kann beobachtet werden, daß Betroffene «Grenzsituationen», d.h. Situationen, bei denen die Meinungen am stärksten auseinandergehen, häufiger als sexuelle Ausbeutung betrachten als die übrigen Befragten.

5.4.3 An der Grenze zwischen Ja und Nein

Wir wollen nicht bloß aufzeigen, welche Fallbeispiele zu sexueller Ausbeutung gezählt werden, sondern *auch* berücksichtigen, welche Situationen *nicht* als sexuelle Ausbeutung angesehen werden.

Tabelle 37: Mittelwerte[1] in der Beurteilung der Fallbeispiele

<u>Lesehilfe</u>: Je kleiner der Wert, desto eher wurde das Fallbeispiel als sexuelle Ausbeutung betrachtet.

TÄTER/ TÄTERIN OPFER		FORMEN SEXUELLER AUSBEUTUNG					Total [2]
		V*	E*	Z*	sBer*	sBef*	
Bruder	**Schwester**						
13 Jahre	10 Jahre	2.15	1.90	1.70	1.40	0.61	**1.55**
17 Jahre	14 Jahre	2.00	1.64	0.66	0.57	0.35	**1.04**
13 Jahre	6 Jahre	1.91	1.75	0.70	0.49	0.43	**1.06**
16 Jahre	9 Jahre	1.45	1.88	0.70	0.53	0.15	**0.94**
25 Jahre	14 Jahre	1.34	0.92	0.53	0.24	0.10	**0.63**
Vater	**Tochter**	1.03	0.73	0.29	0.28	0.01	**0.52**
Mutter	**Sohn**	1.18	0.60	0.35	0.51	0.09	**0.55**
Lehrer	**Schülerin**	0.51	0.24	0.08	0.04	0.01	**0.18**
Fremder	**Mädchen**	1.46	0.44	0.10	0.09	0.01	**0.42**
GESAMT [2]		**1.45**	**1.12**	**0.57**	**0.46**	**0.20**	**0.76**

[1] Mittelwert von den Kategorien: klares Ja = 0; eher Ja = 1; eher Nein = 2; klares Nein = 3

[2] Durchschnittswerte

V: Voyeurismus E: Exhibitionismus Z: Zungenkuß sBer: sexuelles Berühren
SBef: sexuelle Befriedigung der Täter

Die aus Tabelle 33 und 34 (S.174 f.) formulierten Tendenzen bleiben auch unter Einbezug aller vier Kategorien («klares Ja», «eher Ja», «eher Nein», «klares Nein») bestehen.

Auch hier werden sexuelle Handlungen zwischen einem 13jährigen Jungen und seiner 10jährigen Schwester deutlich seltener zu sexueller Ausbeutung gezählt als die übrigen. Die anderen in Tabelle 33 und 34 dargestellten Tendenzen zur Beurteilung der sexuellen Beziehungen zwischen Geschwistern sind aus Tabelle 37 weniger deutlich ersichtlich.

Wenn die Mutter ihren Sohn sexuell berührt, wird dies seltener als Ausbeutungssituation beurteilt, als wenn die Handlung von einer anderen erwachsenen Person ausgeht, z.T. sogar seltener als bei sexuellen Berührungen zwischen Geschwistern.

Voyeurismus durch einen Fremden wird eher toleriert, d.h. weniger deutlich als Ausbeutungssituation eingestuft als Voyeurismus durch eine bekannte oder verwandte erwachsene Person.

5.4.4 Zusammenfassung

Was die Formen betrifft, wird Voyeurismus weniger deutlich als sexuelle Ausbeutung eingeschätzt als Exhibitionismus, dieser wiederum seltener als Zungenküsse und sexuelles Berühren. Am eindeutigsten ist die Einschätzung in Situationen, in denen sich der Täter/die Täterin sexuell befriedigen läßt. Bei sexuellen Handlungen zwischen Geschwistern sind sich die Befragten weniger einig bei der Einschätzung als bei denselben Handlungen durch Erwachsene. Bei letzteren werden die Situationen häufiger als sexuelle Ausbeutung beurteilt, wobei der erwachsene Bruder zur Gruppe der übrigen Erwachsenen zu zählen ist und nicht zu den Geschwistern.

Der in verschiedenen Untersuchungen festgelegte Altersunterschied von mindestens fünf Jahren zeigt hier keinen wesentlichen Zusammenhang mit der Einschätzung der Fallbeispiele.

In Situationen, in denen die Mutter Täterin ist, wurden die verschiedenen Ausbeutungssituationen tendenziell seltener als sexuelle Ausbeutung beurteilt als bei männlichen Tätern.

Die Psychologiestudentinnen faßten bei verschiedenen Fallbeispielen die Grenzen weiter als ihre männlichen Kollegen, d.h. sie zählen auch sogenannt «harmlosere» Handlungen zu sexueller Ausbeutung. Dieselbe Tendenz war bei Studierenden zu beobachten, die sich bereits intensiv mit dem Thema auseinandergesetzt haben.

5.5 Ausmaß sexueller Ausbeutung

Im letzten Teil des Fragebogens ging es um selber erlebte sexuelle Übergriffe in der Kindheit oder Jugend. Da wir die Psychologiestudierenden nicht zu sehr belasten wollten, haben wir uns auf Fragen nach Dauer, Täter/Täterin und der Art der sexuellen Ausbeutung beschränkt. Vor diesen detaillierten Angaben wollten wir von ihnen aber zuerst wissen, ob sie sich selber als «sexuell ausgebeutet» bezeichnen.

5.5.1 Sich selber als «sexuell ausgebeutet» bezeichnen

Die eigene Einschätzung, «sexuell ausgebeutet» worden zu sein oder nicht, ist unserer Meinung nach sehr wichtig, auch wenn sie in fast keiner uns bekannten Untersuchung erfaßt wird. Das heißt: Es gibt Menschen, die sich, obwohl sie als Kind sexuelle Handlungen mit Jugendlichen oder Erwachsenen erlebt haben, nicht als «sexuell ausgebeutet» bezeichnen (in den Tabellen 53 und 54, S. 204 f. werden wir näher darauf eingehen).

Tabelle 38: Eigene Einschätzung, in der Kindheit oder Jugend sexuell ausgebeutet worden zu sein (oder nicht)

	Studentinnen		Studenten		Gesamtstichpr.	
	Prozent	Anzahl	Prozent	Anzahl	Prozent	Anzahl
«sexuell ausgebeutet»	25%	87	15%	28	21%	115
nicht «sexuell ausgebeutet»	72%	258	82%	150	76%	409
weiß nicht/keine Angabe	3%	9	3%	6	3%	15
GESAMT	100%	354	100%	184	100%	539

Der Zusammenhang zwischen dem Geschlecht der Befragten und der eigenen Einschätzung, sexuell ausgebeutet worden zu sein (oder nicht) ist signifikant (p < .05).

Die Stärke des Zusammenhangs (Cramers V) beträgt .11, ist also sehr schwach.

Mehr als jede/r fünfte Psychologiestudierende bezeichnet sich selber als «sexuell ausgebeutet». Bei den Frauen ist es fast jede vierte, bei den Männern zwar signifikant weniger, aber doch jeder sechste bis siebte. Diese Zahlen erschrecken, wenn wir daran denken, mit wie vielen Betroffenen wir im selben Hörsaal sitzen. Der Zusammenhang zwischen dem Geschlecht und der eigenen Einschätzung, sexuell ausgebeutet worden zu sein oder nicht, ist nur sehr schwach. Das Geschlecht spielt demzufolge bei dieser Einschätzung keine sehr große Rolle.

Das Alter der Befragten als wichtiger Einfluß

Tabelle 39: Unterschiede in der Beurteilung des Ausgebeutet-Seins bezüglich des Alters der Befragten

ALTER DER BEFRAGTEN (zum Zeitpunkt der Befragung)	«sexuell ausgebeutet»		nicht «sexuell ausgebeutet»		GESAMT	
	Proz.	Anz.	Proz.	Anz.	Proz.	Anz.
bis 25 Jahre	14%	26	86%	164	100%	190
26-30 Jahre	22%	33	78%	118	100%	151
31-40 Jahre	30%	43	70%	102	100%	145
mehr als 40 Jahre	37%	13	63%	22	100%	35

Der Zusammenhang zwischen der eigenen Einschätzung, sexuell ausgebeutet worden zu sein (oder nicht) und dem Alter ist hoch signifikant ($p < .001$).
Die Stärke des Zusammenhangs (Cramers V) ist mit .18 schwach.

Je älter die Befragten, desto mehr bezeichnen sie sich als «sexuell ausgebeutet». Dies hängt mit großer Wahrscheinlichkeit *nicht* damit zusammen, daß früher mehr ausgebeutet wurde als heute (vgl. Tabellen 1 und 2, S. 90 f.). Von Bedeutung ist vielmehr, daß ein beachtlicher Teil von Betroffenen erst im fortgeschrittenen Alter entdeckt, daß in ihrer Kindheit oder Jugend sexuelle Übergriffe stattgefunden haben. Über Mechanismen, die die Wahrnehmung selber erlebter sexueller Ausbeutung erschweren oder sogar verunmöglichen, haben wir im theoretischen Teil bereits berichtet. Wir nehmen an, daß ein großer Teil der Studierenden, die die sexuelle Ausbeutung erst im fortgeschrittenen Alter entdecken, dies im Rahmen einer Psychotherapie tut. Leider haben wir diesen Aspekt in unserer Befragung nicht erfaßt.

Die getrennte Betrachtung von betroffenen Frauen und Männern bezüglich ihres Alters zeigt interessante Ergebnisse:

Tabelle 40: Vergleich zwischen Frauen und Männern der verschiedenen Altersklassen, die sich als «sexuell ausgebeutet» bezeichnen.

① Lesehilfe: 15% aller bis und mit 25jährigen Frauen bezeichneten sich als «sexuell ausgebeutet».

ALTER DER BEFRAGTEN (Zur Zeit der Befragung)	Frauen, die sich als «sexuell ausgebeutet» bezeichnen (n = 87) Prozent	Anzahl	Männer, die sich als «sexuell ausgebeutet» bebezeichnen (n = 28) Prozent	Anzahl
• bis 25 Jahre	①15%	18	12%	8
• 26-30 Jahre	24%	25	17%	8
• 31-40 Jahre	37%	34	17%	9
• mehr als 40 Jahre	40%	10	30%	3

Während bei den Frauen der Zusammenhang zwischen der eigenen Einschätzung von sexuell ausgebeutet worden zu sein (oder nicht) mit dem Alter hoch signifikant ist ($p < .001$), ist dieser Zusammenhang bei den Männern zufällig.

Die Stärke des Zusammenhangs (Cramers V) ist bei den Frauen gut (.22), bei den Männern aber sehr schwach (.12).

Die in der obigen Tabelle aufgezeigte Tatsache, daß sich mit zunehmendem Alter mehr Psychologiestudierende als «sexuell ausgebeutet» bezeichnen, beruht auf den Zahlen bei den befragten Student*innen*. Das heißt: Je älter die befragten Frauen sind, desto häufiger bezeichnen sie sich selber als «sexuell ausgebeutet». Die Zahl der sich als «sexuell ausgebeutet» bezeichnenden Männer steigt ebenfalls mit zunehmendem Alter an. Wegen der zu kleinen Zahlen ergibt sich aber nur ein sehr schwacher, nicht signifikanter Zusammenhang.

5.5.2 Die Dauer sexueller Ausbeutung

Unsere Untersuchung bei Psychologiestudierenden bestätigt, daß es sich bei sexueller Ausbeutung oft nicht um einmalige Übergriffe handelte.

Tabelle 41: Die Dauer der sexuellen Ausbeutung

DAUER DER AUSBEUTUNG	Ausgebeutete Frauen		Ausgebeutete Männer		Alle Ausgebeuteten	
	Prozent	Anzahl	Prozent	Anzahl	Prozent	Anzahl
einmalig	52%	45	63%	17	55%	63
länger	41%	35	33%	9	39%	45
einmal und länger	7%	6	4%	1	6%	7
GESAMT	100%	86	100%	27	100%	115

Der Zusammenhang zwischen dem Geschlecht der Befragten und der Dauer der sexuellen Ausbeutung erreicht *kein* signifikantes Niveau.

Frauen wurden rund zur Hälfte, Männer rund zu einem Drittel *über längere Zeit sexuell ausgebeutet*. Hierbei muß man beachten, daß längere sexuelle Ausbeutung einer größeren Abwehr und Verdrängung unterliegt und deren Anteil deshalb als eher zu niedrig angesehen werden muß. Auch der größere Anteil an verwandten resp. bekannten Tätern/Täterinnen trägt eher zur Verdrängung bei als eine Tat durch einen Fremden (vgl. Tabelle 44, S. 189). Einige der Befragten sind *sowohl einmalig als auch länger* ausgebeutet worden. Die Unterschiede zwischen Frauen und Männern bezüglich der Dauer der sexuellen Ausbeutung erreichen kein signifikantes Niveau.

Tabelle 42: Anteile von Betroffenen nach Geschlecht und Dauer der sexuellen Ausbeutung.

BETROFFENE	einmalige sexuelle Ausbeutung		längere sexuelle Ausbeutung		GESAMT	
	Prozent	Anzahl	Prozent	Anzahl	Prozent	Anzahl
Frauen	74%	51	80%	41	77%	92
Männer	26%	18	20%	10	23%	28
GESAMT	100%	69	100%	51	100%	120

Der Zusammenhang zwischen der Dauer sexueller Ausbeutung und dem Geschlecht der Befragten ist *nicht* signifikant.

Die Anteile an weiblichen Betroffenen bei längerer sexueller Ausbeutung sind etwas höher als bei den einmaligen sexuellen Übergriffen. Bei allen Betroffenen sind rund drei Viertel Frauen und ein Viertel Männer.

Zusammenfassend handelt es sich bezüglich *Dauer* in rund der *Hälfte aller Fälle um einmalige Taten*. Fast 40% der Befragten wurden über längere Zeit ausgebeutet, 6% der Befragten einmalig *und* länger. Bei den betroffenen Männern ist der Anteil an einmaligen sexuellen Übergriffen mit 64% besonders hoch.

5.5.3 Die Täter und Täterinnen

Anhand unseres Fragebogens kann man bezüglich *Herkunft* der Täter/Täterinnen zwischen solchen aus der Kernfamilie, aus der weiteren Familie, aus dem Bekanntenkreis und den Betroffenen fremden Tätern/ Täterinnen unterscheiden. Im weiteren haben wir bei den Tätern/Täterinnen zwischen *Männern, männlichen Jugendlichen, Frauen und weiblichen Jugendlichen* unterschieden. Aus der Kombination aller verschiedenen Möglichkeiten lassen sich insgesamt *16 Täter-/Täterinnen-Kategorien* bilden. Da nur in einem Fall eine Jugendliche (und zwar im Bekanntenkreis) als Täterin angegeben wurde, entfallen bei den folgenden Tabellen jugendliche Schwestern, Cousinen oder fremde Jugendliche (weiblichen Geschlechts) als Täterinnen. Ebenso traten keine Fälle mit einer fremden Täterin auf.

Tabelle 43: Täter/Täterinnen: Ihre Verteilung auf betroffene Frauen und Männer.

Lesehilfe: Von allen betroffenen Frauen sind x % resp. von den betroffenen Männern y % durch den/die entsprechende/n Täter/Täterin sexuell ausgebeutet worden.

TÄTER/TÄTERIN [1]			Betroffene Frauen Prozent	Anzahl	Betroffene Männer Prozent	Anzahl	Sign [2]
1.1	A1	Vater oder erwachsener Bruder	36%	32	19%	5	n.s.
1.2	C1	Mutter oder erwachsene Schwester	6%	5	(15%)	4	n.s.
1.3	B1	Jugendlicher Bruder	8%	7	7%	2	n.s.
2.1	A2	Großvater, Onkel	15%	13	(0%)	0	*
2.2	C2	Großmutter, Tante	(1%)	1	(4%)	1	n.s.
2.3	B2	Cousin	(1%)	1	(4%)	1	n.s.
3.1	A3	Nachbar, Lehrer od. anderer Bekannter	36%	31	43%	12	n.s.
3.2	C3	Nachbarin, Lehrerin od. andere Bekannte	(1%)	1	(7%)	2	n.s.
3.3	B3	Bekannter Jugendlicher	(5%)	4	(7%)	2	n.s.
3.4	D3	Bekannte Jugendliche	(1%)	1	(0%)	0	n.s.
4.1	A4	Fremder Mann	31%	27	22%	6	n.s.
4.2	B4	Fremder Jugendlicher	(2%)	2	(0%)	0	n.s.
Herkunft der Täter/Täterinnen							
1		Kernfamilie	41%	36	26%	7	n.s.
2		Weitere Familie	16%	14	7%	2	n.s.
3		Bekannte/r	38%	34	46%	13	n.s.
4		Fremder	32%	28	22%	6	n.s.
Art der Täter/Täterinnen							
A		Mann	90%	81	85%	23	n.s.
B		Jugendlicher	12%	11	(14%)	4	n.s.
C		Frau	6%	5	(19%)	5	*
D		Jugendliche	(1%)	1	(0%)	0	n.s.
Geschlecht Täter/Täterin							
A/B		Täter	99%	86	93%	25	n.s.
C/D		Täterin	6%	5	(19%)	5	*

[1] Mehrfachnennungen waren möglich

[2] Signifikanz beim Zusammenhang zwischen dem Geschlecht der Betroffenen und der einzelnen Täter-/Täterinnen-Kategorien   n.s. nicht signifikant   * $p < 0.05$

( ) Erwartete Häufigkeit ist kleiner als 5. Es lassen sich deshalb keine gesicherten Schlüsse ziehen.

Sowohl bei betroffenen Frauen als auch bei betroffenen Männern machten die ihnen *bekannten Männer* als Täter (z.B. Nachbarn, Lehrer, Trainer) mit 36% bzw. 43% die größten Anteile aus. Die betroffenen Frauen wurden ebenfalls sehr häufig (36%) von *Vätern* oder *erwachsenen Brüdern* sexuell ausgebeutet, während diese Täter bei den betroffenen Männern fast einen Fünftel ausmachen. Der Häufigkeit nach folgen die *fremden Männer* als Täter, und zwar mit 31% bei den betroffenen Frauen und mit 22% bei den betroffenen Männern.

Ein signifikanter Zusammenhang zwischen dem *Geschlecht der Betroffenen* besteht lediglich bei Großvätern resp. Onkeln als Tätern. Dies wurde von 15% der Frauen, aber von keinem einzigen betroffenen Mann angegeben. Wegen der kleinen Fallzahlen bei den Studenten muß diese Angabe aber mit Vorsicht betrachtet werden. Die Stärke des Zusammenhangs ist mit Phi = .20 recht gut.

Die *übrigen Täter/Täterinnen* waren mit weniger als 10% vertreten (die 15% Mütter oder erwachsenen Schwestern als Täterinnen bei den betroffenen Männern kamen aufgrund von vier Fällen zustande, was deren Aussagekraft relativiert). Dasselbe gilt für den Anteil von 19% Frauen als Täterinnen bei den betroffenen Männern, die sich aus fünf Fällen ergaben (betreffend Fällen mit Täterinnen vgl. Tabelle 46, S. 193).

Da ein beachtlicher Anteil der Befragten sexuelle Ausbeutung durch mehrere Täter/Täterinnen angegeben hat[34], sind in der folgenden Tabelle die Ergebnisse bezüglich der Gesamtzahl der *Taten* dargestellt.

---

[34] Die insgesamt 27 Fälle multipler sexueller Ausbeutung sind im Anhang S. 261–272 aufgeführt.

Tabelle 44: Täter/Täterinnen bei Taten mit betroffenen Frauen und betroffenen Männern.

Lesehilfe: Von allen sexuellen Übergriffen sind x % der Taten bei betroffenen Frauen resp. y % der Taten bei betroffenen Männern von der/dem entsprechenden Täter/Täterin begangen worden.

TÄTER/TÄTERIN			Taten mit betroffenen **Frauen** Prozent	Anzahl	Taten mit betroffenen **Männern** Prozent	Anzahl
1.1	A1	Vater oder erwachsener Bruder	25%	32	14%	5
1.2	C1	Mutter oder erwachsene Schwester	4%	5	11%	4
1.3	B1	Jugendlicher Bruder	6%	7	6%	2
2.1	A2	Großvater, Onkel	10%	13	0%	0
2.2	C2	Großmutter, Tante	1%	1	3%	1
2.3	B2	Cousin	1%	1	3%	1
3.1	A3	Nachbar, Lehrer od. anderer Bekannter	24%	31	34%	12
3.2	C3	Nachbarin, Lehrerin od. andere Bekannte	1%	1	6%	2
3.3	B3	Bekannter Jugendlicher	3%	4	6%	2
3.4	D	Bekannte Jugendliche	1%	1	0%	0
4.1	A4	Fremder Mann	22%	27	17%	6
4.2	B4	Fremder Jugendlicher	2%	2	0%	0
		GESAMT	100%	125	100%	35
Täter/Täterinnen nach Herkunft						
1		Kernfamilie	35%	44	31%	11
2		Weitere Familie	12%	15	6%	2
3		Bekannte/r	30%	37	46%	16
4		Fremder ①	23%	29	17%	6
		GESAMT	100%	125	100%	35
Art der Täter/Täterinnen						
A		Mann	82%	103	66%	23
B		Jugendlicher	11%	14	14%	5
C		Frau	6%	7	20%	7
D		Jugendliche	1%	1	0%	0
		GESAMT	100%	125	100%	35
Geschlecht der Täter/Täterinnen						
A/B		Täter	94%	117	80%	28
C/D		Täterinnen	6%	8	20%	7
		GESAMT	100%	125	100%	35

① Hier wird nur die männliche Form verwendet, weil in unserer Untersuchung keine Fälle von sexueller Ausbeutung durch eine fremde Jugendliche oder Frau festgestellt wurden.

Bei den Taten mit betroffenen Frauen waren zu je einem Viertel Väter resp. erwachsene Brüder und Männer aus der Bekanntschaft die Täter. Bei den Taten mit Männern machten die Täter aus der Bekanntschaft mit 34% den größten Anteil aus. Es folgen nach Häufigkeit die fremden Männer (mit 17%), vor den Vätern resp. erwachsenen Brüdern (14%) und den Müttern resp. erwachsenen Schwestern (11%). Bei allen Taten wurde *nur etwa ein Fünftel von Fremden begangen*. Der Mythos «Sexuelle Ausbeutung geht in erster Linie von einer der oder dem Betroffenen fremden Person aus» wird damit auch in unserer Untersuchung klar widerlegt. Die größten Anteile machen vielmehr Täter/Täterinnen aus der Kernfamilie oder aus dem Bekanntenkreis der Betroffenen aus.

Sowohl bei sexueller Ausbeutung von Frauen als auch von *Männern* waren die *Täter*/Täterinnen in der überwiegenden Mehrheit Männer oder männliche Jugendliche. Sie bilden bei sexueller Ausbeutung von Frauen 94%, bei Taten mit Männern 80%.

In den obigen Tabellen ist immer nur von den Betroffenen die Rede gewesen. Wenn man nun die Verteilung der Täter/Täterinnen bei *allen Befragten* anschaut, ergibt sich folgendes Bild:

Tabelle 45: Verteilung der Täter/Täterinnen bei *allen* Befragten

TÄTER/TÄTERIN			Frauen Prozent	Anzahl	Männer Prozent	Anzahl	Sign. ①
1.1	A1	Vater oder erwachsener Bruder	9%	32	3%	5	**
1.2	C1	Mutter oder erwachsene Schwester	1%	5	(2%)	4	n.s.
1.3	B1	Jugendlicher Bruder	2%	7	(1%)	2	n.s.
2.1	A2	Großvater, Onkel	4%	13	(0%)	0	**
2.2	C2	Großmutter, Tante	(0%)	1	(1%)	1	n.s.
2.3	B2	Cousin	(0%)	1	(1%)	1	n.s.
3.1	A3	Nachbar, Lehrer od. anderer Bekannter	9%	31	7%	12	n.s.
3.2	C3	Nachbarin, Lehrerin od. andere Bekannte	(0%)	1	(1%)	2	n.s.
3.3	B3	Bekannter Jugendlicher	(1%)	4	(1%)	2	n.s.
3.4	D	Bekannte Jugendliche	(0%)	1	(0%)	0	n.s.
4.1	A4	Fremder Mann	8%	27	3%	6	*
4.2	B4	Fremder Jugendlicher	(1%)	2	(0%)	0	n.s.
Herkunft Täter/Täterinnen							
1		Kernfamilie	10%	36	4%	7	*
2		weitere Familie	4%	14	(1%)	2	n.s.
3		Bekannte/r	10%	34	7%	13	n.s.
4		Fremder	8%	28	3%	6	*
Art der Täter/Täterinnen							
A		Mann	23%	81	13%	23	**
B		Jugendlicher	3%	11	2%	4	n.s.
C		Frau	1%	5	(3%)	5	n.s.
D		Jugendliche	(0%)	1	(0%)	0	n.s.
Geschlecht Täter/Täterinnen							
A/B		Täter	26%	89	15%	26	**
C/D		Täterin	2%	6	(3%)	5	n.s.

① Signifikanz: n.s. nicht signifikant
   *   p < .05
   **   p < .01

( ) Erwartete Häufigkeit ist kleiner als 5. Es lassen sich deshalb keine gesicherten Schlüsse ziehen.

Fast jede 10. Psychologiestudentin ist von ihrem Vater resp. erwachsenen Bruder sexuell ausgebeutet worden. Dieses Ergebnis ist erschreckend, denn einerseits hatten sicher noch mehr Studentinnen sexuelle Übergriffe von Vätern oder erwachsenen Brüdern erlebt, bezeichnen sich aber selber nicht als «sexuell ausgebeutet»[35]. Andererseits ist diese Zahl auch eher zu tief, wenn man daran denkt, daß sich vermutlich viele Betroffene nicht mehr an die sexuelle Ausbeutung erinnern können. Ebenso häufig wie durch ihre Väter resp.

---

[35] Zur Erinnerung sei nochmals erwähnt, daß wir nur von Psychologiestudierenden, die sich selber als «sexuell ausgebeutet» bezeichneten, nähere Angaben zur Täter-/Täterinnenschaft erfragt haben.

erwachsenen Brüder (9%) wurden Studentinnen von *Bekannten*, und fast so oft häufig von *fremden Männern* (8%) sexuell ausgebeutet.

Bei den *Psychologiestudenten* lassen sich aufgrund der kleinen Fallzahlen nur bei drei Täter-/Täterinnen-Typen einigermaßen gesicherte Aussagen machen: Am häufigsten (7%) wurden sie von ihnen *bekannten Männern*, etwas weniger häufig (je 3%) von *Vätern/erwachsenen Brüdern* und von *fremden Männern* sexuell ausgebeutet. Bei den Vätern resp. erwachsenen Brüdern und den Fremdtätern sind die *Zusammenhänge zwischen dem Geschlecht der Betroffenen und diesen Täter-Kategorien* signifikant. Die Stärke der Zusammenhänge sind mit Phi-Werten von .12 (Vater resp. erwachsener Bruder als Täter) und .09 (fremder Mann) sehr schwach. Das heißt: Das Geschlecht der Betroffenen spielt in bezug auf die Verteilung dieser Täter-Kategorien keine sehr bedeutende Rolle. Bei den nach Herkunft zusammengefaßten Tätern/Täterinnen wurden deutlich mehr *Frauen* als Männer in der Kernfamilie und von fremden Männern sexuell ausgebeutet. Studentinnen wurden auch häufiger als Studenten von *Männern* sexuell ausgebeutet. Auch hier sind die Zusammenhänge zwischen dem Geschlecht der Betroffenen und den entsprechenden Täter-/Täterinnen-Kategorien sehr schwach (Phi-Werte < .14). Wir werden später darauf eingehen, um welche Formen sexueller Ausbeutung es sich dabei handelt (S. 198 ff.).

Da in der letzten Zeit das Interesse an Fällen sexueller Ausbeutung durch *Täterinnen* deutlich gestiegen ist (vgl. S. 68 ff., S. 101 ff. und S. 114), möchten wir in der folgenden Tabelle die in unserer Studie erfaßten Fälle mit Täterinnen speziell aufführen:

Tabelle 46: Fälle sexueller Ausbeutung mit Täterinnen

Täterinnen/Täter	Betroffene/r	Art der Ausbeutung [1]
• Mutter	Junge	- Mutter zeigte sich nackt - Sohn mußte sich nackt ausziehen - Mutter berührte Geschlechtsteile des Sohnes - Mutter machte Nacktphotos von ihm
• Tante oder Großmutter	Junge	- Täterin hat Geschlechtsteile des Jungen berührt
• Jugendliche Bekannte	Mädchen	- einmaliger Geschlechtsverkehr
• Vater und Mutter	Junge	- Berühren der Genitalien des Sohnes - Geschlechtsverkehr
	Mädchen	- verschiedenste Formen sexueller Ausbeutung (inklusive Geschlechtsverkehr)
	Mädchen	- gegenseitiges Zeigen und Berühren der Geschlechtsteile
• Mutter und Stiefvater	Mädchen	- stark sexualisierte Atmosphäre
• Mutter, Tante sowie Bekannter	Junge	- gegenseitiges Berühren der Genitalien
• Frau und Mann	Mädchen	- sexualisiertes Anfassen und Küssen
	Mädchen	- gegenseitiges Zeigen und Berühren der Geschlechtsteile
	Junge	- verschiedenste Formen sexueller Ausbeutung (inklusive Geschlechtsverkehr

[1] Ergänzende Bemerkungen von Seiten der Befragten, die sie auf den Fragebogen notiert hatten, wurden hier einbezogen.

Auffallenderweise sind nur drei der insgesamt elf Betroffenen (Fälle 1-3) von der Täterin *alleine* sexuell ausgebeutet worden. In den übrigen Fällen wurden die Betreffenden entweder gleichzeitig oder später auch noch von einem Mann oder einem Jugendlichen ausgebeutet[36]. Es können deshalb in den acht Fällen mit mehreren Tätern/Täterinnen auch keine gesicherten Aussa-

[36] Aufgrund unseres Fragebogens läßt sich nicht entscheiden, ob die Betroffenen *gleichzeitig oder später* noch von jemandem anderen sexuell ausgebeutet worden sind.

gen darüber gemacht werden, ob sich die Art der Ausbeutung bei Täterinnen und Tätern unterscheidet.

5.5.4 Fälle mit Tätern und solche mit Täterinnen

Wie wir im theoretischen Teil (S. 101 ff.) gezeigt haben, stellen gewisse Forscher und Forscherinnen fest, daß zwischen dem Geschlecht der Täter/Täterinnen und gewissen Merkmalen sexueller Ausbeutung ein Zusammenhang besteht. In der nächsten Tabelle stellen wir die Ergebnisse unserer Studie bezüglich der Dauer der sexuellen Ausbeutung dar.

Tabelle 47: Dauer der Ausbeutung: Unterschiede zwischen sexueller Ausbeutung durch Täter und Täterinnen

DAUER ①	Ausbeutung durch Täter		Ausbeutung durch Täterinnen	
	Prozent	Anzahl	Prozent	Anzahl
einmalig	56%	70	20%	2
länger	44%	55	(80%)	8
GESAMT	100%	125	100%	10
Signifikanz ②	n.s.		**	

①   Fälle, in denen einmalige und längere sexuelle Ausbeutung stattfand, wurden bei beiden Kategorien gezählt.

②   Signifikanz   n.s.   nicht signifikant
                        ** $p < .01$

( )   Erwartete Häufigkeit ist kleiner als 5. Es lassen sich deshalb keine gesicherten Schlüsse ziehen.

Bezüglich der Dauer ergeben sich auffällige Unterschiede: Während bei den Tätern die einmaligen Taten leicht überwogen (allerdings nicht auf einem signifikanten Niveau), beuteten acht von zehn Täterinnen die betroffenen Kinder oder Jugendlichen über längere Zeit aus. Dies ist unter anderem dem Umstand zuzuschreiben, daß es bei den Frauen keine Fremdtäterinnen gab, die vermehrt für einmalige sexuelle Übergriffe verantwortlich sein könnten. Dieses Ergebnis muß deshalb auch wegen der kleinen Zahlen (n = 10) mit Vorsicht betrachtet werden.

Tabelle 48: Herkunft der Täter/Täterinnen: Unterschiede zwischen sexueller Ausbeutung durch Täter und Täterinnen

HERKUNFT DER TÄTER/TÄTERINNEN	Ausbeutung durch Tät*er*		Ausbeutung durch Täter*innen*	
	Prozent	Anzahl	Prozent	Anzahl
Kernfamilie	33%	48	60%	9
Weitere Familie	10%	15	13%	2
Bekannte/r	33%	49	27%	4
Fremder	24%	35	0%	0
GESAMT	**100%**	**147**	**100%**	**15**

Vergleicht man sexuelle Ausbeutung nach dem Geschlecht der Täter/Täterinnen, fällt auf, daß bei Täter*innen* solche aus der Kernfamilie mit 60% deutlich häufiger vertreten waren als bei sexueller Ausbeutung mit Tätern (33%). Bei sexueller Ausbeutung durch Tät*er* sind ein Viertel mit den Betroffenen weder verwandt noch bekannt gewesen. Fälle mit Fremdtäterinnen traten in unserer Untersuchung nicht auf.

5.5.5 Einmalige und längere sexuelle Ausbeutung

Einmalige sexuelle Übergriffe waren, wie die Ergebnisse auf S. 185 ff. gezeigt haben, bei Psychologiestudierenden etwas häufiger als länger andauernde sexuelle Ausbeutung. Die folgenden zwei Tabellen zeigen, inwiefern bezüglich der Art der Täter/Täterinnen und ihrer Herkunft Unterschiede zwischen einmaliger und längerer sexueller Ausbeutung bestehen.

Tabelle 49: Unterschiede zwischen einmaliger und längerer sexueller Ausbeutung bezüglich der Täter/Täterinnen

<u>Lesehilfe:</u> Von allen einmaligen Übergriffen wurden x%, bei längerer sexueller Ausbeutung y% von den entsprechenden Tätern/Täterinnen sexuell ausgebeutet.

TÄTER/TÄTERIN	einmalige Ausbeutung		längere Ausbeutung	
	Prozent	Anzahl	Prozent	Anzahl
1.1 Mann	85%	61	75%	47
1.2 Jugendlicher	13%	9	13%	8
2.1 Frau	1%	1	13%	8
2.2 Jugendliche	1%	1	0%	0
GESAMT	100%	72	100%	63
1 Täter	98%	70	87%	55
2 Täterin	2%	2	13%	8
GESAMT	100%	72	100%	63

Der Zusammenhang zwischen der Dauer sexueller Ausbeutung und den Typen von Tätern/Täterinnen erreicht *kein* signifikantes Niveau.

Obwohl der Zusammenhang nicht signifikant ist, fällt auf, daß bei längerer sexueller Ausbeutung der Täterinnen-Anteil deutlich höher ist als bei den einmaligen Übergriffen. Mit lediglich 13% liegt er aber auch hier weit unter dem Anteil der Täter.

Tabelle 50: Unterschiede zwischen einmaliger und längerer sexueller Ausbeutung bezüglich der Herkunft der Täter/Täterinnen

<u>Lesehilfe:</u> Von allen einmaligen Übergriffen wurden x%, bei längerer sexueller Ausbeutung y% im entsprechenden Umfeld sexuell ausgebeutet.

HERKUNFT TÄTER/ TÄTERIN	Einmalige Ausbeutung		Längere Ausbeutung	
	Prozent	Anzahl	Prozent	Anzahl
Kernfamilie	23%	19	44%	31
weitere Familie	10%	8	11%	8
Bekannte/r	32%	27	35%	25
Fremder	35%	30	10%	7
GESAMT	**100%**	**84**	**100%**	**71**

Während die Anteile an Tätern/Täterinnen aus der weiteren Familie und dem Bekanntenkreis bei einmaliger und längerer sexueller Ausbeutung fast identisch sind, stammen *bei längerer sexueller Ausbeutung deutlich mehr Täter/ Täterinnen aus der Kernfamilie.* Dies ist nicht weiter verwunderlich, kann doch innerhalb des geschützten Rahmens der (Kern)familie eine sexuelle Ausbeutung viel besser geheimgehalten werden als bei Tätern/Täterinnen außerhalb der (Kern)familie. Je enger die Beziehung zum Täter/zur Täterin, desto größer ist die Abhängigkeit und der Geheimhaltungsdruck. Erstaunlich ist, daß bei längerer sexueller Ausbeutung 10% der Betroffenen einen *Fremden als Täter* angeben. Man muß dabei allerdings daran denken, daß der Täter bei Beginn der sexuellen Ausbeutung der oder dem Betroffenen sehr wohl fremd gewesen sein kann. Bei den einmaligen sexuellen Übergriffen machen Fremde mit über einem Drittel den größten Anteil an Tätern/Täterinnen aus. Die Warnung vor dem Fremdtäter, die früher Hauptpunkt jeder Prävention darstellte, darf also auch heute nicht ganz außer acht gelassen werden.[37]

---

[37] Ein sehr wertvolles Buch zur Prävention ist Huser-Studer und Leuzinger (1992).

5.5.6 Arten sexueller Ausbeutung

Wir haben insgesamt 19 Formen sexueller Ausbeutung aufgelistet und diese von allen Befragten – also auch von denjenigen, die sich selber nicht als «sexuell ausgebeutet» bezeichnen – mit «Ja» (das habe ich erlebt) oder «Nein» (das habe ich nicht erlebt) beurteilen lassen. Die Altersgrenze haben wir bei *14 Jahren* gezogen und sexuelle Erfahrungen unter Gleichaltrigen ausdrücklich ausgeschlossen. Die Tabelle auf der folgenden Seite zeigt die Ergebnisse.

Tabelle 51: Geschlechtsunterschiede bei den Arten sexueller Ausbeutung

ARTEN SEXUELLER AUSBEUTUNG[1]	Frauen		Männer		Sign.[2]	Phi	χ[3]
	Proz.	Anz.	Proz.	Anz.			
1.1 Geschlechtsverkehr oder Versuch	8%	24	4%	6	n.s.	.07	3
1.2 Vergewaltigung oder Versuch	7%	24	0%	0	***	.16	12
1.3 Täter/Täterin oral befriedigen müssen	5%	16	3%	5	n.s.	.04	1
2.1 verlangt, die Genitalien zu berühren	12%	37	6%	10	n.s.	.09	4
2.2 eigene Brüste oder Genitalien berührt	37%	123	22%	36	***	.15	11
2.3 befühlt, gepackt oder geküßt	31%	101	9%	14	***	.24	29
3.1 Schock durch Zeigen der Geschlechtsteile	28%	91	10%	16	***	.20	21
3.2 Zeigen von Pornographie	6%	21	8%	13	n.s.	.03	0
3.3 Voyeuristisches Anschauen	29%	96	15%	23	***	.15	11
3.4 sich ausziehen müssen	11%	37	10%	17	n.s.	.01	0
3.5 für Nacktphotos posieren	4%	13	3%	4	n.s.	.04	1
3.6 bei Ausbeutung zusehen müssen	3%	9	(3%)	4	n.s.	.01	0
4.1 unerwünschte sex. Erfahrung mit Frau	4%	14	3%	5	n.s.	.03	0
4.2 unerwünschte sex. Erfahrung mit Mann	26%	87	14%	22	**	.14	10
4.3 unerwünschte sex. Erfahrung mit Autorität	12%	39	6%	10	*	.09	4
5 sexueller Kontakt mit Verwandtem/r	14%	45	8%	13	n.s.	.08	3
6.1 knapp sexueller Ausbeutung entgangen	18%	58	11%	18	*	.09	4
6.2 Gefahr eines sexuellen Angriffs gespürt	34%	112	7%	12	***	.29	41
7 Vermutung sexueller Ausbeutung	11%	36	6%	10	n.s.	.08	3
1 (versuchter) Geschlechtsverkehr	12%	39	4%	7	**	.13	8
2 sexuelles Berühren/Küssen	45%	142	25%	41	***	.19	17
3 sexuelle Ausbeutung ohne Berühren	49%	157	33%	50	**	.15	11
4 unerwünschte sexuelle Erfahrung	31%	99	17%	27	**	.15	10
5 sex. Kontakt mit Verwandtem/r	14%	45	8%	13	n.s.	.08	3
6 Gefahr sexueller Ausbeutung	37%	117	14%	22	***	.24	28
7 Vermutung sexueller Ausbeutung	11%	36	6%	10	n.s.	.08	3
1-2 sexuelle Ausbeutung mit Berühren	45%	138	25%	40	***	.19	17
1-5 sex. Ausb. mit od. ohne Berühren	65%	197	43%	63	***	.21	20
1-7 alle Formen sexueller Ausbeutung	68%	197	44%	63	***	.23	23

[1] Originalformulierungen: vgl. S. 258 ff.
Mehrfachnennungen waren möglich

[2] Signifikanz n.s. nicht signifikant
* $p < .05$
** $p < .01$
*** $p < .001$

[3] Chi-Quadrat (Anzahl Freiheitsgrade = 1)   ( ) Erwartete Häufigkeit ist kleiner als 5.

Fast jede 8. Studentin (12%) und 4% der Studenten gaben an, vor ihrem 14. Geburtstag mindestens eine Form von *Geschlechtsverkehr* oder einen Versuch erlebt zu haben.

Bei Formen *sexueller Ausbeutung mit Berühren*, aber ohne Geschlechtsverkehr, bejahten fast die Hälfte aller Studentinnen (45%) und jeder vierte Student mindestens eine der drei aufgeführten Arten. Sowohl bei den Frauen als auch bei den Männern wurde dabei das Berühren ihrer Brüste oder Genitalien am häufigsten genannt (37% vs. 22%).

Sexuelle Ausbeutung ohne Berühren wurde wiederum von fast der Hälfte der Studentinnen (49%) und von einem Drittel der Studenten genannt. Dabei sind voyeuristisches Angeschautwerden und exhibitionistische Belästigungen die häufigsten Formen.

Mindestens eine *unerwünschte sexuelle Erfahrung* gaben 31% der Studentinnen und 17% der Studenten an. Dabei sind unerwünschte sexuelle Erfahrungen mit einer Frau bei allen Befragten relativ selten (4% bei den Studentinnen und 3% bei den Studenten), solche mit einem Mann sehr häufig (26% bei den Studentinnen und 14% bei den Studenten). Der Prozentanteil an unerwünschten sexuellen Erfahrungen (31%) liegt um einiges tiefer als die Summen aller Formen sexueller Ausbeutung mit und ohne Berühren (57%). Das heißt: Nur ein Teil der Formen sexueller Ausbeutung wurde als «unerwünscht» betrachtet (vgl. S. 182 ff.).

Bei der Fragen nach *sexuellem Kontakt mit einem/einer Verwandten* müßten eigentlich mindestens alle diejenigen, die bei den Tätern/Täterinnen jemanden aus der Kernfamilie oder der weiteren Familie angegeben haben, mit «Ja» antworten. Bei den Studenten sind es 13, also vier Studenten mehr, als bei den Angaben zu den Tätern/Täterinnen aus der Verwandtschaft (Tabelle 43, S. 187). Diese vier sind Studenten, die sich selber nicht als «sexuell ausgebeutet» bezeichnen. Bei den Studentinnen gaben 45 an, sexuellen Kontakt mit einem/einer Verwandten gehabt zu haben. Fünf mehr, nämlich 50, haben aber einen Täter resp. eine Täterin aus der Kernfamilie oder der weiteren Familie angegeben. Dieser Unterschied kann daher rühren, daß diese von Stiefeltern (v.a. Stiefvätern) sexuell ausgebeutet worden sind. Daß dies recht häufig vorkommt, haben wir in den Tabellen 43 und 44 (S. 187 ff.) aufgezeigt.

Die *Gefahr eines sexuellen Angriffs gespürt* oder *einer sexuellen Ausbeutung knapp entgangen* sind 37% der Studentinnen und 14% der Studenten. Davon sind rund die Hälfte bei beiden Geschlechtern Personen, die sich selber nicht als «sexuell ausgebeutet» bezeichnen (vgl. nächste Tabelle).

11% der Studentinnen und 6% der Studenten *vermuten eine sexuelle Ausbeutung*, wovon aber mit Ausnahme von drei Frauen und einem Mann alle übrigen auch noch andere Formen sexueller Ausbeutung angegeben haben. Das heißt, viele Betroffene (33 Frauen und 9 Männer) vermuten, neben der angegebenen sexuellen Ausbeutung noch weitere Übergriffe erlebt zu haben.

Lediglich 12 Studentinnen und 3 Studenten haben keine explizite Form von sexueller Ausbeutung genannt, haben aber die Gefahr eines sexuellen Angriffs gespürt, sind einer sexuellen Ausbeutung knapp entgangen oder vermuten, eine sexuelle Ausbeutung in ihrer Kindheit erlebt zu haben. Die große Mehrheit der Befragten, die eine dieser drei Möglichkeiten bejahte, haben daneben auch noch andere, explizite sexuelle Ausbeutung angegeben.

Mit Ausnahme vom Zeigen von Pornographie, was die Studenten mehr bejahten, wurden alle anderen Formen sexueller Ausbeutung von Studentinnen prozentual häufiger angegeben. Bei einigen Items ergaben sich *signifikante Zusammenhänge* zwischen dem *Geschlecht der Befragten* und der Häufigkeit des Bejahens der entsprechenden Ausbeutungsformen. Aufgrund genügender Zellhäufigkeit und eines guten Zusammenhangs (Phi $\geq .20$) kann ausgesagt werden, daß Studentinnen häufiger als Studenten angaben, in sexueller Weise befühlt, gepackt resp. geküßt oder durch Zeigen der Geschlechtsteile belästigt worden zu sein. Die Studentinnen fühlten auch deutlich häufiger die Gefahr eines sexuellen Angriffs und wurden mehr durch Exhibitionisten belästigt. Je weiter der Rahmen sexueller Ausbeutung gefaßt wird, desto größer wird der Zusammenhang zwischen Geschlecht und den jeweils bejahten Formen.

Die nächste Tabelle zeigt dieselben Ausbeutungsformen im Vergleich sexuell ausgebeuteter Frauen mit sexuell ausgebeuteten Männern:

Tabelle 52: Vergleich zwischen Frauen und Männern, die sich als «sexuell ausgebeutet» bezeichneten

<u>Lesehilfe:</u> Von den sich als «sexuell ausgebeutet» bezeichnenden Frauen haben x%, von den sich als «sexuell ausgebeuteten» Männern y% eine solche Form von sexueller Ausbeutung erlebt.

ART DER SEXUELLEN AUSBEUTUNG [1]	«Sexuell ausgebeutete» Frauen Prozent	Anzahl	Sig [2]	«Sexuell ausgebeutete» Männer Prozent	Anzahl
1.1 eine Form von (versuchtem) Geschlechtsverkehr	27%	21	n.s.	24%	6
1.2 (versuchte) Vergewaltigung	26%	21	**	(0%)	0
1.3 Täter/Täterin oral befriedigen müssen	13%	11	n.s.	(15%)	4
2.1 verlangt, die Genitalien zu berühren	37%	29	n.s.	35%	9
2.2 eigene Brüste oder Genitalien berührt	78%	66	n.s.	69%	18
2.3 befühlt, gepackt oder geküßt, daß sexuell bedroht	73%	62	*	46%	12
3.1 Schock durch Zeigen der Geschlechtsteile	49%	40	n.s.	31%	8
3.2 Zeigen von Pornographie	11%	9	*	(27%)	7
3.3 Voyeuristisches Anschauen	51%	43	n.s.	38%	9
3.4 sich ausziehen müssen	24%	20	n.s.	27%	7
3.5 für Nacktphotos posieren	(5%)	4	n.s.	(8%)	2
3.6 bei Ausbeutung zusehen müssen	8%	7	n.s.	(4%)	1
4.1 unerwünschte sexuelle Erfahrung mit Frau	10%	8	n.s.	(21%)	5
4.2 unerwünschte sexuelle Erfahrung mit Mann	77%	63	n.s.	76%	19
4.3 unerwünschte sexuelle Erfahrung mit Autorität	25%	21	n.s.	19%	5
5 sexuelle Erfahrung mit Verwandtem/r	40%	34	n.s.	31%	8
6.1 knapp sexueller Ausbeutung entgangen	33%	25	n.s.	36%	9
6.2 Gefahr eines sexuellen Angriffs gespürt	66%	55	***	27%	7
7 Vermutung sexueller Ausbeutung	22%	16	n.s.	(8%)	2
1 (versuchter) Geschlechtsverkehr	41%	44	n.s.	25%	6
2 sexuelles Berühren	86%	68	n.s.	81%	21
3 sexuelle Ausbeutung ohne Berühren	75%	59	n.s.	75%	18
4 unerwünschte sexuelle Erfahrung	81%	62	n.s.	87%	20
5 sexuelle Erfahrung mit Verwandtem/r	40%	34	n.s.	31%	8
6 Gefahr sexueller Ausbeutung	70%	53	**	40%	10
7 Vermutung sexueller Ausbeutung	22%	16	n.s.	(8%)	2
1-2 sexuelle Ausbeutung mit Berühren	88%	64	n.s.	79%	19
1-5 sex. Ausbeutung mit oder ohne Berühren	99%	68	n.s.	95%	19
1-7 alle Formen sexueller Ausbeutung	100%	60	n.s.	94%	17

[1] Mehrfachnennungen möglich
Originalformulierungen: vgl. Anhang S. 245–260

( )   Erwartete Häufigkeit kleiner als 5   [2] Signifikanz   n.s.   nicht signifikant
                                                           ***   p < .001

Vergleicht man mit Tabelle 51 (S. 200), die die Ergebnisse für alle Befragten zeigt, fällt auf, daß in der obigen Tabelle die *Unterschiede zwischen betroffenen Frauen und Männern geringer* ausfallen. Ansonsten sind bei denselben Ausbeutungsformen auffällige Unterschiede zu beobachten, wobei gewisse auf-

beutungsformen auffällige Unterschiede zu beobachten, wobei gewisse aufgrund fehlender Fallzahlen relativiert werden müssen. Bei den zusammengefaßten Kategorien (1-2/1-5/1-7) ist kein gesicherter Zusammenhang zwischen dem Geschlecht der Betroffenen und der Häufigkeit des Vorkommens dieser Formen sexueller Ausbeutung feststellbar. Die Hypothese, daß Männer in anderer Form sexuell ausgebeutet werden als Frauen, läßt sich deshalb durch unsere Untersuchung *nicht* bestätigen.

Wir legten den Befragten insgesamt 19 *Formen sexueller Ausbeutung* vor. Die folgende Abbildung zeigt, wie die Verteilung nach Häufigkeit der Nennung aussieht:

Abbildung 16: Anzahl erlebter Übergriffe

Lesehilfe: Bsp.: 38 Befragte haben vier verschiedene Formen sexueller Ausbeutung erlebt.

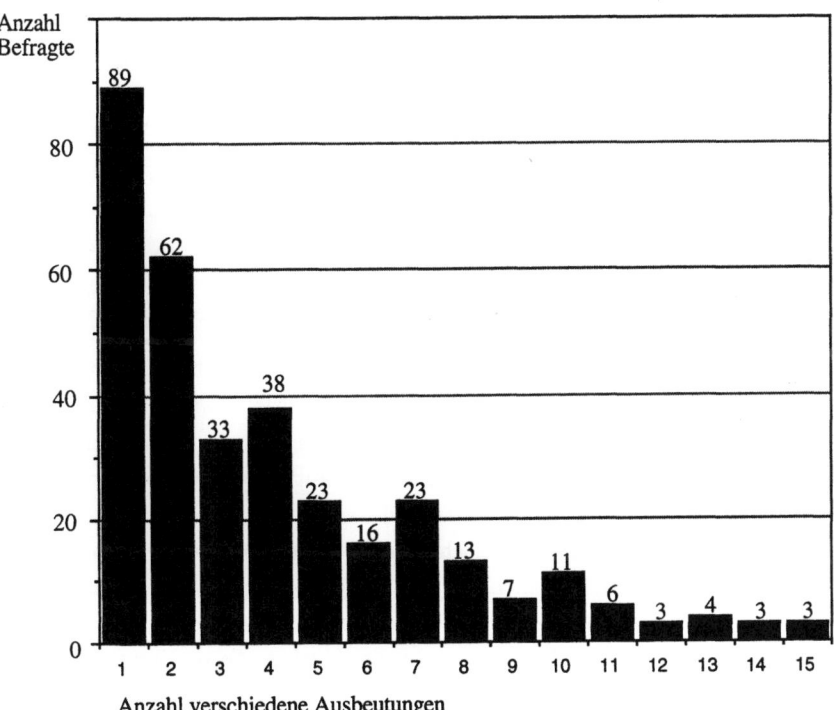

66% aller Befragten haben mindestens eine Form sexueller Ausbeutung bejaht. Das heißt: Lediglich 34% haben keinen sexuellen Übergriff erlebt. Es haben

- 18% eine
- 19% zwei bis drei
- 15% vier bis sechs
- 14% mehr als sechs

Formen von sexueller Ausbeutung mit «Ja» beantwortet.

Uns ist aufgefallen, daß viele Personen eine oder mehrere Formen angekreuzt haben, sich aber selber *nicht als «ausgebeutet» bezeichnen*. Die folgende Tabelle zeigt einen Vergleich dazu:

Tabelle 53: Zusammenhang der Anzahl erlebter Formen sexueller Ausbeutung mit der Frage, ob sich die Betroffenen als «sexuell ausgebeutet» bezeichnen.

ANZAHL ERLEBTE FORMEN SEXUELLER AUSBEUTUNG	Befragte, die sich als «sexuell ausgebeutet» bezeichnen		Befragte, die sich nicht als «sexuell ausgebeutet» bezeichnen	
	Prozent	Anzahl	Prozent	Anzahl
Eine	10%	9	90%	80
Zwei bis drei	20%	19	80%	95
Vier bis sechs	48%	37	52%	40
Mehr als sechs	78%	57	22%	16

Jede/r fünfte Psychologiestudierende hat vor seinem/ihrem 14. Geburtstag mehr als sechs Formen von sexuellen Übergriffen erlebt, *ohne* sich selber als «ausgebeutet» zu fühlen. Das ist einerseits verständlich, haben wir doch eine sehr weit gefaßte Definition von sexueller Ausbeutung gewählt, die auch Formen ohne Körperkontakt sowie Angst und Vermutungen einschließt. Auf der anderen Seite müßte unbedingt noch genauer erforscht werden, wovon es abhängt, ob sich jemand als «sexuell ausgebeutet» bezeichnet oder eben nicht. Unsere Untersuchung kann hier nur erste, grobe Resultate oder Hinweise darauf liefern. Die folgende Tabelle zeigt für die einzelnen Formen sexueller Ausbeutung, wie oft diese von Betroffenen und von Nicht-Betroffenen bejaht worden sind

Tabelle 54: Unterscheiden sich «Ausgebeutete» von «Nicht Ausgebeuteten» in der Häufigkeit der erlebten Arten von Ausbeutung?

Lesehilfe: Von den «Ausgebeuteten» haben x% eine solche Form von sexueller Ausbeutung erlebt, von den nicht «Ausgebeuteten» haben y% eine solche Form von sexueller Ausbeutung erlebt.

ARTEN SEXUELLER AUSBEUTUNG[1]	«Ausgebeutete» Proz.	Anz.	«nicht Ausgebeutete» Proz.	Anz.	Sign.[2]	Phi	χ[3]
1.1 Geschlechtsverkehr oder Versuch	26%	27	1%	6	***	.44	94
1.2 Vergewaltigung oder Versuch	20%	21	1%	3	***	.36	63
1.3 Täter/Täterin oral befriedigen müssen	(14%)	15	2%	6	***	.25	30
2.1 verlangt, die Genitalien zu berühren	36%	38	2%	9	***	.47	106
2.2 eigene Brüste oder Genitalien berührt	76%	84	19%	73	***	.51	125
2.3 befühlt, gepackt oder geküßt	67%	74	10%	38	***	.56	155
3.1 Schock durch Zeigen der Geschlechtsteile	44%	48	15%	57	***	.30	43
3.2 Zeigen von Pornographie	14%	16	5%	18	***	.16	12
3.3 Voyeuristisches Anschauen	48%	52	18%	67	***	.29	40
3.4 sich ausziehen müssen	25%	27	7%	27	***	.23	27
3.5 für Nacktphotos posieren	(6%)	6	3%	11	n.s.	.06	2
3.6 bei Ausbeutung zusehen müssen	(7%)	8	1%	5	***	.15	11
4.1 unerwünschte sex. Erfahrung mit Frau	(12%)	13	1%	4	***	.25	31
4.2 unerwünschte sex. Erfahrung mit Mann	77%	82	6%	23	***	.71	245
4.3 unerwünschte sex. Erfahrung mit Autorität	24%	26	6%	22	***	.25	31
5 sexueller Kontakt mit Verwandtem/r	38%	42	4%	14	***	.45	97
6.1 knapp sexueller Ausbeutung entgangen	33%	34	11%	40	***	.26	32
6.2 Gefahr eines sexuellen Angriffs gespürt	56%	62	16%	59	***	.39	75
7 Vermutung sexueller Ausbeutung	11%	18	6%	23	***	.18	15
1 (versuchter) Geschlechtsverkehr	37%	37	2%	8	***	.49	112
2 sexuelles Berühren/Küssen	85%	89	25%	93	***	.51	124
3 sexuelle Ausbeutung ohne Berühren	75%	77	35%	129	***	.33	51
4 unerwünschte sexuelle Erfahrung	82%	82	17%	41	***	.66	209
5 sex. Kontakt mit Verwandtem/r	38%	42	4%	14	***	.45	97
6 Gefahr sexueller Ausbeutung	62%	63	20%	73	***	.39	71
7 Vermutung sexueller Ausbeutung	19%	18	6%	23	***	.18	15
1-2 sexuelle Ausbeutung mit Berühren	86%	83	26%	94	***	.50	117
1-5 sex. Ausb. mit od. ohne Berühren	98%	87	48%	171	***	.40	73
1-7 alle Formen sexueller Ausbeutung	99%	77	52%	182	***	.37	59

[1] Originalformulierungen: vgl. S. 258 ff. Mehrfachnennungen waren möglich

[2] Signifikanz   n.s. nicht signifikant   *** p < .001

[3] Chi-Quadrat (Anzahl Freiheitsgrade = 1)   ( ) Erwartete Häufigkeit ist kleiner als 5

Mit Ausnahme des Posierens für Nacktphotos sind bei allen übrigen Formen sexueller Ausbeutung die *Zusammenhänge* mit der eigenen Einschätzung, sexuell ausgebeutet worden zu sein oder nicht, signifikant. Das heißt: Es bejahen mit der erwähnten Ausnahme deutlich mehr Betroffene die einzelnen Formen sexueller Ausbeutung als Nicht-Betroffene.

Die Stärke der Zusammenhänge ist bei *sexueller Ausbeutung mit Berühren* durchwegs sehr hoch. Auffällig ist aber, daß beim oralen Befriedigen-Müssen des Täters resp. der Täterin der Zusammenhang einiges kleiner ist als bei den übrigen.

Bei den *Formen ohne Berühren* zeigen voyeuristisches Anschauen und exhibitionistische Belästigungen die deutlichsten Zusammenhänge mit der Einschätzung des sexuell Ausgebeutetseins.

Im weiteren hat *sexuelle Ausbeutung durch einen Mann* (Phi = .71) einen weit größeren Einfluß darauf, ob sich jemand als «sexuell ausgebeutet» bezeichnet, als wenn es sich um eine Täterin (Phi = .25) oder eine Autoritätsperson (Phi = .25) ist. Die Tatsache, daß sexuelle Kontakte von Kindern oder Jugendlichen mit *Frauen* weniger als sexuelle Ausbeutung eingeschätzt werden, haben wir sowohl im theoretischen Teil (S. 68 ff.) als auch bei der Einschätzung der Fallbeispiele (S. 176 ff.) aufgezeigt. Daß allerdings sexuelle Ausbeutung durch *Autoritätspersonen* einen gleich geringen Zusammenhang mit der eigenen Einschätzung des Ausgebeutetseins hat wie solche durch Täterinnen, erstaunt eher. Auch hier könnte nur weitere gezielte Forschung Klarheit schaffen.

Tabelle 55: Zusammenhang zwischen der Dauer sexueller Ausbeutung und den verschiedenen Ausbeutungsformen

ARTEN SEXUELLER AUSB.[1]	einmalig ausgebeutet		länger ausgebeutet		Sign.[2]	Phi	χ[3]
	Proz.	Anz.	Proz.	Anz.			
1.1 Geschlechtsverkehr oder Versuch	16%	9	39%	16	*	.26	7
1.2 Vergewaltigung oder Versuch	18%	11	20%	8	n.s.	.02	0
1.3 Täter/Täterin oral befriedigen müssen	7%	4	25%	11	**	.26	7
2.1 verlangt, die Genitalien zu berühren	32%	19	45%	18	n.s.	.14	2
2.2 eigene Brüste oder Genitalien berührt	70%	42	78%	35	n.s.	.09	1
2.3 befühlt, gepackt oder geküßt	56%	34	78%	35	*	.23	6
3.1 Schock durch Zeigen der Geschlechtsteile	46%	28	45%	19	n.s.	.01	0
3.2 Zeigen von Pornographie	13%	8	16%	17	n.s.	.03	0
3.3 Voyeuristisches Anschauen	37%	22	64%	28	**	.26	7
3.4 sich ausziehen müssen	17%	10	40%	17	**	.26	7
3.5 für Nacktphotos posieren	(3%)	2	(9%)	4	n.s.	.13	2
3.6 bei Ausbeutung zusehen müssen	(3%)	2	(11%)	5	n.s.	.16	3
4.1 unerwünschte sex. Erfahrung mit Frau	9%	5	18%	8	n.s.	.13	2
4.2 unerwünschte sex. Erfahrung mit Mann	73%	44	84%	36	n.s.	.12	2
4.3 unerwünschte sex. Erfahrung mit Autorität	16%	9	33%	15	*	.21	5
5 sexueller Kontakt mit Verwandtem/r	24%	15	51%	22	**	.28	8
6.1 knapp sexueller Ausbeutung entgangen	33%	20	33%	13	n.s.	.00	0
6.2 Gefahr eines sexuellen Angriffs gespürt	48%	30	67%	29	n.s.	.19	4
7 Vermutung sexueller Ausbeutung	13%	7	24%	8	n.s.	.14	2
1 (versuchter) Geschlechtsverkehr	27%	15	54%	20	**	.27	7
2 sexuelles Berühren/Küssen	80%	47	90%	35	n.s.	.13	2
3 sexuelle Ausbeutung ohne Berühren	70%	39	87%	34	*	.20	4
4 unerwünschte sexuelle Erfahrung	73%	37	93%	39	*	.26	6
5 sex. Kontakt mit Verwandtem/r	24%	15	51%	22	**	.28	8
6 Gefahr sexueller Ausbeutung	58%	34	70%	26	n.s.	.13	2
7 Vermutung sexueller Ausbeutung	13%	7	24%	8	n.s.	.14	2
1-2 sexuelle Ausbeutung mit Berühren	82%	45	89%	32	n.s.	.10	1
1-5 sex. Ausb. mit od. ohne Berühren	96%	46	100%	35	n.s.	.13	1
1-7 alle Formen sexueller Ausbeutung	98%	45	100%	27	n.s.	.09	1

[1] Originalformulierungen: vgl. S. 258 ff. Mehrfachnennungen waren möglich

[2] Signifikanz n.s. nicht signifikant
   *   p < .05
   ** p < .01

[3] Chi-Quadrat (Anzahl Freiheitsgrade = 1)   ( ) Erwartete Häufigkeit ist kleiner als 5.

Alle Formen sexueller Ausbeutung werden von länger sexuell Ausgebeuteten häufiger bejaht als von Befragten, die einmalige sexuelle Übergriffe erlebt haben. Die deutlichen Unterschiede beim (versuchten) *Geschlechtsverkehr* zusammen mit den fast gleichen Prozentzahlen bei der versuchten *Vergewaltigung* könnten darauf hinweisen, daß bei einmaligen sexuellen Übergriffen mit

Geschlechtsverkehr häufiger Gewalt eingesetzt wird als bei längerer Ausbeutung. Hier gehen die Täter/Täterinnen ja meistens von eher 'harmlosen' allmählich zu immer schwerwiegenderen sexuellen Handlungen über.

Erstaunlicherweise tritt schockierendes Zeigen von Geschlechtsteilen *(Exhibitionismus)*, was zumeist mit einmaligen Übergriffen assoziiert wird, bei längerer sexueller Ausbeutung genau so häufig auf.

Stärkere signifikante Zusammenhänge bezüglich der Dauer treten sowohl bei sexueller Ausbeutung mit Berühren (Geschlechtsverkehr, orale Praktiken, sexuellem Packen resp. Küssen) als auch bei Formen ohne Berühren (Voyeuristisches Anschauen, sich ausziehen müssen) auf, indem sie bei längerer sexueller Ausbeutung deutlich häufiger sind als bei einmaligen.

Logischerweise haben *Verwandte* eher die Möglichkeit, ein Kind oder eine(n) Jugendliche(n) länger sexuell auszubeuten als andere Personen, die sich nicht so leicht Zugang zu ihnen verschaffen können. Dasselbe gilt für *Autoritätspersonen*.

Als letztes möchten wir noch darstellen, wo Zusammenhänge zwischen Taten durch Fremde im Vergleich zu sexueller Ausbeutung durch verwandte oder den Betroffenen bekannte Täter/Täterinnen auftreten:

Tabelle 56: Unterschiede zwischen von Bekannten/Verwandten und von Fremden sexuell Ausgebeuteten

ARTEN SEXUELLER AUSBEUTUNG①	Von Verwandten od. Bekannten ausgebeutet		Von Fremden ausgebeutet		Sign.②	Phi	χ²③
	Proz.	Anz.	Proz.	Anz.			
1.1 Geschlechtsverkehr oder Versuch	30%	18	10%	2	n.s.	.21	4
1.2 Vergewaltigung oder Versuch	15%	10	(22%)	5	n.s.	.07	0
1.3 Täter/Täterin oral befriedigen müssen	17%	11	(4%)	1	n.s.	.16	2
2.1 verlangt, die Genitalien zu berühren	34%	21	35%	8	n.s.	.00	0
2.2 eigene Brüste oder Genitalien berührt	79%	51	57%	13	*	.22	4
2.3 befühlt, gepackt oder geküßt	68%	44	48%	11	n.s.	.18	3
3.1 Schock durch Zeigen der Geschlechtsteile	45%	28	48%	11	n.s.	.02	0
3.2 Zeigen von Pornographie	9%	6	(25%)	6	n.s.	.20	4
3.3 Voyeuristisches Anschauen	42%	26	42%	10	n.s.	.00	0
3.4 sich ausziehen müssen	31%	20	9%	2	*	.23	5
3.5 für Nacktphotos posieren	(6%)	4	(0%)	0	n.s.	.13	2
3.6 bei Ausbeutung zusehen müssen	(8%)	5	(0%)	0	n.s.	.15	2
4.1 unerwünschte sex. Erfahrung mit Frau	16%	10	(3%)	0	*	.22	4
4.2 unerwünschte sex. Erfahrung mit Mann	77%	48	74%	17	n.s.	.04	0
4.3 unerwünschte sex. Erfahrung mit Autorität	27%	17	17%	4	n.s.	.10	1
5 sexueller Kontakt mit Verwandtem/r	37%	24	4%	1	**	.32	9
6.1 knapp sexueller Ausbeutung entgangen	30%	18	39%	9	n.s.	.09	1
6.2 Gefahr eines sexuellen Angriffs gespürt	52%	33	58%	14	n.s.	.05	0
7 Vermutung sexueller Ausbeutung	14%	8	(14%)	3	n.s.	.00	0
1 (versuchter) Geschlechtsverkehr	41%	24	24%	5	n.s.	.15	2
2 sexuelles Berühren/Küssen	89%	54	70%	16	*	.23	4
3 sexuelle Ausbeutung ohne Berühren	72%	43	86%	19	n.s.	.15	2
4 unerwünschte sexuelle Erfahrung	73%	49	79%	15	n.s.	.05	0
5 sex. Kontakt mit Verwandtem/r	37%	15	4%	1	**	.32	9
6 Gefahr sexueller Ausbeutung	60%	36	70%	16	n.s.	.09	1
7 Vermutung sexueller Ausbeutung	14%	8	(14%)	3	n.s.	.00	0
1-2 sexuelle Ausbeutung mit Berühren	90%	52	67%	14	*	.27	6
1-5 sex. Ausb. mit od. ohne Berühren	98%	53	94%	17	n.s.	.10	1
1-7 alle Formen sexueller Ausbeutung	98%	46	100%	17	n.s.	.08	0

① Originalformulierungen: vgl. S. 258 ff.
Mehrfachnennungen waren möglich

② Signifikanz n.s. nicht signifikant
* $p < .05$
** $p < .01$

③ Chi-Quadrat (Anzahl Freiheitsgrade = 1)   ( ) Erwartete Häufigkeit ist kleiner als 5.

Zum ersten muß hier betont werden, daß es sich bei den Fremdtätern ausschließlich um Männer handelt, bei den Verwandten oder Bekannten als Täter/Täterinnen hingegen ein (wenn auch kleiner) Teil aus Frauen besteht. Die folgenden Interpretationen der Ergebnisse müssen auch vor diesem Hintergrund betrachtet werden. Ein Vergleich zwischen Taten mit Tätern und solchen mit Täterinnen, wie wir in den Tabellen 48 und 49 (S. 195 f.) dargestellt haben, ist aufgrund der zu kleinen Fallzahlen (bei den Täterinnen) bezüglich der Arten sexueller Ausbeutung nicht möglich. Hier müßte spezifische Forschung nur bezüglich dieses Teilaspekts einsetzen.

Mit Ausnahme des Zeigens von Pornographie und (versuchten) Vergewaltigungen, die von *Fremdtätern* häufiger praktiziert wurden, sind alle übrigen Formen sexueller Ausbeutung bei Taten durch Verwandte oder Bekannte prozentual häufiger oder gleich häufig.

Das *Berühren von Brüsten oder Genitalien* tritt bei verwandten oder bekannten Tätern/Täterinnen häufiger auf als bei Fremdtätern.

Sich *nackt ausziehen müssen*, ist bei sexuellen Übergriffen durch Fremdtäter relativ selten (9%), bei solchen durch Verwandte oder Bekannte aber häufig (31%).

Erstaunlicherweise ist der Zusammenhang zwischen bekannten/verwandten Tätern/Täterinnen mit der Frage, ob die Befragten sexuellen Kontakt mit einer verwandten Person gehabt haben, nicht so groß, wie zu erwarten gewesen wäre (Phi = .32). Das hängt damit zusammen, daß wir wegen zu kleinen Fallzahlen die verwandten und bekannten Täter/Täterinnen zu einer Kategorie zusammengefaßt haben.

5.5.7 Zusammenfassung

Zum ersten ist es eine alarmierende Tatsache, daß sich *jede vierte Psychologiestudentin und jeder sechste bis siebte Psychologiestudent* als «in der Kindheit oder Jugend sexuell ausgebeutet» bezeichnet hat. Bei den Studentinnen steigt der Anteil mit zunehmendem Alter beträchtlich an. Wir möchten betonen, daß nur ein Teil der Befragten, die als Kinder oder Jugendliche sexuelle Übergriffe erlebt haben, sich selber als «sexuell ausgebeutet» bezeichnen. Unerwünschte sexuelle Erfahrungen mit einem Mann werden sehr viel häufiger als sexuelle Ausbeutung angesehen als solche mit einer Frau.

Obwohl die einmaligen Taten überwiegen, wurden sehr viele Befragte, vor allem Frauen, über *längere* Zeit sexuell ausgebeutet. Im letzteren Fall stammt fast die Hälfte der Täter/Täterinnen aus der Kernfamilie.

Bekannte Täter/Täterinnen machen sowohl bei den Frauen als auch bei den Männern die größten Anteile aus. Nur etwa ein Fünftel der sexuellen Übergriffe wurden von Fremdtätern begangen. *Männer* machen bei den betroffenen Studentinnen 94%, bei den betroffenen Studenten 80% der Täterschaft aus. Täter/Täterinnen aus der Kernfamilie sind erschreckend häufig. So ist fast jede 10. Psychologiestudentin von ihrem Vater resp. von ihrem erwachsenen Bruder sexuell ausgebeutet worden.

Bei den *Formen sexueller Ausbeutung* wurden sexuelles Berühren oder Küssen sowie Formen ohne Berühren (v.a. Exhibitionismus und Voyeurismus) am häufigsten genannt. 12% der Studentinnen und 4% der Studenten mußten vor ihrem 14. Geburtstag eine Form von Geschlechtsverkehr oder einen Versuch dazu erleben. Mit einer sehr *weiten Definition* sexueller Ausbeutung, die auch Formen ohne Berühren einschließt, müßten zwei Drittel der Psychologiestudentinnen und fast die Hälfte der Psychologiestudenten als sexuell ausgebeutet bezeichnet werden. Viele Befragte, vor allem Studentinnen, haben die *Gefahr sexueller Ausbeutung gespürt oder vermuten*, in ihrer Kindheit oder Jugend sexuell ausgebeutet worden zu sein. Zwischen sexueller Ausbeutung durch Verwandte resp. Bekannte und solcher durch Fremde besteht bezüglich der Art erlebter sexueller Ausbeutung kaum ein nennenswerter Unterschied.

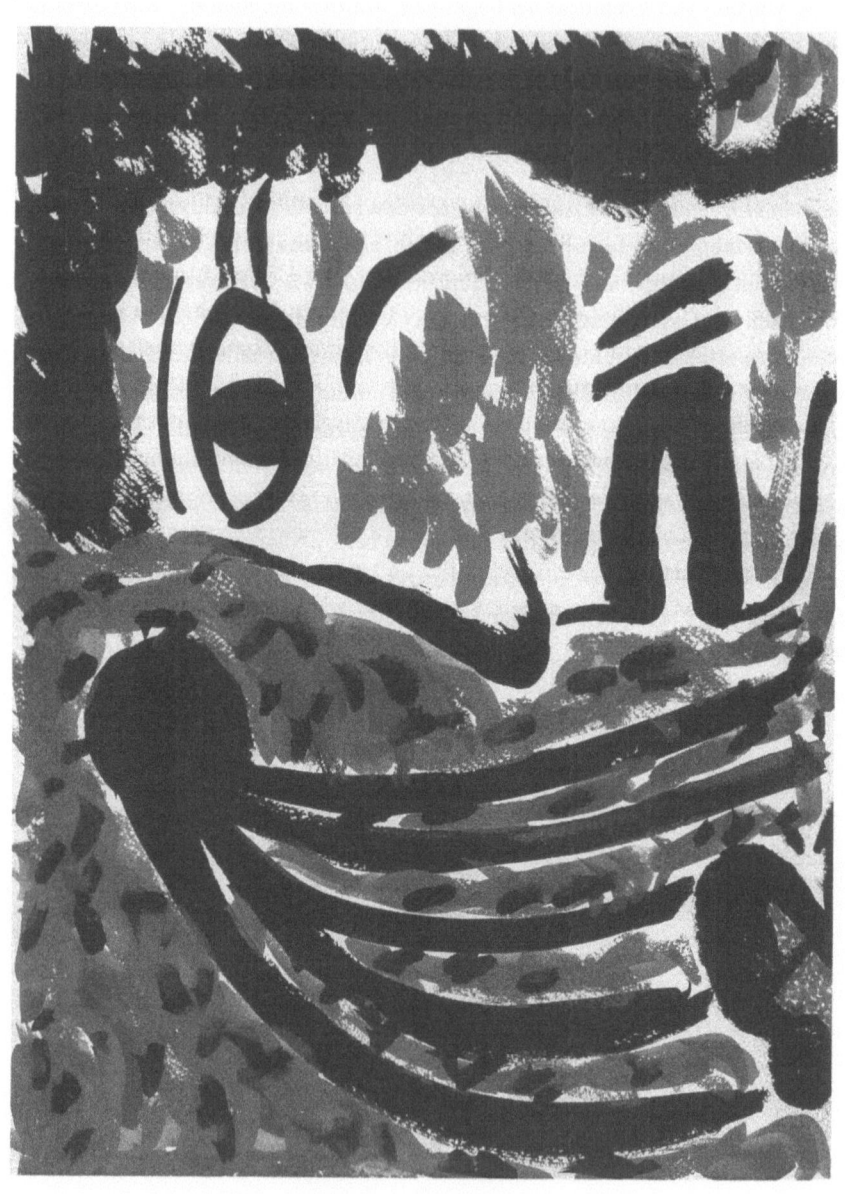

Bild einer betroffenen Frau

6 Diskussion

6.1 Mythen über sexuelle Ausbeutung

6.1.1 Ausmaß bei Psychologiestudierenden

Aus den Darstellungen der Ergebnisse (S. 154–159) wird ersichtlich, daß die *Bekanntheit und Auseinandersetzung mit dem Thema* für die Ablehnung vieler wichtiger Mythen entscheidend ist. Wir möchten festhalten, daß nur auf dieser Basis eine sinnvolle präventive und/oder therapeutische Arbeit stattfinden kann. Die Verbreitung von Wissen und Information zu diesem Thema vermag der Verbreitung dieser Mythen entgegenzuwirken.

Die Beurteilung und Einstufung der Mythen fällt zwischen *Frauen und Männern* unterschiedlich aus, Frauen lehnen die Aussagen deutlicher ab. Wir vermuten, daß bei ihnen im allgemeinen eine größere Sensibilität und Offenheit gegenüber diesem Thema zu finden ist und daß Männer die Bereitschaft, sich diesem Thema zu stellen und sich damit auseinanderzusetzen, deutlich weniger aufbringen (vgl. S. 160 ff.).

In bezug auf das *Alter* ist auffällig, daß Personen unter 25 Jahren die Mythen häufiger übernehmen. Möglicherweise ist dies auf ein altersbedingtes geringeres Bewußtsein um das Thema zurückzuführen (vgl. S. 167 ff.).

Interessant ist auch, daß die *Befragten, die jemanden kennen*, der/die in seiner/ihrer Kindheit oder Jugend sexuell ausgebeutet worden ist, die beiden Mythen, die von der gesamten Untersuchungsgruppe am häufigsten bejaht wurden, signifikant deutlicher ablehnen. Hier hat wohl die Auseinandersetzung mit Betroffenen einen positiven Einfluß auf die Verbreitung irriger Vorstellungen.

6.1.2 Vergleich mit einer Nachfolgestudie[38]

Aus der Tabelle auf der nächsten Seite wird ersichtlich, daß alle drei befragten Gruppen (Psychologie, Ökonomie und Medizin) die Mythen «das Kind oder die/der Jugendliche kann bei der sexuellen Ausbeutung nicht auch Lustgefühle empfinden» und «bei den Täter(inne)n handelt es sich meistens um Personen, die in ihrer Partnerschaft keine sexuelle Befriedigung finden» am häufigsten bejahten.

Folgenden Vorurteilen wurde jeweils von weniger als 2% der Befragten zugestimmt:

- «Sexuelle Ausbeutung ist in vielen Fällen nicht Realität, sondern Produkt kindlicher Phantasie»
- «Bei sexueller Ausbeutung handelt es sich meistens um einen einmaligen Ausrutscher»
- «Eine sexuelle Handlung mit einem/r Erwachsenen kann sich auf die Entwicklung des Kindes positiv auswirken»

Am stärksten klafft die Beurteilung beim Mythos auseinander, daß mehr Jungen als Mädchen von sexueller Ausbeutung betroffen seien: Die Psychologiestudierenden stimmen hier mit 8% am wenigsten zu, die Ökonomiestudierenden am häufigsten (37%); die MedizinstudentInnen liegen mit 25% dazwischen. Dies könnte damit zusammenhängen, daß die später Befragten (Medizin- und Ökonomiestudierende) durch die Medien darauf aufmerksam gemacht wurden, daß Jungen viel häufiger als früher angenommen sexuell ausgebeutet werden.

Im weiteren fällt auf, daß Psychologiestudierende dem Mythos «Bei den Täter(inne)n handelt es sich meistens um Personen, die in ihrer Partnerschaft keine sexuelle Befriedigung finden» deutlich häufiger zustimmen als die anderen.

Schließlich bejahen ÖkonomiestudentInnen den Mythos «Sexuelle Ausbeutung geschieht vor allem ab der Pubertät, wenn die Mädchen oder Jungen sexuell attraktiv werden/sind» öfter als die Psychologie- und Medizinstudierenden.

---

[38] nach Wendel und Zwicky Burger (1995).

Abbildung 17: **Zustimmungen zu Mythen bei Psychologie-, Ökonomie- und Medizinstudierenden** (nach Wendel und Zwicky Burger, 1995)

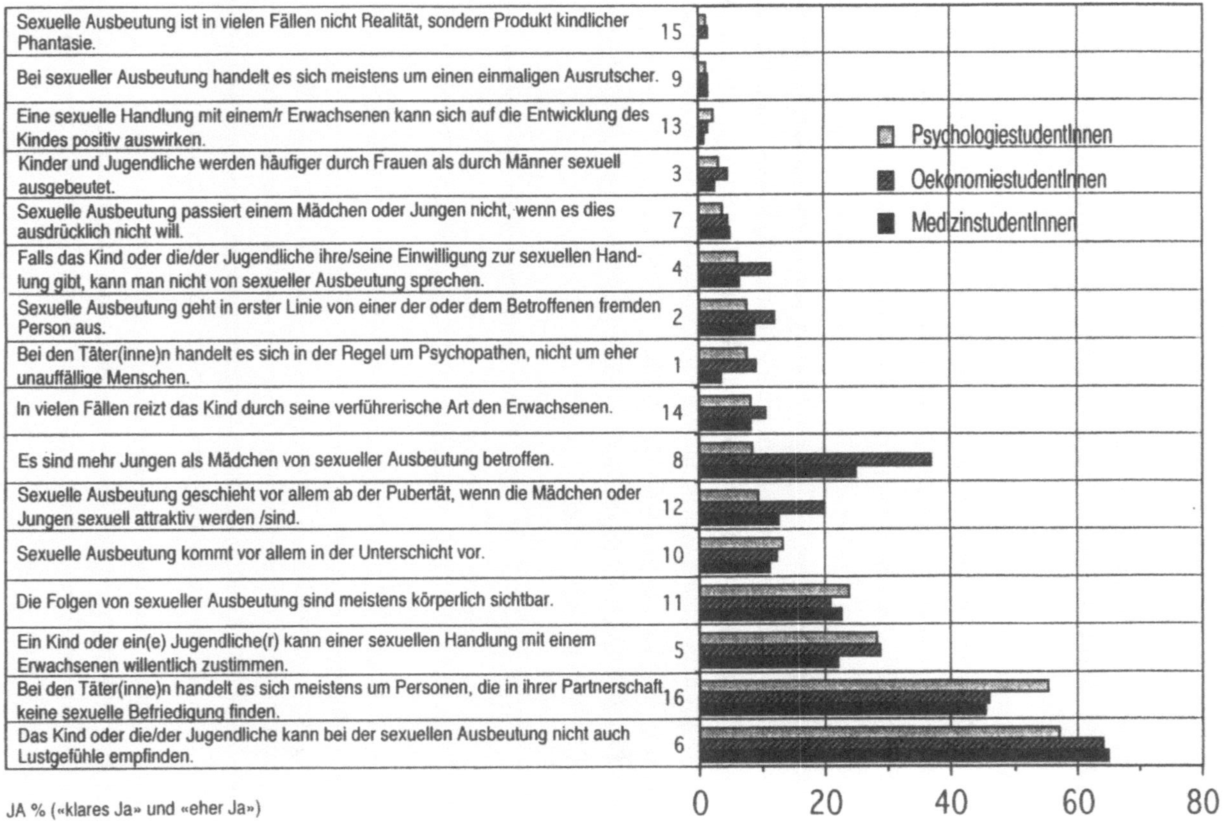

■ PsychologiestudentInnen
■ OekonomiestudentInnen
■ MedizinstudentInnen

Nr.	Aussage
15	Sexuelle Ausbeutung ist in vielen Fällen nicht Realität, sondern Produkt kindlicher Phantasie.
9	Bei sexueller Ausbeutung handelt es sich meistens um einen einmaligen Ausrutscher.
13	Eine sexuelle Handlung mit einem/r Erwachsenen kann sich auf die Entwicklung des Kindes positiv auswirken.
3	Kinder und Jugendliche werden häufiger durch Frauen als durch Männer sexuell ausgebeutet.
7	Sexuelle Ausbeutung passiert einem Mädchen oder Jungen nicht, wenn es dies ausdrücklich nicht will.
4	Falls das Kind oder die/der Jugendliche ihre/seine Einwilligung zur sexuellen Handlung gibt, kann man nicht von sexueller Ausbeutung sprechen.
2	Sexuelle Ausbeutung geht in erster Linie von einer der oder dem Betroffenen fremden Person aus.
1	Bei den Täter(inne)n handelt es sich in der Regel um Psychopathen, nicht um eher unauffällige Menschen.
14	In vielen Fällen reizt das Kind durch seine verführerische Art den Erwachsenen.
8	Es sind mehr Jungen als Mädchen von sexueller Ausbeutung betroffen.
12	Sexuelle Ausbeutung geschieht vor allem ab der Pubertät, wenn die Mädchen oder Jungen sexuell attraktiv werden /sind.
10	Sexuelle Ausbeutung kommt vor allem in der Unterschicht vor.
11	Die Folgen von sexueller Ausbeutung sind meistens körperlich sichtbar.
5	Ein Kind oder ein(e) Jugendliche(r) kann einer sexuellen Handlung mit einem Erwachsenen willentlich zustimmen.
16	Bei den Täter(inne)n handelt es sich meistens um Personen, die in ihrer Partnerschaft keine sexuelle Befriedigung finden.
6	Das Kind oder die/der Jugendliche kann bei der sexuellen Ausbeutung nicht auch Lustgefühle empfinden.

JA % («klares Ja» und «eher Ja»)

215

6.2 Hintergründe

Uns ist keine Studie bekannt, die den Zugang, die Bekanntheit oder die Auseinandersetzung mit dem Thema «sexuelle Ausbeutung von Kindern und Jugendlichen» untersucht hat.

Die Tatsache, daß der große Teil der Psychologiestudierenden zum Zeitpunkt der Befragung bereits verschiedene Male mit dem Thema konfrontiert worden war und sich 20% bereits intensiv damit auseinandergesetzt hatten, könnte auf die «Modewelle», von der das Thema ergriffen wurde, zurückgeführt werden (vgl. S. 51 ff.).

Wir haben im theoretischen Teil geschrieben, daß hauptsächlich *Frauen* das Thema aufgegriffen und an die Öffentlichkeit gebracht haben. Unsere Untersuchung zeigt, daß sich deutlich mehr Studentinnen als Studenten bereits intensiv mit dem Thema auseinandergesetzt haben. Dies kann einerseits darauf zurückgeführt werden, daß mehr Frauen in ihrer Kindheit oder Jugend sexuell ausgebeutet wurden. Andererseits leiden Frauen in unserer Gesellschaft generell häufiger unter sexueller Gewalt (vgl. Godenzi, 1993). Ferner besteht bei *Männern* z.T. noch immer ein Tabu, über sexuelle Ausbeutung zu sprechen. Eine Erforschung der Gründe für dieses Phänomen wäre interessant. Unsere Untersuchung bestätigt im weiteren, daß deutlich mehr Frauen über das Thema und ihre eigene Betroffenheit gesprochen haben.

Die Hypothese, daß die persönliche Bekanntschaft mit betroffenen Menschen einen Einfluß auf die Auseinandersetzung mit dem Thema hat, können wir soweit bestätigen, daß sich deutlich mehr Befragte, die Betroffene kennen, bereits intensiv mit dem Thema auseinandergesetzt haben. Was hingegen eine zukünftige Auseinandersetzung betrifft, unterschied sich diese Gruppe nicht signifikant von denen, die keine Betroffenen kennen.

Die Tatsache, daß mehr als 20% der Befragten durch Artikel in Zeitungen oder Zeitschriften auf das Thema gestoßen sind, hängt vermutlich mit der Aktualität des Themas zusammen (vgl. S. 56 ff.). Es wäre interessant, die Rolle der Medien bei der Urteilsbildung zu diesem Thema näher zu untersuchen.

Gefühle zu diesem Thema

Die Auseinandersetzung mit den eigenen Gefühlen scheint uns bei diesem Thema unumgänglich. Dies betonen auch Huser-Studer und Leuzinger in ihrem Lehrmittel über sexuelle Gewalt gegen Kinder und Jugendliche (1992, 26 f.). Im selben Buch stellen Pfister und Beck hilfreiche und z.t. provozierende Fragen, wie Männer bei diesem Thema mit ihren Gefühlen umgehen können (ebd., 28 f.).

Immer wieder begegnen uns Menschen, die bei der Konfrontation mit einem sexuell ausgebeuteten Kind/Jugendlichen oder einem/einer betroffenen Erwachsenen emotional überfordert waren und in der Folge falsch reagiert haben (z.b. durch eine überstürzte Anzeige bei der Polizei). Solche Berichte führen unserer Meinung nach dringend zur Forderung nach einer frühzeitigen Auseinandersetzung mit dem Thema und mit damit verbundenen Gefühlen. Dies garantiert zwar keinen Schutz vor falschen Reaktionen, könnte aber deren Häufigkeit unter Umständen verringern.

Daß das Thema häufig Gefühle wie emotionale Betroffenheit, Mitleid und Wut auslöst, wie wir es in der Literatur und in unserem persönlichen Umfeld beobachteten, bestätigt auch unsere Untersuchung.

Eine Studie von Vida Carver untersuchte auftretende Gefühle beim Thema «Kindesmißhandlung». Den Befragten wurden verschiedene Texte und Bilder vorgelegt und anschließend wurden sie nach ihren Gefühlen, die sie dabei empfanden, gefragt. Wir konnten diese Studie leider nicht auftreiben, entnahmen aber gewisse Ergebnisse zweier Studien, die diesen amerikanischen Fragebogen übernommen hatten (1978; nach Bundesministerium für Jugend, Familie, Frauen und Gesundheit, 1979, 10 f.). Obwohl das Thema «Kindesmißhandlung» von «sexueller Ausbeutung von Kindern und Jugendlichen» abzugrenzen ist, lösen die beiden Themen z.T. vergleichbare Reaktionen aus. Wir wollen unsere Resultate den oben genannten Studien gegenüberstellen:

Tabelle 57: Vorherrschende Gefühle bei Texten und Bildern zu Kindesmißhandlung und sexueller Ausbeutung von Kindern und Jugendlichen.

GEFÜHLE	Psychologie-studierende der Uni ZH (N=539)	Verschiedene Berufsgruppen aus England (N=66)	SozialarbeiterInnen u. -studierende aus Berlin (N=45)
Mitleid	61%	94%	53%
emotionale Betroffenheit	34%	33%	71%
Wut auf Täter/Täterin	50%	58%	71%
Wut auf nähere Umgebung des Kindes	26%	5%	0%
Strafbedürfnis	20%	52%	27%
Wunsch zu helfen	32%	39%	60%
Wunsch für mehr Information	46%	50%	62%
wissenschaftlicher Blick	18%	33%	9%
Entsetzen	16%	48%	56%
Unverständnis gegenüber Tätern/Täterinnen	13%	41%	31%
Trauer	9%	41%	20%
Übelkeit	13%	20%	27%
Angst	5%	39%	22%
Nutzlosigkeit	12%	11%	47%
Schuldgefühle	3%	9%	20%
Verständnis für Täter/Täterin	7%	35%	4%
Könnte u.U. selbst ein Kind sexuell ausbeuten	7%	17%	16%
Konnte nichts damit anfangen	4%	0%	2%

① SozialarbeiterInnen, SäuglingsfürsorgerInnen, Krankenschwestern und Polizeibeamte

Gefühle wie Entsetzen, Trauer, Übelkeit und Angst wurden in unserer Studie wesentlich seltener als in den anderen angegeben. Dies könnte damit zusammenhängen, daß wir den Befragten keine Bilder von mißhandelten Kindern vorgelegt haben. Ferner war zu diesem Zeitpunkt das Wissen um das Thema «Kindesmißhandlung» noch nicht so stark verbreitet wie heute. Erste Begegnungen mit dem Thema lösen bekanntlich häufiger Entsetzen, Angst und Übelkeit aus.

Die in unserer Studie von immerhin 7% angegebene Aussage «Ich war ganz durcheinander beim Gedanken, ich selbst wäre unter Umständen fähig, ein Kind oder eine(n) Jugendliche(n) sexuell auszubeuten» möchten wir mit einer Studie von John Briere und Marsha Runtz vergleichen. Sie untersuchten das sexuelle Interesse von Studenten gegenüber Kindern:

- 21% der Untersuchten gaben an, mehr oder weniger stark «sexuelle Neigungen gegenüber kleinen Kindern zu verspüren»,
- 9% haben auch «sexuelle Phantasien mit Kindern» (0.5% gaben an, dies sehr oft zu haben),
- 5% «masturbieren während solchen Phantasien mit Kindern» und
- 7% könnten sich vorstellen, unter Umständen mit einem Kind sexuellen Kontakt zu haben. (1989, 68)

Auch Bange fragt in seiner Untersuchung mit Studierenden nach sexuellen Phantasien über Kinder. Vor allem bei Männern konnte er beobachten, daß Betroffene häufiger als Nicht-Betroffene angaben, Kinder erotisch zu finden und den Wunsch nach sexuellem Kontakt mit ihnen zu haben.

Tabelle 58: Sexuelle Phantasien mit Kindern (Bange, 1992, 175).

	Ich finde Kinder erotisch	Ich habe sexuelle Phantasien mit Kindern	Ich habe Wunsch nach sexuellen Kontakten zu Kindern
Frauen			
nicht mißbraucht (n=375)	10%	2%	0%
sexuell mißbraucht (n=127)	13%	2%	0%
Männer			
nicht mißbraucht (n=308)	26%	8%	2%
sexuell mißbraucht (n=28)	**50%	14%	***14%

Signifikanzniveau ** $p = .01$
*** $p = .001$

6.3 Abgrenzung

Die Fallbeispiele, die wir den Studierenden zur Beurteilung vorgelegt hatten, wurden von den Befragten am meisten kritisiert. Verschiedene Befragte bemerkten, aufgrund dieser knappen Angaben könne man nicht beurteilen, ob es sich um eine sexuelle Ausbeutung handle oder nicht. Situationen aufgrund einzelner weniger Angaben einzuschätzen ist tatsächlich eine grobe Vereinfachung von äußerst komplexen Zusammenhängen, und in unseren Fallbeispielen haben wir auch nur einige wenige Faktoren zu operationalisieren versucht. Es scheint uns nach wie vor wichtig, den Abgrenzungsfragen detaillierter nachzugehen und dazu differenziertere Forschung zu betreiben.

In unserer Studie waren wir auf zu erwartende und mit anderen Studien vergleichbare Resultate gekommen:

Wichtige Kriterien bei der Einschätzung, ob es sich um eine sexuelle Ausbeutung handelt, waren

- ob der Täter/die Täterin ein(e) Kind/Jugendliche(r) oder ein(e) Erwachsene(r) ist,
- ob die sexuelle Handlung von der Mutter oder vom Vater ausgeht, und
- um welche Form der sexuellen Handlung es sich dabei handelt.

Finkelhor (1984, 129) ging in seiner Studie der Frage nach, wie die Öffentlichkeit «sexuelle Ausbeutung» definiert. Er fand in abnehmender Wichtigkeit folgende Definitionskriterien:

- Alter des Täters/der Täterin
- Form der sexuellen Handlung
- Einwilligung des Kindes oder des/der Jugendlichen
- Alter des/der Betroffenen
- Beziehung zwischen dem Kind/Jugendlichen und dem Täter/der Täterin
- Folgen

Vergleichbar mit unseren Resultaten stellte auch er fest, daß sexuelle Handlungen des Vaters gegenüber der Tochter deutlicher als sexuelle Ausbeutung eingestuft wurden als dieselben Handlungen der Mutter gegenüber dem Sohn.

Ferner können wir aufgrund unserer Resultate folgende Hypothesen bestätigen resp. verwerfen:

- Sexuelle Handlungen zwischen jungen Geschwistern (Bruder 13jährig, Schwester 6/10jährig) und solche zwischen der Mutter und dem Sohn werden von Betroffenen deutlich häufiger als sexuelle Ausbeutung bewertet als von Nicht-Betroffenen.

- Die Annahme, daß die Bekanntheit des Themas auf die Einschätzung der Fallbeispiele einen Einfluß hat, wurde bestätigt. Studierende, die sich bereits intensiv mit dem Thema auseinandergesetzt hatten, beurteilten sexuelle Handlungen zwischen Geschwistern wie auch gewisse Formen zwischen einem Elternteil und dem Kind häufiger als sexuelle Ausbeutung als die übrigen Befragten.

- Der in verschiedenen Studien berücksichtigte Altersunterschied zwischen dem Täter/der Täterin und dem Kind resp. Jugendlichen spielt bei unserer Untersuchung keine entscheidende Rolle. Alter und Altersunterschied geben unserer Meinung nach nicht die nötige Auskunft über Beziehungsstruktur, Machtverhältnisse und Entwicklungsstand der Beteiligten. Diesen drei Faktoren kommt bei sexueller Ausbeutung eine größere Bedeutung zu als dem Altersunterschied.

6.4 Ausmass sexueller Ausbeutung

Wie wir im theoretischen Teil unserer Arbeit aufgezeigt haben, ist es gar nicht so einfach, die Ergebnisse von Studien über sexuelle Ausbeutung von Kindern und Jugendlichen miteinander zu vergleichen. Zu verschieden sind die Definitionen und die methodischen Ansätze der einzelnen Forscherinnen und Forscher. Trotzdem erachten wir es als wichtig, *unsere Ergebnisse in einen größeren Zusammenhang zu stellen*. Wir möchten dies auf zwei Arten tun: Erstens durch einen eher globalen Vergleich mit wichtigen Studien aus dem anglo-amerikanischen Gebiet. Zweitens möchten wir unsere Resultate vier Studien aus dem deutschsprachigen Raum gegenüberstellen. Es sind dies:

- Die Studien von Condrau und Wettach (1995) sowie Wendel und Zwicky Burger (1995), die unseren Fragebogen in leicht abgeänderter Form bei Ökonomie- und Medizinstudierenden der Universität Zürich verwendet haben.
- Eine Umfrage von Glöer (1988) bei Psychologiestudierenden aus Freiburg im Breisgau.
- Die größere Studie von Bange (1992) bei Dortmunder Studierenden.
- Die Ergebnisse von Cécile Ernst, Jules Angst und Monika Földenyi (1993) in ihrer «Zürcher Studie».

6.4.1 Vergleich mit anglo-amerikanischen Studien

In keiner uns bekannten Untersuchung wurde explizit danach gefragt, ob sich die Untersuchten als «sexuell ausgebeutet» bezeichnen. Wir werden deshalb in den folgenden Vergleichen unsere Ergebnisse aus den Angaben über die Art sexueller Ausbeutung verwenden. Dabei möchten wir betonen, daß diese Definition damit sehr weit gefaßt ist (vgl. Tabelle 22, S. 133). Die 65% von uns befragten *Frauen*, die mindestens eine Form sexueller Ausbeutung (mit oder ohne Berühren) angegeben hatten, übersteigen alle uns bekannten Resultate. Ihnen am nächsten kommt die Studie von Gail Wyatt (1985) mit 62% betroffenen Frauen.

Bei den von uns befragten *Männern* ist das Resultat noch auffälliger: Die Zahl der 43% Betroffenen übersteigt alle uns bekannten anglo-amerikanischen Studien, die Zahlen zwischen 3% und 16% festgestellt haben, um ein Vielfaches. Nur gerade die deutsche Studie von Kirchhoff und Kirchhoff (1979) kommt mit 34% betroffenen Männern in die Nähe unserer Zahlen. Das große Ausmaß an betroffenen Männern in unserer Studie läßt sich erstens damit erklären, daß in letzter Zeit sexuelle Ausbeutung von Jungen endlich mehr thematisiert worden ist und sich nun auch mehr Männer trauen, ihre Erfahrungen sexueller Gewalt – wenn auch 'nur' in einer anonymen Befragung – zu benennen. Zum zweiten hat vielleicht gerade bei den Männern ein sehr detailliertes Fragen nach den Arten sexueller Ausbeutung einen entscheidenden Einfluß darauf, daß sie sich überhaupt erinnern (vgl. S. 96 f.). Zum dritten sind Psychologiestudenten (und -studentinnen) von ihrem Studium her darauf sensibilisiert, eigene Traumatisierungen besser wahrzunehmen als andere Bevölkerungsschichten.

Bei den folgenden Ausführungen zur *Dauer* und zu den Tätern/Täterinnen muß beachtet werden, daß in unserer Untersuchung nur Angaben von denjenigen Befragten vorliegen, die sich selber als «sexuell ausgebeutet» bezeichneten.

Bezüglich Dauer der erfahrenen sexuellen Ausbeutung stimmen unsere Ergebnisse mit denjenigen von Finkelhor et al. (1990), Farber et al. (1984) und Baker und Duncan (1985) überein, die in der Mehrheit einmalige sexuelle Übergriffe festgestellt haben. Fast zur Hälfte wurden in unserer Untersuchung aber längere sexuelle Ausbeutung angegeben. Ebenfalls übereinstimmend mit den oben erwähnten Studien konnten wir bei der Dauer sexueller Ausbeutung keine signifikanten Unterschiede zwischen betroffenen Frauen und Männern feststellen.

Mit 6% *Täterinnen bei betroffenen Frauen* bewegen sich unsere Zahlen im Rahmen anderer Studien, die zwischen 2% und 10% Frauen unter den Tätern/Täterinnen feststellen (vgl. Tabelle 8, S. 102). Der überwiegende Anteil an Tätern/Täterinnen besteht also auch in unserer Studie aus Männern.

Die 19% Täterinnen bei den von uns befragten *betroffenen Männern* liegen im Rahmen der beiden Studien von Finkelhor (1979 und 1990) und derjenigen von Burnam (1985). Andere Studien, die höhere Anteile an Täterinnen festgestellt haben, schlossen z.t. einvernehmliche sexuelle Kontakte mit mehr oder weniger Gleichaltrigen ein. Die Zahlen müssen deshalb relativiert werden (vgl. Tabelle 8, S. 102).

In Übereinstimmung mit fast allen uns bekannten Studien machen *Erwachsene* unter den Tätern/Täterinnen den Hauptteil aus. 13% der betroffenen Frauen und 14% der betroffenen Männer in unserer Studie wurden von Jugendlichen (hauptsächlich männlichen Geschlechts) sexuell ausgebeutet. In anderen Studien ist der Anteil an jugendlichen Tätern/Täterinnen um einiges höher, so z.B. rund ein Drittel bei Finkelhor et al. (1990) und sogar 56% bei Groth und Loredo (1981), wobei es sich bei letzterer Studie um Fälle aus einem Kinderspital in Washington D.C handelte. Daß sogar *Kinder* andere sexuell ausbeuten, haben wir im theoretischen Teil (S. 104 ff.) aufgezeigt.

Im weiteren wird der *Herkunft der Täter/Täterinnen* von allen Forscherinnen und Forschern eine recht große Aufmerksamkeit geschenkt. Der Anteil an *Fremdtätern* mit 32% bei betroffenen Frauen und 22% bei betroffenen Männern in unserer Studie liegt im Rahmen anderer Untersuchungen, wo die

Anteile bei betroffenen Frauen zwischen 6% und 56%, bei betroffenen Männern zwischen 15% und 43% schwanken (vgl. Tabelle 11, S. 108).

Bei den Betroffenen *bekannten Tätern / Täterinnen* liegen die Anteile von 38% bei betroffenen Frauen und 46% bei betroffenen Männern in unserer Studie im Rahmen der großen repräsentativen Untersuchungen von Finkelhor et al. (1990) und Baker und Duncan (1985), während andere Studien deutlich höhere Zahlen aufweisen (vgl. Tabelle 12, S. 109).

Die Anzahl *den betroffenen Frauen verwandten Tätern / Täterinnen* übersteigt mit 57% alle Ergebnisse anderer Studien bei weitem. Nur die ältere Studie von Finkelhor aus dem Jahre 1979 weist mit 43% ähnliche Dimensionen auf, während alle anderen Untersuchungen Anteile von weniger als 30% ausmachen. Dasselbe gilt für die betroffenen Männer, die in unserer Studie mit 33% die anderen Untersuchungen bei weitem übertreffen (Bandbreite: 3% bis 22%). Ein klareres Bild gibt ein Blick auf bestimmte Täter/Täterinnen:

Bei den *Vätern als Täter* liegt der Anteil bei *betroffenen Frauen* in unserer Studie mit 36% im Rahmen der Studie von Wyatt (1985), übersteigt alle übrigen aber deutlich (vgl. Tabelle 14, S. 112). Ein Grund könnte darin liegen, daß wir mit unserem Fragebogen neben den Vätern noch erwachsene Brüder in dieselbe Kategorie eingeschlossen haben, in der Meinung, daß diese oftmals auch eine vaterähnliche Rolle zu ihren viel jüngeren Geschwistern innehaben. Die 19% Väter unter den Tätern/Täterinnen bei *betroffenen Männern* sind erschreckend hoch. Es handelt sich dabei 'nur' um sechs Fälle, weshalb die Prozentzahl mit einiger Vorsicht betrachtet werden muß. Leider haben wir in keiner uns zur Verfügung stehenden anglo-amerikanischen Untersuchung nähere Angaben bezüglich der Häufigkeit des Vater-Sohn-Inzests gefunden. Genau so wenig detaillierte Zahlen finden sich zu Fällen mit *Müttern als Täterinnen*.

In der frühen Studie von Finkelhor (1979) gaben 39% der betroffenen Frauen und 21% der betroffenen Männer sexuelle Kontakte mit *Geschwistern* an. Dabei handelte es sich seiner Ansicht nach meistens nicht einfach um sogenannte «Doktorspiele», war doch ein recht großer Teil der Täter/Täterinnen um einiges älter als ihre Geschwister. Die Zahlen von Finkelhor übersteigen unsere bei weitem, gaben doch lediglich 8% der betroffenen Frauen (7 Personen) und 7% der betroffenen Männer (2 Personen) sexuelle Übergriffe durch einen Bruder an (Schwestern als Täterinnen wurden nicht genannt). Im Rahmen unserer Zahlen liegt das Ergebnis der Studie von Burnam (1985) mit 7% Brüder als Täter bei betroffenen Frauen, während die Ergebnisse von

Wyatt (1985) mit 14% resp. 13% von Russell (1983) bereits wieder höher liegen. Möglicherweise werden sexuelle Kontakte zwischen Geschwistern von den Betroffenen ganz unterschiedlich eingeschätzt (vgl. S. 68 ff. und S. 180 ff.).

Nur eine Frau und ein Mann haben in unserer Untersuchung einen *Cousin* als Täter angegeben (entspricht 1% der betroffenen Frauen und 4% der betroffenen Männer). Deutlich höher liegen in dieser Täterkategorie die Ergebnisse bei betroffenen Frauen von Russell (1983) mit 16%, Burnam (1985) mit 18%, und Wyatt (1985) mit sogar 26% Cousins als Tätern (zu betroffenen Männern liegen in diesen Studien keine Zahlen vor).

Onkel oder Großväter, die Frauen sexuell ausbeuteten, machten bei den bereits oben erwähnten Studien 27% (Wyatt, 1985), 31% (Russell, 1983) und sogar 56% (Burnam, 1985) der Täter/Täterinnen aus, während sie in unserer Untersuchung bei betroffenen Frauen lediglich 15% ausmachten (bei betroffenen Männern gab keiner seinen Onkel oder Großvater als Täter an). Eine Erklärung für diese doch gewichtigen Unterschiede kann unsere Untersuchung nicht liefern.

Sexuelle Ausbeutungen durch *Tanten oder Großmütter* treten entweder in den von uns zur Verfügung stehenden Studien nicht auf oder sind Einzelfälle, so z.B. bei Finkelhor (1979, 87). In unserer Untersuchung handelte es sich um je einen Fall bei einer betroffenen Frau und bei einem betroffenen Mann.

Wie wir bereits im theoretischen Teil (S. 119 ff.) erwähnt haben, fehlen in den meisten Publikationen genauere statistische Angaben zu den *Arten sexueller Ausbeutung*. Am ausführlichsten ist hier Finkelhor in seinen beiden Studien (1979 und 1990). Wir beschränken uns deshalb im folgenden auf einen Vergleich seiner beiden Studien mit der unsrigen.

Tabelle 59: Häufigkeiten der Arten sexueller Ausbeutung bei befragten **Frauen** in den Studien von Finkelhor (1979 und 1990) im Vergleich zu unserer Studie

ART DER SEXUEL-LEN AUSBEUTUNG	Finkelhor (1979)	Finkelhor et al. (1990)	Gloor und Pfister (1995)
Geschlechtsverkehr oder dessen Versuch	4%	15%	12%
Sexuelles Berühren, Umarmen oder Küssen	6%	20%	45%
Streicheln der Genitalien des Täters/der Täterin oder des Kindes	38%	①	49%
Exhibitionismus	20%	4%	28%

① In der Studie von 1990 (Datenerhebung 1985) wurde diese Kategorie nicht speziell erhoben, ist z.T. wahrscheinlich in der Kategorie «sexuelles Berühren, Umarmen oder Küssen» enthalten. Ein Grund mag darin liegen, daß in einer Telefonumfrage (1990) allgemein weniger Fragen gestellt werden können als bei einer schriftlichen Befragung (1979).

Bei der Kategorie «Geschlechtsverkehr» oder dessen Versuch liegt das Resultat unserer Studie zwischen denjenigen der zwei Studien von Finkelhor. Beim «sexuellen Berühren, Umarmen oder Küssen» hingegen übersteigt unsere Zahl (45%) diejenige beider Studien bei weitem (6% resp. 20%). Bei der dritten Kategorie, dem Streicheln der Genitalien des Täters resp. der Täterin oder des Kindes, sowie bei exhibitionistischen Erfahrungen liegen unsere Ergebnisse leicht höher als in der Finkelhor-Studie aus dem Jahre 1979, wobei die höhere Zahl in unserer Studie durch Mehrfachnennungen zustande gekommen ist (vgl. Tabelle 51, S. 199). Die sehr niedrige Zahl von exhibitionistischen Handlungen in der repräsentativen Studie aus dem Jahre 1985 (Publikation 1990) könnte unserer Meinung nach daher rühren, daß andere Berufsgruppen Exhibitionismus viel weniger als sexuelle Ausbeutung betrachten als Studierende.

Bei den befragten Männern sehen die Ergebnisse bei den beiden oberen Kategorien gleich aus wie bei den Frauen (wenn auch mit tieferen Prozentzahlen):

Tabelle 60: Häufigkeiten der Arten sexueller Ausbeutung bei befragten **Männern** in den Studien von Finkelhor (1979 und 1990) im Vergleich zu unserer Studie

ART DER SEXUEL- LEN AUSBEUTUNG	Finkelhor (1979)	Finkelhor et al. (1990)	Gloor und Pfister (1995)
Geschlechtsverkehr oder dessen Versuch	0%	10%	4%
Sexuelles Berühren, Umarmen oder Küssen	0%	5%	25%
Streicheln der Genitalien des Täters/der Täterin oder des Kindes	55%	①	28%
Exhibitionismus	14%	4%	10%

① In der Studie von 1990 (Datenerhebung 1985) wurde diese Kategorie nicht speziell erhoben, ist z.T. wahrscheinlich in der Kategorie «sexuelles Berühren, Umarmen oder Küssen» enthalten. Ein Grund mag darin liegen, daß in einer Telefonumfrage (1990) allgemein weniger Fragen gestellt werden können als bei einer schriftlichen Befragung (1979).

Bei der Kategorie «Streicheln der Genitalien des Täters/der Täterin oder des Kindes» ist die Zahl bei den Studierenden aus New England doppelt so hoch wie bei unserer Studie. Dies kann z. T. sicher damit erklärt werden, daß hier einige Vorkommnisse aus der Kategorie «sexuelles Berühren, Umarmen oder Küssen» vertreten sind, die sonst bei den befragten Männern leer ist. Bei den exhibitionistischen Handlungen liegt unsere Zahl wie bei der Kategorie «Geschlechtsverkehr oder dessen Versuch» zwischen den Werten der beiden amerikanischen Studien.

Zusammenfassend möchten wir betonen, daß ein Vergleich von Angaben zur Häufigkeit einzelner Arten sexueller Ausbeutung immer sehr heikel ist, da die Kategorien oft nur bedingt übereinstimmen und genaue Angaben rar sind.

6.4.2 Vergleiche im deutschsprachigen Raum

6.4.2.1 Befragung von Ökonomie- und Medizinstudierenden der Universität Zürich (Condrau und Wettach, 1995)

Eineinhalb Jahre nach unserer Untersuchung wurde derselbe Fragebogen, wenn auch gekürzt und leicht abgeändert, im Rahmen einer Forschungsarbeit an der Abteilung Sozialpsychologie des Psychologischen Instituts je 1000 Ökonomie- und Medizinstudierenden der Universität Zürich zugeschickt. Rund die Hälfte der versandten Fragebogen kamen zurück. Ohne allzusehr ins Detail gehen zu können, möchten wir doch einige interessante Vergleiche zwischen den zwei Studien aufzeigen.

Als erstes zeigen wir einen Vergleich der beiden Studien bezüglich der Frage, ob sich die Studierenden *selber als «sexuell ausgebeutet» bezeichnen*.

Tabelle 61: Vergleich der Ergebnisse unserer Studie mit denjenigen von Condrau und Wettach (1995) bezüglich der Anzahl Befragter, die sich als «sexuell ausgebeutet» bezeichneten.

	STUDENTINNEN			STUDENTEN		
	Psych.	Med.	Öko.	Psych.	Med.	Öko.
N	354	245	107	184	233	384
«sexuell ausgebeutet»	25%	10%	6%	15%	4%	2%
n	87	25	6	28	10	9

Die Resultate sprechen eine deutliche Sprache: Sowohl bei den Studentinnen als auch bei den Studenten nennen sich deutlich mehr Psychologiestudierende «sexuell ausgebeutet» als Medizinstudierende und diese wiederum häufiger als die Ökonomiestudierenden. Hier spielt sehr wahrscheinlich zum einen die größere *Sensibilisierung* der Psychologiestudierenden für die Thematik eine entscheidende Rolle. Die Auseinandersetzung mit sexueller Ausbeutung in Seminaren, Vorlesungen oder bei privater Lektüre kann zur Erkenntnis führen, das man sich selber als «sexuell ausgebeutet» bezeichnet. Zum anderen kann eine selber erlebte sexuelle Ausbeutung in der Kindheit oder Jugend unter Umständen dazu beitragen, ein Psychologiestudium als Weg der Verarbeitung zu wählen.

Als zweites zeigt die folgende Tabelle einen Vergleich der Resultate der beiden Studien bezüglich der *Dauer* der sexuellen Ausbeutung[39].

Tabelle 62: Vergleich der Ergebnisse unserer Studie mit denjenigen von Condrau und Wettach (1995) bezüglich der Dauer der sexuellen Ausbeutung(en)

	STUDENTINNEN			STUDENTEN		
	Psych.	**Med.**	**Öko.**	**Psych.**	**Med.**	**Öko.**
einmaliger Übergriff	52% 45	44% 11	43% 3	63% 17	50% 3	27% 3
längere sexuelle Ausbeutung[①]	48% 41	56% 14	57% 4	37% 10	50% 3	73% 8
GESAMT	100% 86	100% 25	100% 7	100% 27	100% 6	100% 11

[①] Bei Wettach und Condrau (1994) wurden unter der Kategorie «längere sexuelle Ausbeutung» auch mehrmalige sexuelle Übergriffe erfaßt.

Bei den Studentinnen läßt sich zusammenfassen, daß einmalige Übergriffe und längere sexuelle Ausbeutungen je ungefähr die Hälfte der Vorfälle ausmachen. Bei den Studenten (Männern) ist das Bild uneinheitlich. Die Ergebnisse sind aber wegen der zu kleinen Fallzahlen nicht sehr aussagekräftig. Faßt man alle Studenten in einer Gruppe zusammen, wurde wie bei den Studentinnen ungefähr die Hälfte der Männer über längere Zeit sexuell ausgebeutet.

Als drittes haben sich beide Studien mit der Herkunft der *Täter/Täterinnen* befaßt. Die Tabelle auf der folgenden Seite zeigt die Ergebnisse bei den befragten Student*innen*.

---

[39] Da bei den Psychologiestudierenden nur diejenigen, die sich selber als «sexuell ausgebeutet» bezeichneten, zu den Tätern/Täterinnen befragt wurden, sind auch bei den anderen zwei Stichproben nur diese Ergebnisse dargestellt. Für detailliertere Resultate bei Medizin- und Ökonomiestudierenden vgl. Condrau und Wettach (1995, 105 ff.).

Tabelle 63: Vergleich der Ergebnisse unserer Studie mit denjenigen von Condrau und Wettach (1995) bezüglich Täter/Täterinnen bei den befragten Studentinnen[40].

Lesehilfe: Von allen sexuellen Übergriffen sind x % der Taten bei betroffenen Frauen von der/dem entsprechenden Täter/Täterin begangen worden.

			Taten mit betroffenen Studentinnen					
			Psychologie		Medizin		Ökonomie	
TÄTER/TÄTERIN			Proz.	Anzahl	Proz.	Anzahl	Proz.	Anzahl
1.1	A1	Vaterfiguren[1]	25%	32	14%	5	9%	1
1.2	C1	Mutterfigur[2]	4%	5	0%	0	0%	0
1.3	B1	(Jugendlicher) Bruder[3]	6%	7	11%	4	0%	0
2.1	A2	Täter aus der weiteren Familie	11%	14	8%	3	36%	4
2.2	C2	Täterin aus der weiteren Familie	1%	1	0%	0	0%	0
3.1	A3	Bekannter Mann oder Jugendlicher[4]	27%	35	39%	14	9%	1
3.2	C3	Bekannte Frau oder Jugendliche[5]	2%	2	0%	0	0%	0
4	A4	Fremder Mann oder Jugendlicher	24%	29	28%	10	46%	5
		GESAMT	100%	125	100%	36	100%	11
Täter/Täterinnen nach Herkunft								
1		Kernfamilie	35%	44	25%	9	9%	1
2		Weitere Familie	12%	15	8%	3	36%	4
3		Bekannte/r	30%	37	39%	14	9%	1
4		Fremder	23%	29	28%	10	46%	5
Geschlecht der Täter/Täterinnen								
A/B	**Täter**		94%	117	100%	36	100%	11
C/D	**Täterinnen**		6%	8	0%	0	0%	0

[1] In unserer Studie (leibliche) Väter oder erwachsene Brüder, in der Studie von Wettach und Condrau Väter oder Stiefväter

[2] In unserer Studie Mütter oder erwachsene Schwestern, bei Wettach und Condrau nur Mütter

[3] In unserer Studie nur *jugendliche* Brüder, bei Wettach und Condrau auch erwachsene

[4] Z.B. Lehrer, Nachbar, Trainer oder Jugendgruppenleiter

[5] Z.B. Lehrerin, Nachbarin, Trainerin oder Jugendgruppenleiterin

Da die Fallzahlen bei den Ökonomiestudentinnen sehr klein sind, müssen sie vorsichtig interpretiert werden. So sind z.B. die hohen Prozentzahlen bei den Tätern aus der weiteren Familie und bei Fremdtätern nur beschränkt aussagekräftig. Die *Unterschiede* zwischen Psychologie- und Medizinstudentinnen sind nicht sehr groß. Psychologiestudentinnen wurden aber häufiger von Va-

---

[40] vgl. Fussnote 39, S. 229.

terfiguren (25% vs. 14%), Medizinstudentinnen hingegen mehr von ihnen bekannten Männern oder Jugendlichen sexuell ausgebeutet (39% vs. 24%). Wurden bei den Psychologiestudentinnen noch acht Fälle mit *Täterinnen* zu Protokoll gegeben (6% aller Fälle), traten sexuelle Übergriffe durch Frauen bei den übrigen Studentinnen überhaupt nicht auf.

Da die Fallzahlen bei den Studen*ten* (Männern) sehr klein sind, haben wir in der folgenden Tabelle lediglich die zusammengefaßten Kategorien dargestellt[41].

Tabelle 64: Vergleich der Ergebnisse unserer Studie mit denjenigen von Condrau und Wettach (1995) bezüglich Täter/Täterinnen bei den befragten Studenten.

Lesehilfe: Von allen sexuellen Übergriffen sind x % der Taten bei betroffenen Männern von der/dem entsprechenden Täter/Täterin begangen worden.

	Taten mit betroffenen Studenten					
	Psychologie		Medizin		Ökonomie	
TÄTER/TÄTERIN	Proz.	Anzahl	Proz.	Anzahl	Proz.	Anzahl
Täter/Täterinnen nach Herkunft						
1 Kernfamilie	31%	11	37%	3	8%	1
2 Weitere Familie	6%	2	0%	0	17%	2
3 Bekannte/r[①]	46%	16	50%	4	34%	4
4 Fremder [②]	17%	6	13%	1	41%	5
GESAMT	100%	35	100%	8	100%	12
Geschlecht der Täter/Täterinnen						
A/B Täter	80%	28	74%	6	83%	10
C/D Täterinnen	20%	7	26%	2	17%	2

[①] z.B. Lehrer(in), Nachbar(in), Trainer(in)

[②] Hier wird nur die männliche Form verwendet, weil in unserer Untersuchung keine Fälle von sexueller Ausbeutung durch eine fremde Jugendliche oder Frau vorgekommen sind.

Trotz der niedrigen Fallzahlen kann man feststellen, daß die sexuelle Ausbeutung bei Psychologie- und Medizinstudenten sehr häufig in der Kernfamilie stattfand (31% resp. 37%), während dies bei den Ökonomiestudierenden doch recht selten vorkam (8%). Dafür waren bei diesen sexuelle Übergriffe durch Fremde mit 41% aller Fälle viel häufiger als bei den Psychologie- und Medizin-

[41] vgl. Fussnote 39, S. 229.

studierenden (17% resp. 13%). Beim Geschlecht der Täter/Täterinnen zeigt sich bei allen drei Befragtengruppen, das rund 80% der Taten von Männern begangen worden sind. Die Tabelle auf der rechten Seite zeigt einen Vergleich bezüglich der *Arten erlebter sexueller Übergriffe*[42].

---

[42] vgl. Fussnote 39, S. 229.

Tabelle 65: Vergleich der Ergebnisse unserer Studie mit denjenigen von Condrau und Wettach (1995) bezüglich der Arten sexueller Ausbeutung.

			STUDENTINNEN			STUDENTEN		
			Psych.	Med.	Ök.	Psych.	Med.	Ök.
Art der sexuellen Ausbeutung [1]		N =	321/333	218/233	99/105	154/164	197/204	333/359
1.1	Geschlechtsverkehr od. Versuch		8%	6%	4%	4%	2%	1%
1.2	(versuchte) Vergewaltigung		7%	3%	2%	0%	1%	0%
1.3	Täter(in) oral befriedigen müssen		5%	1%	1%	3%	2%	3%
1.4	Betroffene oral befriedigt		[2]	0%	1%	[2]	1%	0%
2.1	Genitalien des Täters berühren		12%	10%	9%	6%	3%	2%
2.2	Genitalien der Betroffenen berührt od. Versuch dazu [3]		37%	22%	18%	22%	11%	9%
2.3	sexuell befühlt, gepackt od. geküßt		31%	18%	9%	9%	4%	4%
3.1	Zeigen der Geschlechtsteile		28%	28%	20%	10%	5%	4%
3.2	Zeigen von Pornographie		6%	5%	5%	8%	5%	4%
3.3	voyeuristisches Anschauen		29%	11%	11%	15%	12%	7%
3.4	sich ausziehen müssen		11%	6%	7%	10%	3%	5%
3.5	für Nacktphotos posieren		4%	2%	7%	3%	2%	3%
3.6	bei Ausbeutung zusehen müssen		3%	1%	0%	3%	1%	0%
4.1	knapp einer Ausbeutung entgangen		18%	11%	10%	11%	7%	4%
4.2	Gefahr sexueller Gewalt gespürt		34%	18%	11%	7%	5%	3%
5	Vermutung sexueller Ausbeutung		11%	4%	1%	6%	4%	3%
1	(versuchter) Geschlechtsverk.		12%	6%	4%	4%	3%	4%
2	sexuelles Berühren/Küssen		45%	31%	24%	25%	14%	12%
3	sex. Ausbeutung ohne Berühren		49%	36%	34%	33%	18%	14%
4	Gefahr sexueller Ausbeutung		37%	18%	15%	14%	8%	5%
1-2	sex. Ausbeutung mit Berühren		45%	31%	24%	25%	14%	13%
1-3	sex. Ausb. mit od. ohne Ber.		65%	53%	43%	43%	29%	24%

[1] Originalformulierungen: vgl. Anhang S. 258–260

[2] Dieses Item wurde in unserer Studie nicht erfaßt.

[3] Wir haben in unserer Studie nicht wie Condrau und Wettach (1995) zwischen versuchtem und vollzogenem Berühren der Genitalien der Betroffenen unterschieden.

Generell läßt sich sowohl für die Studentinnen als auch für die Studenten sagen, daß *Psychologiestudierende* bei allen Arten sexueller Ausbeutung – mit Ausnahme des Posierens für Nacktphotos – *höhere Werte* aufweisen als die

Medizin- und die Ökonomiestudierenden. Da es sich aber bei vielen Items nur um kleine Fallzahlen handelt, dürfen Unterschiede von nur wenigen Prozent nicht überbewertet werden.

Bei Formen *sexueller Ausbeutung mit Berühren* gaben Psychologiestudentinnen deutlich häufiger sexuelles Befühlen, Packen oder Küssen sowie das Berühren ihrer Genitalien an. Bei den Formen *ohne Berühren* wurden von den Psychologiestudentinnen voyeuristische Übergriffe häufiger genannt. Im übrigen gaben Psychologiestudentinnen deutlich häufiger an, knapp einer sexuellen Ausbeutung entgangen zu sein, die Gefahr sexueller Gewalt gespürt zu haben oder eine sexuelle Ausbeutung zu vermuten. Die auffällige Häufigkeit der Nennungen dieser drei Kategorien durch Psychologiestudentinnen kann unserer Meinung nach darauf zurückgeführt werden, daß diese durch das Studium und die Auseinandersetzung mit der Thematik (vgl. S. 56 ff.) sensibilisierter sind als Medizin- und Ökonomiestudentinnen.

Psychologiestudenten berichteten ebenfalls *häufiger* als Medizin- oder Ökonomiestudenten, daß sie sexuell befühlt, gepackt oder geküßt worden sind. Daneben gaben sie deutlich häufiger als die anderen exhibitionistische Belästigungen und die Aufforderung, sich nackt auszuziehen, an.

Faßt man alle Formen sexueller Übergriffe *mit Berühren* zusammen, so gaben bei den Studentinnen ein Viertel (Ökonomie) bis fast die Hälfte (Psychologie) derartige Vorkommnisse an. Bei den Studenten ist es jeder siebte bis achte (Medizin und Ökonomie) bis jeder vierte (Psychologie). Nimmt man auch noch *Taten ohne Berühren* dazu, ist es bei den Studentinnen rund jede zweite (Ökonomie und Medizin) bis sogar zwei Drittel (Psychologie). Bei den Studenten sind es jeder vierte (Ökonomie und Medizin) bis fast jeder zweite (Psychologie).

Wenn man sich diese hohen Zahlen vor Augen hält, muß man erkennen, daß sexuelle Ausbeutung (auch in der Schweiz) ein Problem mit *enormen Dimensionen* ist. Je nach Definition haben eine große Zahl bis sogar die Mehrheit der Befragten als Kinder oder Jugendliche sexuelle Übergriffe erlebt. Die Unterschiede zwischen den einzelnen Studienrichtungen sind dabei nur von sekundärer Bedeutung.

6.4.2.2 Befragung von Freiburger Psychologiestudierenden (Glöer, 1988)[43]

24% der Studentinnen und 16% der Studenten gaben an, mindestens eine der elf aufgeführten Formen sexueller Ausbeutung erfahren zu haben. Dies entspricht ziemlich genau unseren Zahlen bei Psychologiestudierenden, die sich als «sexuell ausgebeutet» bezeichnen. Da aber Glöer den Ansatz von Finkelhor (1979) wählte, ausschließlich jene Befragten als «sexuell ausgebeutet» zu bezeichnen, die mindestens eine ihrer insgesamt elf aufgeführten Arten sexueller Ausbeutung selber erfahren mußten, haben wir aus unseren Items die entsprechenden ausgewählt und sie mit denjenigen von Glöer parallelisiert, wobei die Autorin die Grenzen sexueller Ausbeutung eher noch weiter zieht als wir selber (vgl. S. 143 ff.). Nach ihrer Definition müßten in unserer Studie genau *doppelt so viele* Psychologiestudenten – nämlich 32% der Befragten – als *«sexuell ausgebeutet»* bezeichnet werden. Bei den Studentinnen sind in unserer Untersuchung (nach ihrer Definition) mit 55% sogar mehr als doppelt so viele wie bei Glöer sexuell ausgebeutet worden. Seit ihrer Erhebung im Jahre 1987 ist sehr viel über das Thema gesprochen und geschrieben worden. Die dadurch erfolgte Sensibilisierung kann unserer Meinung nach für das viel größere Ausmaß an sexueller Ausbeutung in unserer Studie (mit)verantwortlich sein. Für einen genaueren Vergleich der Häufigkeiten von einzelnen Arten sexueller Ausbeutung ist die Stichprobe von Glöer zu klein (22 Frauen und 9 Männer sind nach ihrer Definition als «sexuell ausgebeutet» zu bezeichnen).

Einmalige sexuelle Übergriffe machen bei Glöer ebenfalls rund die Hälfte der Fälle bei betroffenen Frauen (41% vs. 52% in unserer Studie) und rund zwei Drittel bei betroffenen Männern aus (67% vs. 63%).

Betroffene Frauen wurden in der Freiburger Studie ebenfalls fast ausschließlich *von Männern* sexuell ausgebeutet (95% vs. 94% in unserer Studie). Die lediglich 56% (männlichen) *Täter* bei den betroffenen Männern sind mit Vorsicht zu betrachten, handelt es sich doch hier nur um 5 Fälle (in 4 Fällen war es eine Täterin). Der Anteil an *jugendlichen Tätern/Täterinnen* entspricht mit 12% bei den betroffenen Frauen ziemlich genau unseren Ergebnissen (die Fall-Zahlen bei den betroffenen Männern sind zu klein, um diskutiert zu werden). Genau unseren Resultaten entsprechend wurden rund die *Hälfte der Betroffenen von Verwandten sexuell ausgebeutet*. Bei den betroffenen Frauen sind Fremdtäter mit 9% seltener als in unserer Studie (mit 23%). Dafür sind Tä-

---

[43] Genauere Angaben zur Studie sowie zur Parallelisierung mit unserer Untersuchung vgl. S. 143 ff.

ter/Täterinnen aus dem Bekanntenkreis mit 45% häufiger als in unserer Stichprobe (mit 30%).

Zusammenfassend kann man festhalten, daß sich in unserer Studie doppelt so viele Betroffene finden wie in derjenigen von Glöer. Sonst aber unterscheiden sich die Ergebnisse bezüglich Dauer und Täter/Täterinnen nicht allzusehr von unseren Zahlen.

6.4.2.3 Studierende aus Dortmund (Bange, 1992)[44]

Eine größere Erwachsenenbefragung aus Deutschland ist kürzlich in Buchform erschienen. Bange hat mit einem ausführlichen Fragebogen Dortmunder Studierende befragt. Seine Definition (vgl. Tabelle 27, S. 146) umfaßt insgesamt zehn Formen von sexueller Ausbeutung. Wenn wir dieselben Arten von Ausbeutung bei unserer Studie betrachten, sieht ein Vergleich des Ausmaßes an sexueller Ausbeutung folgendermaßen aus:

Tabelle 66: Vergleich des Ausmaßes an sexueller Ausbeutung bei Bange (1992) und Gloor und Pfister (1995); **engere** Definition

	Bange		Gloor und Pfister	
	Prozent	Anzahl	Prozent	Anzahl
Sexuell ausgebeutet				
• Frauen	25%	130	20%	67
• Männer	8%	28	13%	23

Während bei uns der Anteil ausgebeuteter Frauen etwas niedriger ist, übersteigt der Anteil ausgebeuteter Männer in unserer Studie deutlich die Zahlen von Bange. Nimmt man bei seiner Studie allerdings noch diejenigen, die keine näheren Angaben zur sexuellen Ausbeutung gemacht haben, und in unserer Studie diejenigen hinzu, die sich *nicht* als «sexuell ausgebeutet» bezeichneten, wohl aber mindestens eine der nach Bange relevanten Formen sexueller Ausbeutung bejaht haben, sehen die Resultate folgendermaßen aus:

[44] Für nähere Angaben zur Studie und zur Parallelisierung mit unserer Untersuchung vgl. S. 145 ff.

Tabelle 67: Vergleich des Ausmaßes an sexueller Ausbeutung bei Bange (1992) und Pfister und Gloor (1993); **weitere** Definition

	Bange Prozent	Pfister und Gloor Prozent
Sexuell ausgebeutet		
• Frauen	35%	59%
• Männer	15%	38%

Wie die obige Tabelle zeigt, müssen mit der weiteren Definition in unserer Studie deutlich mehr Befragte als «sexuell ausgebeutet» bezeichnet werden als bei Bange.

Bei den folgenden Vergleichen mußten wir uns auf die *engere* Definition beschränken, da wir in unserer Studie nur von denjenigen, die sich selber als «sexuell ausgebeutet» bezeichneten, Näheres über die Umstände der sexuellen Ausbeutung erhoben haben.

Bezüglich der *Dauer* sexueller Ausbeutung wurden in unserer Studie sowohl von betroffenen Frauen (43% vs. 34% bei Bange) als auch von betroffenen Männern (38% vs. 27% bei Bange) häufiger längere sexuelle Ausbeutung angegeben als von den Dortmunder Studierenden.

Vergleicht man die beiden Studien bezüglich der Anteile an *Tätern und Täterinnen*, gaben in unserer Studie mehr Betroffene an, von *Frauen* sexuell ausgebeutet worden zu sein (7% vs. 1% bei den betroffenen Frauen; 20% vs. 7% bei den betroffenen Männern). Da die Datenerhebungen der beiden Studien nur rund ein halbes Jahr auseinanderliegen, kann eine in dieser Zeit gewachsene Sensibilisierung der Thematik durch die Medien kaum als Erklärung dienen. Vielleicht sind Psychologiestudierende eher bereit, sexuelle Kontakte mit Frauen als sexuelle Ausbeutung einzuschätzen.

Bezüglich des *Alters der Täter/Täterinnen* geben in unserer Studie 14% der Betroffenen (Frauen und Männer) an, von Jugendlichen sexuell ausgebeutet worden zu sein. Bei Bange, der das Alter der Täter/Täterinnen detaillierter erhoben hat, gaben 37% der betroffenen Frauen und sogar 46% der betroffenen Männer einen Täter resp. eine Täterin unter 18 Jahren an. Jugendliche Täter/Täterinnen stellten in seiner Studie den größten Anteil dar (es folgten bei den betroffenen Frauen die 19 bis 30 Jahre alten Täter/Täterinnen mit 22%, bei den betroffenen Männern die 31- bis 40jährigen mit 22%). Das heißt: Die von vielen Forschern und Forscherinnen aufgestellte Hypothese, daß viele Täter/Täterinnen bereits als Jugendliche (oder sogar schon als Kinder) mit ihren sexuellen Übergriffen beginnen, muß auch durch die beiden hier aufgeführten Studien bestätigt werden.

Einen Vergleich der beiden Studien bezüglich der Herkunft der Täter/Täterinnen zeigt die folgende Tabelle:

Tabelle 68: Vergleich der Anzahl von Täter/Täterinnen bei Bange (1992) und Gloor und Pfister (1995) bezüglich ihrer Herkunft

TÄTER/TÄTERINNEN	Bange		Gloor und Pfister	
	betroffene Frauen	betroffene Männer	betroffene Frauen	betroffene Männer
Verwandte	22%	18%	33%	33%
Bekannte	50%	46%	37%	38%
Fremde	28%	36%	30%	29%
TOTAL	100%	100%	100%	100%

Zuerst fällt einem bei der obigen Tabelle auf, daß sich sowohl bei Bange als auch in unserer Studie die Zahlen der betroffenen Frauen kaum von denjenigen der betroffenen Männer unterscheiden. Die Hypothese, Mädchen würden eher innerhalb der Familie, Jungen häufiger von Bekannten sexuell ausgebeutet, konnte durch die beiden Studien *nicht* bestätigt werden. Während bei Bange weniger Befragte als in unserer Studie angaben, von Verwandten sexuell ausgebeutet worden zu sein, liegen die Zahlen bei den Betroffenen bekannten Tätern/Täterinnen in unserer Studie tiefer.

Die folgende Tabelle zeigt einen Vergleich von Häufigkeiten der mit *den betroffenen Studentinnen verwandten Tätern/Täterinnen* (bei den Studenten sind die Fallzahlen für eine entsprechende Darstellung der Ergebnisse zu klein):

Tabelle 69: Vergleich der Anzahl der verschiedenen, den betroffenen **Studentinnen**[1] verwandten Tätern/Täterinnen bei Bange (1992) und Gloor und Pfister (1995)

	Bange		Gloor und Pfister	
	Prozent	Anzahl	Prozent	Anzahl
VERWANDTE TÄTER/ TÄTERINNEN				
Väter/Stiefväter [2]	31%	11	50%	18
Mütter	0%	0	8%	3
Großväter/Onkel [3]	41%	15	25%	9
Brüder [4]	14%	5	14%	5
Cousins	11%	4	3%	1
andere Verwandte	3%	1	0%	0

[1] Die entsprechenden Zahlen bei den betroffenen Studenten sind zu klein, als daß sinnvolle Vergleiche über sie angestellt werden können.

[2] Bei Bange gaben 28% (10 Frauen) einen leiblichen Vater, 3% (1 Frau) einen Stiefvater als Täter an. Wir haben in unserer Studie nicht zwischen leiblichen Vätern und Stiefvätern unterschieden. Bei uns wurden erwachsene Brüder als Täter zusammen mit den Vätern in derselben Kategorie erhoben.

[3] Bei Bange gaben 8% (3 Frauen) einen Großvater, 33% (12 Frauen) einen Onkel als Täter an. Wir haben diese zwei Täterkategorien zusammen erfaßt (verwandte Täter aus der weiteren Familie).

[4] Bei unserer Studie handelt es sich hier nur um jugendliche Brüder als Täter (die erwachsenen Brüder wurden zusammen mit den Vätern in derselben Kategorie erhoben).

In unserer Studie sind bei betroffenen Frauen (Stief-)väter als Täter um einiges häufiger (50% vs. 31% bei Bange). Auf die Gesamtstichprobe bezogen, wurden bei Bange 2.1%, in unserer Studie 5.1% der Befragten von Vätern oder Stiefvätern sexuell ausgebeutet. Bei den Dortmunder Studentinnen kommen sexuelle Übergriffe durch Onkel oder Großväter häufiger vor als bei uns (41% vs. 25% in unserer Studie). Bei der Aufrechnung auf alle Befragten relativiert sich allerdings dieser Unterschied (2.9% bei Bange vs. 2.5% in unserer Studie). Alle übrigen Unterschiede müssen wegen der (zu) kleinen Fallzahlen mit einer gewissen Vorsicht betrachtet werden.

Zusammenfassend zeigt ein Vergleich der beiden Befragungen, daß in unserer Studie mehr Männer als «sexuell ausgebeutet» bezeichnet werden müssen als in derjenigen von Bange. In unserer Studie kam zudem längere sexuelle Ausbeutung und solche durch eine Täterin häufiger vor. Schließlich gaben die

Psychologiestudierenden aus Zürich mehr sexuelle Übergriffe durch Väter oder Stiefväter an.

6.3.2.4 Die «Zürcher Studie» von Ernst et al. (1993)

Um diese Studie mit der unsrigen vergleichen zu können, müssen wir zuerst kurz auf ihre doch recht *fragwürdige Methodik* eingehen. Im Jahre 1978 befragten Ernst et al. in einer repräsentativen Stichprobe fast 5000 Zürcher und Zürcherinnen. Die Männer wurden im Alter von 19 Jahren anläßlich ihrer Aushebung für den Militärdienst, die Frauen im Alter von 20 Jahren bei ihrer Eintragung ins Stimmregister mit einem Fragebogen befragt. Aus diesen wurde eine Teilstichprobe von 591 Personen ausgewählt, von denen zwei Drittel auf einer Psychopathologie-Rating-Skala Werte über dem 85. Percentil aufwiesen[45]. Diese befragten sie 1979, 1981, 1986 und 1988 mittels des SPIKE-Interviews. In der letzten Befragung standen den ForscherInnen noch 72% (224 Frauen und 197 Männer) der Ausgewählten zur Verfügung. Anläßlich dieser Befragung – die Interviewten waren nun 29 bzw. 30 Jahre alt – wurde innerhalb der Thematik «Familienstreß» auch eine Frage zur sexuellen Ausbeutung gestellt: «Hatten Sie als Kind oder Jugendlicher jemals eine sexuelle Erfahrung, die Sie als quälend oder ängstigend[46] beurteilen?» (Ernst et al., 1993, 295; Übersetzung der Verf.). Bei einer Bejahung wurde von den Befragten anschließend eine kurze Beschreibung der sexuellen Erlebnisse verlangt. Aufgrund dieser Methodik muß unbedingt festgehalten werden, daß es sich bei der Studie von Ernst et al. *keineswegs* um eine repräsentative Befragung handelt. Zudem stand sexuelle Ausbeutung nicht im Zentrum des Interesses.

18% der Frauen (n=40) und 6% der Männer (n=11) gaben eine anstrengende oder quälende sexuelle Erfahrung in ihrer Kindheit oder Jugend an. Die Ergebnisse der befragten Frauen liegen im Rahmen von Studien, die nur eine Frage zur sexuellen Ausbeutung gestellt haben (vgl. Tabelle 7, S. 96). Ernst et al. setzten nun zwei Kriterien an, um sexuelle Ausbeutung von (ihrer Meinung nach) anderen unerwünschten Erfahrungen zu unterscheiden:

---

[45] Ernst et al. (1993) stützten sich bei dieser Selbsteinschätzung des psychischen Wohlbefindens durch die Befragten auf die SCL-90R-Skala von Derogatis (1977). Zwei Drittel der Befragten wiesen dabei Werte auf, welche höher sind als diejenigen von 85% der Befragten. Das heißt, diese zwei Drittel wiesen doch recht beachtliche psychopathologische Störungen auf.

[46] Originalformulierung: «distressing» (Ernst et al., 1993, 295).

1. Ein Erwachsener initiierte physischen Kontakt mit einem Kind unter 16 Jahren oder versuchte dies, um sexuelle Befriedigung zu erlangen.
2. Dieselbe Definition wurde bei Jugendlichen angewendet, wenn eine Altersdifferenz von mindestens drei Jahren bestand, wenn Drohungen angewendet wurden oder wenn der Jugendliche ein Verwandter war. (Ernst et al., 1993, 295; Übersetzung der Verf.)

Mit diesen zwei Kriterien schränken die AutorInnen die relevanten Ereignisse auf sexuelle Ausbeutung *mit Körperkontakt* ein und intendieren eine sexuelle Befriedigung des Erwachsenen. Nur noch 11% der Frauen und 3% der Männer erfüllen die zwei Bedingungen. Dies ist nur noch ein Bruchteil unserer Zahlen von 45% der Psychologiestudentinnen und 25% der Studenten, die eine sexuelle Ausbeutung mit Berühren angegeben hatten. 6% aller befragten Frauen, aber keine Männer, wurden in der Studie von Ernst et al. von Familienangehörigen sexuell ausgebeutet. In unserer Studie sind es 10% der Studentinnen und 4% der Studenten (wiederum nur sexuelle Ausbeutung mit Körperkontakt). Täterinnen traten bei Ernst et al. im Gegensatz zu unserer Studie nicht auf. Die Fallzahlen der einzelnen Täter-Kategorien sind zu klein, um Vergleiche mit unseren Ergebnissen anstellen zu können. Zu den Arten sexueller Ausbeutung erfährt man lediglich, daß in zwei Fällen Geschlechtsverkehr stattgefunden hat.

Zusammenfassend möchten wir festhalten, daß die großangelegte Studie von Ernst et al. das Thema sexuelle Ausbeutung nur am Rande berührt. Sie kann weder als Longitudinalstudie noch als repräsentative Prävalenzstudie über sexuelle Ausbeutung von Kindern und Jugendlichen gelten. Die Datenerhebungsmethode und die Einschränkung auf sexuelle Ausbeutung mit Körperkontakt scheinen uns fragwürdig. Das heißt, die Forderung bleibt bestehen, in der Schweiz eine große repräsentative Studie zur sexuellen Ausbeutung durchzuführen.

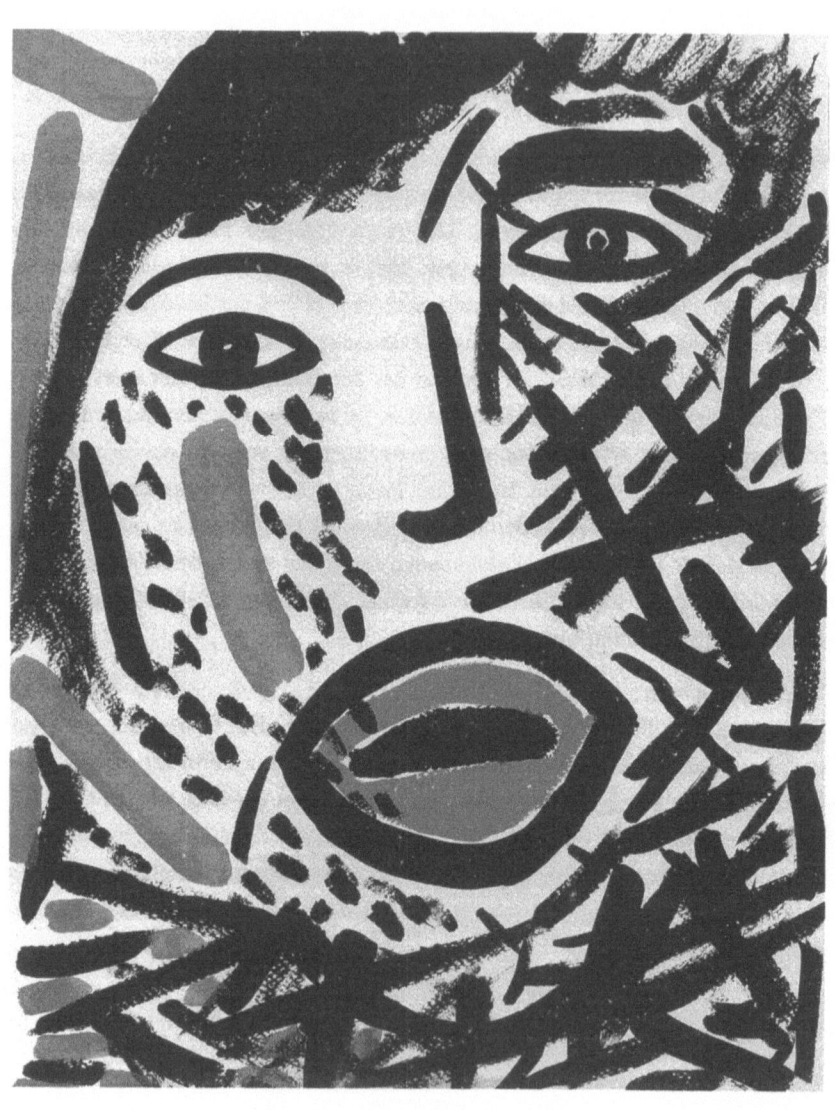

Bild einer betroffenen Frau

7 Zusammenfassung

539 *Psychologiestudierende* der Universität Zürich machten 1991 in einer anonymen schriftlichen Befragung mit einem umfangreichen Fragebogen Angaben zu «sexueller Ausbeutung von Kindern und Jugendlichen».

Bei der Frage nach *Mythen* oder Vorurteilen bezüglich sexueller Ausbeutung stellte sich heraus, daß Männer und Personen, die sich wenig mit der Thematik beschäftigt hatten, ihnen häufiger zustimmten als Frauen oder Befragte, die sich intensiv mit sexueller Ausbeutung von Kindern und Jugendlichen befaßt hatten.

Die meisten Studierenden haben schon mehrmals vom Thema gehört oder gelesen; ein Fünftel hat sich intensiv damit *auseinandergesetzt*, wobei es sich hier mehrheitlich um Frauen handelt. Studierende der Psychopathologie sind für sexuelle Ausbeutung von Kindern und Jugendlichen besonders sensibilisiert.

In den fiktiven *Fallbeispielen* wurden sexuelle Handlungen durch eine Mutter seltener als sexuelle Ausbeutung betrachtet, als wenn ein Vater dasselbe tat. Studentinnen bezeichneten sexuelle Handlungen zwischen Erwachsenen und Kindern häufiger als «sexuelle Ausbeutung» als ihre männlichen Studienkollegen.

25% der befragten Psychologiestudentinnen und 15% der Studenten bezeichneten sich selber als «in der Kindheit oder Jugend sexuell ausgebeutet». Bei der *Nachfolgestudie* wurden sowohl bei *Medizinstudierenden* (10% resp. 4%) als auch bei den *Ökonomiestudierenden* (6% resp. 2%) deutlich kleinere Prozentsätze festgestellt.

Ein Mehrfaches, nämlich 65% der Psychologiestudentinnen und 43% der Psychologiestudenten, haben vor ihrem 14. Geburtstag mindestens eine *Form sexueller Gewalt* mit oder ohne Berühren erfahren. Bei den Medizinstudierenden waren es 53% bei den Frauen und 29% bei den Männern, bei den Ökonomiestudierenden 43% resp. 24%. Zählt man *nur die Formen mit Berühren*, war durchschnittlich jede dritte Studentin und jeder sechste Student betroffen. Mehr als 95% der Taten mit Studentinnen und 80% bei Studenten wurden von (männlichen) Tätern begangen. Rund die Hälfte der Betroffenen wurden über längere Zeit sexuell ausgebeutet.

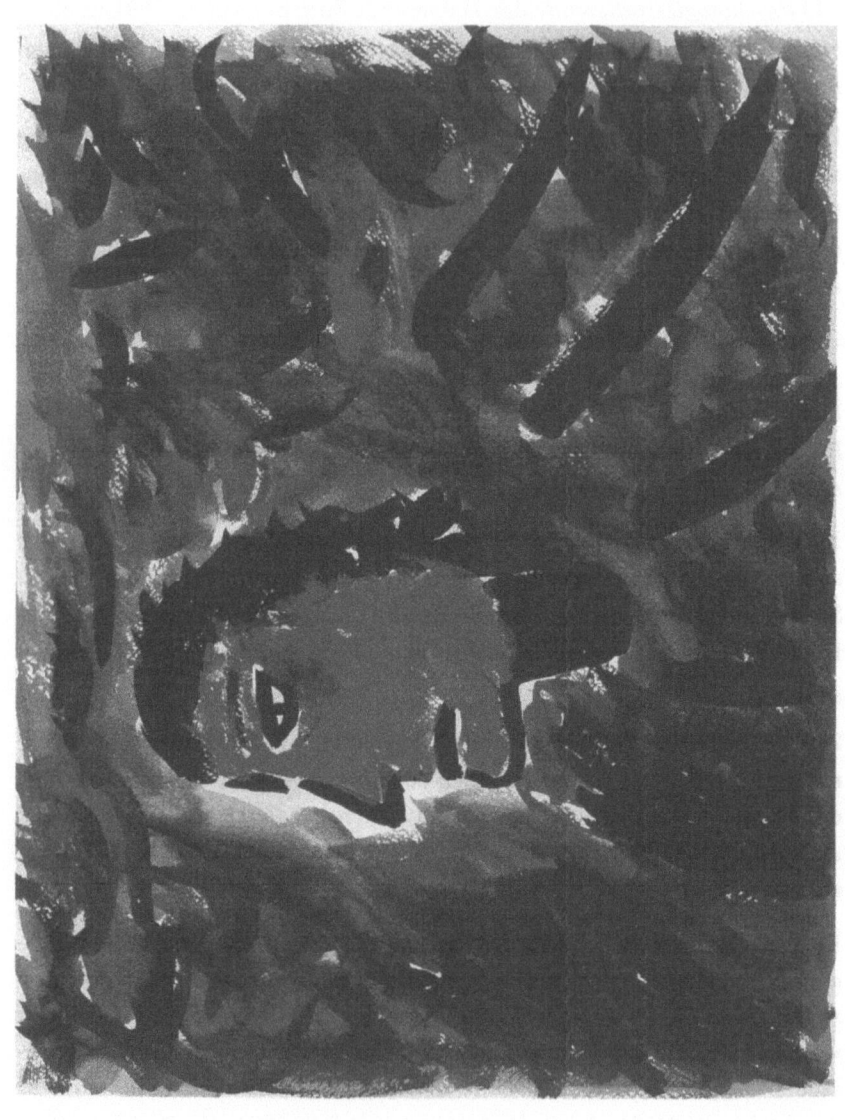

Bild einer betroffenen Frau

8 Anhang

8.1 Fragebogen

Fragebogen
SEXUELLE AUSBEUTUNG VON KINDERN UND JUGENDLICHEN

1 Geschlecht ☐ männlich
               ☐ weiblich

2 Alter ☐ unter 20 J. ☐ 20-25 J. ☐ 26-30 J. ☐ 31-35 J. ☐ 36-40 J.
            ☐ 41-45 J.   ☐ 46-50 J. ☐ 51-55 J. ☐ 56-60 J. ☐ über 60 J.

3 Nebenfächer 1. _____

                   2. _____

4 Ich bin im Moment im ____. Semester

5 frühere Berufs-Ausbildung(en) _____
   _____

6 berufliche und andere Erfahrungen mit Kindern (inkl. Praktika) _____
   _____
   _____

7 eigene Kinder ☐ ja
                    ☐ nein

8 Familienstand ☐ ledig
                    ☐ verheiratet
                    ☐ mit Partner(in) zusammenlebend
                    ☐ geschieden
                    ☐ getrennt
                    ☐ verwitwet

9 angestrebter Beruf _____
   (bitte auch angeben, wenn Du nicht sicher bist!)

In der Folge benutzen wir, stellvertretend für alle anderen, den Begriff "sexuelle Ausbeutung". Damit ist immer eine Ausbeutung von Kindern und Jugendlichen bis 14 Jahre gemeint.

10 Kreuze bei den folgenden Aussagen das für Dich Zutreffende an:

	klares Ja	eher Ja	eher Nein	klares Nein
1) Sexuelle Ausbeutung geht in erster Linie von einer der oder dem Betroffenen **fremden** Person aus.	☐	☐	☐	☐
2) Bei den **Täter(innen)** handelt es sich in der Regel **nicht** um Psychopathen, sondern um eher unauffällige Menschen.	☐	☐	☐	☐
3) Kinder und Jugendliche werden **häufiger** durch **Männer** als durch Frauen sexuell ausgebeutet.	☐	☐	☐	☐
4) Falls das Kind oder die/der Jugendliche ihre/seine **Einwilligung** zur sexuellen Handlung gibt, kann man **nicht** von sexueller Ausbeutung sprechen.	☐	☐	☐	☐
5) Ein Kind oder ein(e) Jugendliche(r) kann einer sexuellen Handlung mit einem Erwachsenen **nicht** willentlich **zustimmen**.	☐	☐	☐	☐
6) Das Kind oder die/der Jugendliche kann bei der sexuellen Ausbeutung auch **Lustgefühle** empfinden.	☐	☐	☐	☐
7) Sexuelle Ausbeutung passiert einem Mädchen oder Jungen **nicht**, wenn es/er dies ausdrücklich **nicht** will.	☐	☐	☐	☐
8) Es sind **mehr Mädchen** als Jungen von sexueller Ausbeutung betroffen.	☐	☐	☐	☐
9) Bei sexueller Ausbeutung handelt es sich meistens um einen **einmaligen Ausrutscher**.	☐	☐	☐	☐
10) Sexuelle Ausbeutung kommt vor allem in der **Unterschicht** vor.	☐	☐	☐	☐
11) Die Folgen sexueller Ausbeutung sind meistens **körperlich nicht sichtbar**.	☐	☐	☐	☐

	klares Ja	eher Ja	eher Nein	klares Nein
12) Sexuelle Ausbeutungen geschehen vor allem **ab der Pubertät**, wenn die Mädchen oder Jungen sexuell attraktiv werden/sind.	☐	☐	☐	☐
13) Eine sexuelle Handlung mit einem/r Erwachsenen kann sich auf die Entwicklung des Kindes **positiv** auswirken.	☐	☐	☐	☐
14) In vielen Fällen reizt das Mädchen oder der Junge durch ihre/seine **verführerische Art** den Erwachsenen.	☐	☐	☐	☐
15) Sexuelle Ausbeutung ist in vielen Fällen nicht Realität, sondern ein Produkt der **kindlichen Phantasie**.	☐	☐	☐	☐
16) Bei den Täter(innen) handelt es sich meistens um Personen, die in ihren Partnerschaften **keine** sexuelle Befriedigung finden.	☐	☐	☐	☐

11 Nicht allen ist das Thema „sexuelle Ausbeutung" gleich bekannt.
Kreuze darum bei den folgenden Aussagen **das** Zutreffende an:

☐ Ich habe davon weder gehört noch gelesen.
  (falls Du hier angekreuzt hast, gehe nun zu Frage 15)

☐ Ich habe davon schon einmal gehört oder gelesen, aber nur so *nebenbei*.

☐ Ich habe schon *mehrmals* davon gehört oder gelesen.

☐ Ich habe mich damit schon *intensiv* auseinandergesetzt.

12 Kannst Du uns sagen, wann Du **das erste Mal** auf das Thema gestoßen bist?
vor ca.
☐ 0-1 Jahr   ☐ 4-5 Jahren
☐ 1-2 Jahren   ☐ 5-10 Jahren
☐ 2-3 Jahren   ☐ mehr als 10 Jahren
☐ 3-4 Jahren

13　Überlege Dir, **wo** Du dem Thema «sexuelle Ausbeutung von Kindern und Jugendlichen» **überall** begegnet bist.
Kreuze dann in der untenstehenden Tabelle die entsprechenden Antworten an.
Gib, wenn möglich, auf den Linien rechts der von Dir gewählten Antworten noch genauere Angaben. Benütze die **Rückseite** für weitere Angaben!

	nähere Angaben wie Titel, Autor(in), Dozent(in), Jahr, Sender, Veranstalter usw.	
☐ Lehrveranstaltung(en)		
☐ Gespräch(e) mit		
Gespräch(e) mit sexuell ausgebeuteten 　☐ Kindern 　☐ Jugendlichen 　☐ Frauen 　☐ Männern		
☐ Bücher		
☐ Artikel in Zeitungen, Zeitschriften usw.		
☐ Broschüre(n)		
☐ Radiosendung(en)		
☐ Fernsehsendung(en)		
☐ Kurs(e)		
☐ Anderes		

14　Erinnere Dich daran, wo Du dem Thema «sexuelle Ausbeutung» **zum ersten Mal** begegnet bist. **Mache in der obigen Tabelle bei der entsprechenden Rubrik rechts aussen ein Kreuz.**

15 Lies die folgenden, durchaus realen Fallbeispiele genau und entscheide nach jedem, ob es sich dabei:

- sicher um eine sexuelle Ausbeutung handelt   ⇒ **klares Ja**
- eventuell um eine sexuelle Ausbeutung handelt ⇒ **eher Ja**
- eher nicht um eine sexuelle Ausbeutung handelt ⇒ **eher Nein**
- sicher nicht um eine sexuelle Ausbeutung handelt ⇒ **klares Nein**

*Bei den Antworten gibt es kein "richtig" oder "falsch". Wir wollen **Deine Meinung** dazu erfragen.*

Fallbeispiel	klares Ja	eher Ja	eher Nein	klares Nein
1) Die 14jährige C. geht mit ihrem 25jährigen Bruder ins Kino. Während des Films legt er seine Hand um ihre Schulter, zieht sie an sich und küßt sie, wobei er ihr seine Zunge in den Mund schiebt.	☐	☐	☐	☐
2) Nach dem Mittagessen streichelt die Mutter ihren 10jährigen Sohn P. zwischen den Beinen.	☐	☐	☐	☐
3) Der 16jährige A. zeigt sich seiner 9jährigen Schwester längere Zeit nackt und meint: „So sieht ein richtiger Mann aus!"	☐	☐	☐	☐
4) Regelmässig schaut der Primarlehrer Z. seinen Schülerinnen beim Duschen mit der Begründung zu, er wolle kontrollieren, ob sich keine darum drücke.	☐	☐	☐	☐
5) Der 13jährige F. führt die Hand seiner 10jährigen Schwester an seinen Penis und bringt ihr bei, wie sie ihn befriedigen kann.	☐	☐	☐	☐
6) Der 17jährige E. putzt sich seine Zähne und sieht dabei seiner 14jährigen Schwester beim Entkleiden zu. Auch beim Baden sieht er ihr anschliessend noch eine ganze Weile zu.	☐	☐	☐	☐
7) Beim Spielen streichelt der 13jährige T. seine 10jährige Schwester zwischen den Beinen.	☐	☐	☐	☐
8) Die Mutter zeigt ihrem 10jährigen Sohn, wie er mit seinem Finger befriedigen kann.	☐	☐	☐	☐
9) Der Ladenbesitzer schenkt der 10jährigen T. einen Schleckstengel. Er schlägt ihr als Spiel vor, einmal zusammen schlecken zu probieren. Dabei schiebt er ihr plötzlich seine Zunge in den Mund.	☐	☐	☐	☐

	klares Ja	eher Ja	eher Nein	klares Nein
10) Der 13jährige N. zieht vor seiner 6jährigen Schwester langsam ein Kleidungsstück nach dem andern aus, bis er schließlich nackt vor ihr steht.	☐	☐	☐	☐
11) Der Nachbar schaut mit dem Feldstecher der 10jährigen T. zu, die im Garten nackt im Schwimmbad herumplantscht.	☐	☐	☐	☐
12) Der 16jährige W. nimmt seine 9jährige Schwester in die Arme und streichelt sie zwischen den Beinen.	☐	☐	☐	☐
13) Der Vater gibt seiner 10jährigen Tochter einen Gutnachtkuß und schiebt ihr dabei seine Zunge in den Mund.	☐	☐	☐	☐
14) Der 25jährige Z. wartet unangekleidet im Schlafzimmer, bis seine 14jährige Schwester hereinkommt.	☐	☐	☐	☐
15) Bei der Untersuchung der 10jährigen J. öffnet der Arzt seinen Hosenschlitz, führt ihre Hand an seinen Penis und sagt ihr, sie solle daran reiben, was sie dann auch macht.	☐	☐	☐	☐
16) Der 17jährige U. steht in der Umkleidekabine absichtlich so lange nackt da, bis ihn seine 14jährige Schwester genauer betrachtet.	☐	☐	☐	☐
17) Der 10jährige O. klettert seiner Mutter auf den Schoß, um bei ihr Trost zu finden; zärtlich beginnt sie ihn zu küssen und schiebt ihm dabei ihre Zunge in den Mund.	☐	☐	☐	☐
18) Der 16jährige A. schaut seiner 9jährigen Schwester beim Ausziehen zu. Auch beim anschließenden Baden will er ihr unbedingt zusehen.	☐	☐	☐	☐
19) Der Zahnarzt L. streichelt die 10jährige K. während der Behandlung zwischen den Beinen und meint: «Gell, das hilft gegen die Schmerzen!»	☐	☐	☐	☐
20) Die neunjährige L. bekommt von ihrem 16jährigen Bruder Schokolade, wenn sie ihm seinen Penis mehr als eine Minute reibt.	☐	☐	☐	☐

	klares Ja	eher Ja	eher Nein	klares Nein
21) Der 17jährige L. hilft seiner 14jährigen Schwester bei den Hausaufgaben; als Belohnung darf er ihr einen Kuß zu geben, wobei er ihr seine Zunge in den Mund schiebt.	☐	☐	☐	☐
22) Der Vater zieht sich vor seiner 10jährigen Tochter nackt aus und bemerkt: „Es ist jetzt Zeit, daß du das kennenlernst!"	☐	☐	☐	☐
23) Der 13jährige K. möchte unbedingt mit seiner 6jährigen Schwester zusammen baden. Mit der Hand schiebt er den Schaum weg, um das unter dem Wasser besser sehen zu können.	☐	☐	☐	☐
24) Der Lehrer S. läßt seine 10jährige Schülerin nachsitzen. Plötzlich macht er ihr den Vorschlag, doch einmal in seine Hosentasche zu greifen. Als sie an seinen Penis fasst, sagt er ihr, sie solle nun heftig daran reiben.	☐	☐	☐	☐
25) Der 25jährige O. kommt zu Besuch; als er und seine 14jährige Schwester alleine sind, streichelt er sie zwischen den Beinen.	☐	☐	☐	☐
26) Der 13jährige M. zieht sich vor seiner 10jährigen Schwester stripteasemäßig aus.	☐	☐	☐	☐
27) Der Primarlehrer B. bringt einer Schülerin das Rückenschwimmen bei und hält sie zur Sicherheit fest; als er sich unbeobachtet fühlt, küßt er sie plötzlich und schiebt ihr seine seine Zunge in den Mund.	☐	☐	☐	☐
28) Der Vater sieht seiner 10jährigen Tochter genüßlich beim Baden zu. Wenn aller Schaum vergangen ist gefällt es ihm am besten.	☐	☐	☐	☐
29) S., 25 Jahre alt, geht, nur mit einer Unterhose bekleidet, in das Zimmer seiner 14jährigen Schwester. Für eine 20er Note läßt er sich von ihr manuell befriedigen.	☐	☐	☐	☐
30) Der 17jährige s. streichelt beim Nachtessen seine 14jährigen Schwester zwischen den Beinen.	☐	☐	☐	☐
31) Die Mutter findet Gefallen daran, ihrem 10jährigen Sohn beim Baden zuzusehen. Sie wartet dabei immer bis er fertig ist, um ja nichts zu verpassen.	☐	☐	☐	☐

	klares Ja	eher Ja	eher Nein	klares Nein
32) Der 16jährige C. zeigt seiner 9jährigen Schwester, was man(n) mit einer Frau alles machen kann; dazu gehört auch, daß er ihr einen Zungenkuß gibt.	☐	☐	☐	☐
33) Nach dem Turnen ruft der Primarlehrer R. eine seiner Schülerinnen ins Turnlehrerzimmer. Ohne Scham steht er nackt vor ihr und erklärt ihr, das werde sie ja früher oder später sowieso einmal sehen.	☐	☐	☐	☐
34) Die 10jährige P. sitzt ihrem Vater auf dem Schoß; er streichelt sie dabei zwischen den Beinen.	☐	☐	☐	☐
35) Der 13jährige G. führt die Hand seiner 6-jährigen Schwester an seinen Penis und sagt ihr, sie solle nun heftig reiben, was sie dann auch tut.	☐	☐	☐	☐
36) Beim Nachsitzen legt der Primarlehrer F. seiner Schülerin die Hand auf die Schulter; nach einiger Zeit beginnt er, sie zwischen den Beinen zu streicheln.	☐	☐	☐	☐
37) Der 13jährige B. spielt mit seiner 10jährigen Schwester 'Liebespaar', wobei er ihr einen Zungenkuß gibt.	☐	☐	☐	☐
38) Die Mutter zieht sich vor ihrem 10jährigen Sohn stripteasemäßig aus.	☐	☐	☐	☐
39) Die 14jährige D. befriedigt ihren 17jährigen Bruder gegen einen 'Lohn' von zehn Franken mit der Hand.	☐	☐	☐	☐
40) Der 25jährige M. tritt ins Badezimmer, wo sich seine 14jährige Schwester gerade unter der Dusche einseift. Eine ganze Weile sieht er ihr dabei zu.	☐	☐	☐	☐
41) Der Vater läßt sich von seiner 10jährigen Tochter mit der Hand befriedigen.	☐	☐	☐	☐
42) Der 13jährige W. muß am Abend auf seine 6jährige Schwester aufpassen; er nimmt sie plötzlich in die Arme, küßt sie und schiebt ihr dabei die Zunge in den Mund.	☐	☐	☐	☐

	klares Ja	eher Ja	eher Nein	klares Nein
43) Herr H. reißt vor der 10jährigen H., als sie von der Schule nach Hause geht, seinen Mantel auf. Darunter ist er nackt.	☐	☐	☐	☐
44) Der 13jährige D. schaut seiner 10jährigen Schwester beim Baden zu; dabei betrachtet er sie genau.	☐	☐	☐	☐
45) Die 6jährige M. wacht in ihrem Bett auf und merkt, dass ihr 13jähriger Bruder sie zwischen den Beinen streichelt.	☐	☐	☐	☐

16 *Versuche zu spüren, welche der folgenden **Gefühle** diese realen Fallbeispiele bei **Dir** ausgelöst haben.*
Kreuze bitte alle zutreffenden an.

☐ Irgendwie konnte ich mit den Fallbeispielen nichts anfangen.

☐ Ich hatte Angst, als ich sie las.

☐ Ich fühlte mich wenig betroffen und betrachtete das Ganze gewissermaßen mit einem wissenschaftlichen Blick.

☐ Ich war beim Lesen der Fallbeispiele entsetzt.

☐ Es fiel mir schwer, zu glauben, daß Menschen solche Sachen tatsächlich machen.

☐ Mir war, als würde mir schlecht.

☐ Ich empfand Schuldgefühle, als wäre ich persönlich verantwortlich.

☐ Ich war einfach unglaublich traurig; ich hätte weinen können.

☐ Ich hatte Wut auf die Personen, die Kinder auf diese Weise ausbeuteten.

☐ Mir taten die sexuell ausgebeuteten Kinder leid, ich war betroffen.

☐ Ich war wütend auf unsere Gesellschaft, in der solche Dinge geschehen.

☐ Ich war ganz durcheinander beim Gedanken, ich selbst wäre unter Umständen fähig, ein Kind oder eine(n) Jugendliche(n) sexuell auszubeuten.

☐ Ich empfand Mitleid und Verständnis für den mißhandelnden Erwachsenen.

☐ Ich war sauer auf die Umgebung der Kinder, die die sexuellen Ausbeutungen nicht verhindert hat.

☐ Ich hatte das Gefühl, solche Verbrechen sollte man bestrafen.

☐ Ich hatte das Gefühl, solchen sexuell ausgebeuteten Kindern helfen zu müssen.

☐ Ich hatte das Gefühl, das wird mir in meinem späteren Beruf sicher einmal begegnen.

☐ Ich fühlte mich nutzlos, unfähig, konstruktiv zu reagieren.

☐ Ich fühlte ein Bedürfnis, mehr über die Umstände dieser Fälle zu wissen.

☐ Ich war betroffen, daß Menschen zu solchen Sachen fähig sind.

☐ andere Gefühle oder Eindrücke: _____

_____

_____

_____

17 *Lies die folgenden **Definitionen** genau durch. Entscheide Dich dann bei jeder für eine der drei Möglichkeiten.*
*Achte dabei **nicht** speziell auf die verschiedenen Begriffe (die AutorInnen sind sich darüber halt nicht ganz einig!).*
Falls Du einen Kommentar zu Deinen Beurteilungen abgeben willst, benütze dazu die Rückseite der Seite 11!

1) «Sexueller Mißbrauch besteht in der Inanspruchnahme von abhängigen, entwicklungsmäßig unreifen Kindern und Adoleszenten für sexuelle Handlungen, die sie nicht gänzlich verstehen, denen gegenüber sie unfähig sind, ihre bewußte Zustimmung zu geben, oder die die sozialen Tabus von Familienrollen verletzen.»

☐ schlecht   ☐ akzeptabel   ☐ gut

2) «Sexuelle Ausbeutung von Kindern durch Erwachsene (oder ältere Jugendliche) ist eine sexuelle Handlung eines Erwachsenen mit einem Kind, das aufgrund seiner emotionalen und intellektuellen Entwicklung nicht in der Lage ist, dieser Handlung informiert und frei zuzustimmen; dabei nützt der Erwachsene die ungleichen Machtverhältnisse zwischen Kindern und Erwachsenen aus, um das Kind zur Kooperation zu überreden oder zu zwingen; zentral ist dabei die Verpflichtung zur Geheimhaltung, die das Kind zu Sprachlosigkeit, Wehrlosigkeit und Hilflosigkeit verurteilt.»

☐ schlecht ☐ akzeptabel ☐ gut

3) «Wir verstehen unter sexuellem Mißbrauch all das, was einem Mädchen vermittelt, daß es nicht als Mensch interessant und wichtig ist, sondern daß Männer frei über es verfügen dürfen; daß es durch seine Reduzierung zum Sexualobjekt Bedeutung erreicht; daß es mit körperlicher Attraktivität und Einrichtungen ausgestattet ist, um Männern 'Lust' zu beschaffen.»

☐ schlecht ☐ akzeptabel ☐ gut

4) «Inzest besteht aus sexuellen Kontakten älterer oder erwachsener Familienmitglieder mit einem Kind unter sechzehn Jahren gegen den Willen des Kindes oder in der Weise, daß das Kind – aufgrund der Ausnutzung einer körperlichen oder beziehungsbedingten Überlegenheit, der Anwendung von Gewalt oder der Ausübung emotionalen Drucks – das Gefühl hat, die sexuellen Kontakte nicht verweigern oder sich ihnen entziehen zu können.»

☐ schlecht ☐ akzeptabel ☐ gut

5) «Inzest liegt vor, wenn ein Familienmitglied (d.h. eine Person, die ständig oder nur zeitweise diese Rolle innehat) in einer Machtpostition ein Bedürfnis (z.B. Machtbedürfnis, Bedürfnis nach Körperkontakt, nach Anerkennung) bei einem anderen Familienmitglied in einer schwächeren Position durch Sexualisierung zu befriedigen versucht.»

☐ schlecht ☐ akzeptabel ☐ gut

6) «Wir sprechen von Sexualmißbrauch, wenn ein erwachsener oder jugendlicher Täter zu seiner eigenen Befriedigung ein Kind sexuell benutzt; durch eine solche Handlung stillt er seine Bedürfnisse nach Macht, Bestätigung, Zärtlichkeit, nach Kontakt zu Menschen und nach erotischer Aktivität; dabei wird das Kind in eine sexuelle Handlung hineingezogen, die in Widerspruch steht zu seinem Alter, seiner emotionalen Entwicklung und seiner Rolle, die es innerhalb seiner Familie eigentlich hat oder haben sollte.»

☐ schlecht ☐ akzeptabel ☐ gut

Beurteile die folgenden Aussagen wiederum mit einer der vier Ausprägungen.

		klares Ja	eher Ja	eher Nein	klares Nein
18	Die **Auseinandersetzung** mit sexueller Ausbeutung von Kindern und Jugendlichen scheint mir wichtig	☐	☐	☐	☐
19	**Ich** möchte mich mit dem Thema in Zukunft intensiver befassen.	☐	☐	☐	☐

20 **falls Ja:**

☐ Ich möchte (weitere) Bücher und Artikel lesen.

☐ Ich möchte wenn möglich in Zukunft einen Kurs über das Thema «Sexuelle Ausbeutung von Kindern und Jugendlichen» besuchen.

☐ Ich möchte an der Universität mehr darüber hören.

☐ Ich möchte an der Uni eine Arbeit darüber schreiben.

☐ Ich möchte _____

_____

_____

_____

		klares Ja	eher Ja	eher Nein	klares Nein
21	Das Thema ist für meinen **späteren Beruf** von großer Bedeutung.	☐	☐	☐	☐
22	Ich werde sicher **neben dem Beruf** mit sexueller Ausbeutung von Kindern und Jugendlichen zu tun haben.	☐	☐	☐	☐

23　Ich kenne ☐ eine Frau ...

　　　　　　 ☐ mehrere Frauen ...

　　　　　　 ☐ einen Mann ...

　　　　　　 ☐ mehrere Männer ...

　　　　　　 ☐

☐ Ich kenne persönlich niemanden,
von dem ich wüßte, daß ...
(gehe weiter zu Frage 25)

　　　　... die/der in ihrer/seiner Kindheit
　　　　oder Jugend sexuell ausgebeutet
　　　　worden ist/sind.

24　Die entsprechende(n) Person(en) ist/sind

　　　A　in meiner Familie
　　　B　in meiner Verwandtschaft
　　　C　in meiner Bekanntschaft

　　　D _____

Setze die zutreffenden Buchstaben bei der Frage 23 rechts hin.

25　☐ Ich bin **selber** in meiner Kindheit oder Jugend Opfer einer sexuellen Ausbeutung gewesen.

　　☐ Ich bin selber meines Wissens **nicht** sexuell ausgebeutet worden.
(Gehe weiter zu Frage 29)

Die Fragen auf den folgenden Seiten sind sehr persönlich. Es geht darin um die Form der sexuellen Ausbeutung, die Du erleben mußtest. Beantworte die Fragen nur, wenn Du Dich dabei nicht in Deiner Intimsphäre verletzt fühlst. Schicke uns aber trotzdem den (auch nur teilweise ausgefüllten) Fragebogen zurück!

26	Bei der sexuellen Ausbeutung, die **ich** über mich ergehen lassen mußte, handelte es sich	
	☐ um eine einmalige Tat	
	☐ um eine länger andauernde Ausbeutung	

27	Ich bin von	☐ einem Mann ...
		☐ einem Jugendlichen ...
		☐ einer Frau ... ... **sexuell ausgebeutet worden**
		☐ einer Jugendlichen ...

28	Der Täter/die Täterin war/ist mit mir	☐ eng verwandt (Kernfamilie)
		☐ verwandt (weitere Familie)
		☐ bekannt
		☐ **nicht** bekannt oder verwandt

29 **Die folgenden Fragen beziehen sich <u>nicht</u> auf Liebesbeziehungen, die Du mit ungefähr Gleichaltrigen erlebt hast.**

Kreuze in den folgenden Fragen jedes Mal das entsprechende an.

1) Hat Dich vor dem 14. Geburtstag jemand geschockt, indem er Dir seine/ihre **Geschlechtsteile gezeigt** hat?	☐ ja	☐ nein
2) Hat jemand vor Deinem 14. Geburtstag mit Dir gegen Deinen Willen irgendeine Form von **Geschlechtsverkehr** gehabt oder dies auch nur versucht?	☐ ja	☐ nein
3) Hat jemand in diesen Jahren gegen Deinen Willen von Dir verlangt, seine oder ihre **Genitalien zu berühren**?	☐ ja	☐ nein
4) Hat jemand vor Deinem 14. Geburtstag Deine **Brüste** oder **Geschlechtsteile berührt** oder dies auch nur versucht?	☐ ja	☐ nein
5) Hat Dich jemand in dieser Zeit so befühlt, gepackt oder geküßt, daß Du Dich **sexuell bedroht** fühltest?	☐ ja	☐ nein

6) Hattest Du vor dem 14. Geburtstag irgendeine andere schockierende Art von **sexuellem Erlebnis**, die in den obigen Fragen **nicht** enthalten ist?	☐ ja	☐ nein
7) Hast Du je in diesen Jahren eine **unerwünschte sexuelle Erfahrung mit einem Mädchen oder einer Frau** gehabt?	☐ ja	☐ nein
8) Hast Du vor dem 14. Geburtstag eine **unerwünschte sexuelle Erfahrung mit einem Knaben oder einem Mann** gehabt?	☐ ja	☐ nein
9) Warst Du damals Opfer einer (versuchten) **Vergewaltigung**?	☐ ja	☐ nein
10) *Es gibt Leute, die unerwünschte sexuelle Annäherungen von Personen wie Arzt (Ärztin), Lehrer(in), Chef(in), Therapeut(in), Polizist(in), Geistliche(r) oder einer viel älteren Person, die Autorität über sie hatten, erlebt haben.* Hast Du vor Deinem 14. Geburtstag eine unerwünschte Erfahrung mit einer solchen Autoritätsperson gemacht?	☐ ja	☐ nein

Die Leute denken bei sexuellen Erfahrungen oft nicht an **Verwandte**. Deshalb sind die nächsten zwei Fragen über sie.

11) Hat in jener Zeit ein Onkel, Bruder, Vater, Großvater oder eine weibliche Verwandte mit Dir irgendeine Art von **sexuellem Kontakt** gehabt?	☐ ja	☐ nein
12) Hat vor Deinem 14. Geburtstag ein Stiefvater oder eine Stiefmutter, ein Stiefbruder oder eine Stiefschwester, ein Cousin oder eine Cousine mit Dir **sexuellen Kontakt** gehabt?	☐ ja	☐ nein
13) Bist Du einmal in jener Zeit nur **knapp einer unerwünschten sexuellen Annäherung entgangen**?	☐ ja	☐ nein
14) Hast Du Dich damals je in einer Situation befunden, wo Du Gewalt oder Angst vor Gewalt gespürt hast, wo Du auch die **Gefahr eines sexuellen Angriffs** gefühlt hast?	☐ ja	☐ nein
15) Kannst Du Dich noch an eine andere, bisher nicht erwähnte Form **unerwünschter sexueller Erfahrung** aus jener Zeit erinnern?	☐ ja	☐ nein
16) Hast Du vor Deinem 14. Geburtstag je **zusehen müssen**, wie jemand anders vergewaltigt oder sonst sexuell ausgebeutet worden ist? *(Filme und Videos sind hier **nicht** gemeint)*	☐ ja	☐ nein

17) Hat jemand in diesen Jahren von Dir verlangt, ihn oder sie **oral zu befriedigen**?	☐ ja	☐ nein
18) Hat Dich damals jemand, als Du halb oder ganz nackt warst, einmal mit **voyeuristischen Blicken** angeschaut?	☐ ja	☐ nein
19) Hat jemand vor Deinem 14. Geburtstag von Dir verlangt, Du sollst Dich vor ihm oder ihr **nackt ausziehen**? *(hiermit ist nicht das Ausziehen bei einem normalen Arztbesuch gemeint)*	☐ ja	☐ nein
20) Hat Dir damals jemand, ohne daß Du es gewollt hast, einmal **pornographische Bilder gezeigt**?	☐ ja	☐ nein
21) Hat jemand in jenen Jahren einmal von Dir **Nacktphotos** gemacht?	☐ ja	☐ nein
22) Ich vermute, irgendeine Art einer sexuellen Ausbeutung erlebt zu haben, **weiß** aber **nicht mehr, in welcher Form**.	☐ ja	☐ nein

Herzlichen Dank für das Ausfüllen!

Schicke den ausgefüllten Fragebogen bitte bis spätestens 24. Juni mit dem beigelegten Antwortcouvert zurück.

Auf Wunsch kannst du mit der beigelegten Bestellkarte noch Informationen anfordern! Sende diese getrennt vom Fragebogen zurück.

Bemerkungen, Fragen, Ergänzungen ...

_____
_____
_____
_____

8.2 Multiple Fälle sexueller Ausbeutung

Fragebogen Nr. 1

Geschlecht	weiblich
Alter	41-45 Jahre
Zivilstand	verheiratet
Kinder	ja
Dauer	länger
Täter	Mann und Frau
Herkunft	Kernfamilie

Übergriffe[47] 1   4   5   7   8
11 mit Nein angekreuzt, was nicht verständlich ist
13   14   15   18   19   22

Zusammenfassung
Längere Ausbeutung durch Vater und Mutter mit Zeigen und Berühren der Geschlechtsteile; Unsicherheit, ob noch andere Formen von Ausbeutung.

Bemerkung
«Vielen Dank für den Fragebogen! Er kam in einer heiklen Situation und gab mir einen Schubs, um beim Thema zu bleiben und mich nicht wieder zurückzuziehen».

Fragebogen Nr. 51

Geschlecht	weiblich
Alter	26-30 Jahre
Zivilstand	mit Partner zusammenlebend
Kinder	nein
Dauer	einmalig
Täter	Männer
Herkunft	weitere Familie und unbekannt

Übergriffe   1   4   8   11

Zusammenfassung
- Ein Onkel oder Großvater hat ihre Brüste oder Geschlechtsteile einmal berührt.
- Ein Unbekannter hat sie durch Zeigen seiner Geschlechtsteile geschockt.

Bemerkung
«Super, daß ihr das macht - viel Glück dabei! Bin aufs Resultat gespannt...»

---

[47] Die Arten der sexuellen Übergriffe sind im Fragebogen S. 258-260 zu finden.

Fragebogen Nr. 64

Geschlecht	weiblich
Alter	26-30 J.
Zivilstand	mit Partner zusammenlebend
Kinder	nein
Dauer	länger
Täter	Männer
Herkunft	Kernfamilie und bekannt

Übergriffe   5   6   8   10   11   14   18   21

Zusammenfassung
- von Vater geküßt, daß sie sich sexuell bedroht fühlte; ev. noch eine andere Art von sexuellem Kontakt (11/14) mit ihm.
- wurde vom Täter (wahrscheinlich) Vater vor anderen auf das Gesäß geschlagen, wobei der Täter Lust, ich Ohnmacht gefühlt habe.
- durch Arzt ein für ihr Empfinden unsittliches Betasten ihrer Brüste
- «Ich mußte in der 4. bis 6. Klasse mich der Reihe nach aufstellen, je nach Grad der Entwicklung (Brüste) (im Turnunterricht). Dieser Turnlehrer sprach auch über sexuelles, aber nicht in Form einer Aufklärung, sondern mit anzüglichen Hintergedanken».

Bemerkung
«Habe mich gefreut, diesen Fragebogen auszufüllen. Habe gemerkt, wie mich dieses Thema betrifft und angeht. Möchte mich intensiver damit befassen. Fand Art und Weise der Fragestellungen sehr gut. Sprich, ich habe gemerkt, daß ihr dieses Thema sehr ernst nehmt und sehr sensibel daran geht. Das hat mich auch motiviert, hier mitzumachen. Im übrigen finde ich es ganz toll und wichtig, was ihr da durch euer Engagement auf die Beine gestellt habt. Bravo!»

Fragebogen Nr. 74

Geschlecht	weiblich
Alter	26-30 J.
Zivilstand	ledig
Kinder	nein
Dauer	einmalig
Täter	Mann
Herkunft	Fremder

Übergriff   9

Zusammenfassung
wurde mit 15 Jahren von einem Unbekannten vergewaltigt

Fragebogen Nr. 78

Geschlecht	männlich
Alter	26-30 J.
Zivilstand	ledig
Kinder	nein
Dauer	länger
Täter	Mann und Frau
Herkunft	Kernfamilie und bekannt
Übergriffe	1-8 11 13 14 18

Zusammenfassung
- gravierendste Formen von Ausbeutungen, wobei Herkunft der Frau und des Mannes nicht eruiert werden können.
- Geschlechtsverkehr, aber nicht Vergewaltigung

Bemerkung
«Wie schon erwähnt: Es gibt noch viel grausamere Fallbeispiele (wäre wichtig gewesen, um die Leute zu informieren, was es tatsächlich alles gibt). Geschwisterinzest muß differenzierter betrachtet werden (konnte einige Fallbeispiele nicht präzis beantworten). Ansonsten: sehr guter Fragebogen!»

Fragebogen Nr. 84

Geschlecht	weiblich
Alter	36-40 J.
Zivilstand	ledig
Kinder	nein
Dauer	länger
Täter	Mann und Frau
Herkunft	Kernfamilie
Übergriffe	1-5 7-9 10 (auffällig, daß diese Frage mit ja beantwortet wurde!) 11 14 17 18 20 22

Zusammenfassung
Schwerste Ausbeutungen durch Vater und Mutter, wobei sie vermutet, noch andere (weitere?) Ausbeutungen erlebt zu haben.

Fragebogen Nr. 101

Geschlecht	weiblich
Alter	26-30 J.
Zivilstand	ledig
Kinder	nein

Dauer	zwei einmalige Taten
Täter	Mann und Jugendlicher
Herkunft	Kernfamilie und bekannt

Übergriffe   3–5   8   (10)   11   13

Zusammenfassung
- zwei einmalige Vorfälle mit zwei verschiedenen Tätern, wobei der eine der Bruder gewesen ist und der andere eine Autoritätsperson, die die Betroffene im 15. Lebensjahr ausgebeutet hat (sie hat deshalb Frage 10 mit nein beantwortet, dies aber hingeschrieben)
- bei den Ausbeutungen handelt es sich um Berühren der Geschlechtsteile (gegenseitig)

Bemerkung
«Sehr guter Fragebogen, sehr differenziert, manchmal zu wenig Platz zum Schreiben».

Fragebogen Nr. 106

Geschlecht	weiblich
Alter	31-35 J.
Zivilstand	ledig
Kinder	nein

Dauer	länger
Täter	Männer
Herkunft	Kernfamilie und weitere Familie

Übergriffe   1–6   8   9   11   14   15   17–19

Zusammenfassung
- wurde vom Vater und von einem Onkel oder Großvater über längere Zeit sexuell auf schwere Art und Weise sexuell ausgebeutet
- hat noch weitere, auf dem Fragebogen nicht erfaßte Formen der Ausbeutung erleben müssen.

Bemerkung
«Ich danke Euch für Eure Arbeit, Initiative, für Euren Schritt, auch an der Uni das 'Thema' zu enttabuisieren ...»

Fragebogen Nr. 136

Geschlecht	weiblich
Alter	26-30 J.
Zivilstand	ledig
Kinder	nein
Dauer	länger
Täter	Männer
Herkunft	Kernfamilie und bekannt
Übergriffe	1-6 8 9
	10 wobei sie eine Autoritätsperson in der Kernfamilie meint (Vater)
	11 (13) «weiß nicht» 14
	15 nicht angekreuzt, verweist aber auf Frage 6
	17-19 21 «weiß nicht»
	22 «Ich vermute, ich weiß alles, aber sicher bin ich nicht. Nicht nur, weil frau nie sicher sein kann»

Zusammenfassung
- schwerste Ausbeutungen, über längere Zeit, durch den Vater und einen Bekannten, wobei noch andere, nicht erfaßte Arten vorgekommen sind.
- aus Frage 10 geht nicht ganz klar hervor, ob «Bekannte» nicht eher ein Onkel oder Großvater gewesen ist.

Fragebogen Nr. 137

Geschlecht	weiblich
Alter	31-35 J.
Zivilstand	mit Partnerin zusammenlebend
Kinder	nein
Dauer	einmalige Taten
Täter	Männer
Herkunft	Kernfamilie und Unbekannter
Übergriffe	4 5
	(7) kreuzt nein an, schreibt aber dazu «als Täterin ja»!
	8 11 14 15 18

Zusammenfassung
- Berühren der Brüste oder Geschlechtsteile und Angst vor sexueller Gewalt bei mehreren einmaligen Taten durch Vater und Unbekannten
- gibt an, Täterin (gewesen) zu sein

Fragebogen Nr. 181

Geschlecht	weiblich
Alter	36-40 J.
Zivilstand	verheiratet
Kinder	ja
Dauer	einmalig und länger
Täter	Männer
Herkunft	Kernfamilie und Bekannte(r) und Unbekannte(r)

Übergriffe   1   (3) «?»   4   (6) «?»   14   15   18   20   22

Zusammenfassung
- Zeigen der Geschlechtsteile (Exhibitionist?)
- Berühren ihrer Geschlechtsteile
- ev. noch andere sexuelle Ausbeutungserfahrungen
- verschiedene Täter

Bemerkung
«Sexuelle Ausbeutung ist nicht immer klar 'be-greifbar', wie ihr sie erfragt. Oft ist es nur das Spüren der Gefahr, das einen engen Kontakt verhindert (innerhalb der Familie). Distanz wahren als Schutz.»

Fragebogen Nr. 190

Geschlecht	weiblich
Alter	26-30 J.
Zivilstand	verheiratet
Kinder	nein
Dauer	länger
Täter	Männer
Herkunft	Kernfamilie und Bekannter

Übergriffe   3–6   8   10   11   13   14   15   18   19   22

Zusammenfassung
- längere Ausbeutungen vielfältiger Art, ohne Geschlechtsverkehr wobei andere, nicht erfaßte oder nicht erinnerte Formen noch vorgekommen sein könnten
- Täter sind der Vater und ein Bekannter gewesen

Fragebogen Nr. 263

Geschlecht	weiblich
Alter	41-45 J.
Zivilstand	ledig
Kinder	nein
Dauer	länger
Täter	Mann und Frau
Herkunft	Kernfamilie und Bekannte(r)

Übergriffe   1   4–8   11   14   15   18   20

Zusammenfassung
- gegenseitiges Berühren oder Zeigen der Geschlechtsteile
- nicht eruierbar, ob Vater oder Mutter und ob Bekannte oder Bekannter

Fragebogen Nr. 280

Geschlecht	weiblich
Alter	31-35 J.
Zivilstand	ledig
Kinder	nein
Dauer	einmalig
Täter	Mann
Herkunft	weitere Familie und/oder Bekannter
Übergriffe	1-5 8 9 11 13-15 18 19

Zusammenfassung
- es ist nicht sicher, ob es sich um einen oder zwei Männer handelt (Onkel oder Großvater)
- die Ausbeutungen sind gravierend (mit Geschlechtsverkehr)

Bemerkung
«Die Altersgrenze der Opfer ist zu tief angesetzt. Auch 16-18jährige Kindern/ Jugendlichen können solche Ausbeutungen widerfahren, ohne daß sie sich wehren können.»

Fragebogen Nr. 310

Geschlecht	weiblich
Alter	36-40 J.
Zivilstand	ledig
Kinder	ja
Dauer	länger
Täter	Männer
Herkunft	Kernfamilie und Unbekannter
Übergriffe	1 2 4-6 8 9 11 14 15 18 22

Zusammenfassung
- schwerste Formen von Ausbeutungen durch Vater und einen Unbekannten (bei diesem auch länger?)
- hat noch andere Formen sex. Ausbeutung erlebt oder vermutet dies

Fragebogen Nr. 319

Geschlecht	weiblich
Alter	31-35 J.
Zivilstand	ledig
Kinder	nein
Dauer	einmalig und länger
Täter	Männer
Herkunft	Vater und Unbekannter
Übergriffe	4 6 8 *nicht* angekreuzt! wohl aber 11: war sexueller Kontakt erwünscht? 11 15

Zusammenfassung
- einmalige (?) Ausbeutung durch Fremden
- längere (?) Ausbeutung durch Vater
- Formen: Berühren der Geschlechtsteile und andere, nicht erfaßte.

Geschlecht	weiblich
Alter	26-30 J.
Zivilstand	ledig
Kinder	nein
Dauer	länger
Täter	Mann und Frau
Herkunft	Stiefvater und Mutter (so notiert)
Übergriffe	6 8 (7 auffälligerweise nicht angekreuzt!) 11 und 12 *nicht* angekreuzt! 14 15 18 22

Zusammenfassung
längere Ausbeutung durch Mutter und Stiefvater (s. Bemerkung)

Bemerkung
«Ich erlebte in meiner Kindheit eine stark sexualisierte Atmosphäre, d.h. es wurde zu offen mit der Sexualität umgegangen. Ich habe viele Situationen erlebt, in denen ich noch nicht fähig war, sie 'ganz' zu verstehen. Keine eindeutig sex. Handlungen.»

Fragebogen Nr. 341

Geschlecht	weiblich
Alter	36-40 J.
Zivilstand	verheiratet
Kinder	nein
Dauer	einmalig
Täter	Männer
Herkunft	Bekannter und Unbekannter
Übergriffe	3–6 14 16 18

Zusammenfassung
- einmalige Ausbeutungen durch Bekannten und Fremden
- Berühren und Zusehen müssen, wie jemand anders vergewaltigt wurde
- zusätzlich noch andere Form erlebt (6)

Fragebogen Nr. 343

Geschlecht	weiblich
Alter	31-35 J.
Zivilstand	verheiratet
Kinder	ja
Dauer	einmal und länger
Täter	Männer
Herkunft	Kernfamilie und Bekannter und Unbekannter
Übergriffe	1 4 5 (6) 8 11 (13) 14 (15) 16 18 19 22

Zusammenfassung
- längere Ausbeutung durch Vater
- einmalige Ausbeutung durch Bekannten *und* Unbekannten
- verschiedene Arten der Ausbeutung ohne Geschlechtsverkehr
- hat bei verschiedenen Items von Frage 29 «?» gesetzt

Fragebogen Nr. 351

Geschlecht	weiblich
Alter	26-30 J.
Zivilstand	ledig
Kinder	nein
Dauer	missing
Täter	Mann und Frau
Herkunft	Kernfamilie und weitere Familie

Übergriffe   5   7   8   10   15   22

Zusammenfassung
- nicht eruierbar, wer die Frau und wer der Mann gewesen sind
- genauere Spezifizierung der Taten nicht möglich, da oft nichts angekreuzt

Fragebogen Nr. 396

Geschlecht	weiblich
Alter	36-40 J.
Zivilstand	ledig
Kinder	nein
Dauer	einmalig und länger
Täter	Mann und Jugendlicher
Herkunft	Kernfamilie und Bekannter

Übergriffe   4   5   8   10   11   14

Zusammenfassung
- sehr wahrscheinlich Ausbeutung durch Bruder und durch eine ihr bekannte Autoritätsperson (10)
- sie haben ihre Geschlechtsteile berührt und sie sexuell bedroht

Fragebogen Nr. 409

Geschlecht	weiblich
Alter	36-40 J.
Zivilstand	ledig
Kinder	nein
Dauer	einmalig
Täter	Mann (oder Männer)
Herkunft	weitere Familie und Bekannter

Übergriffe   1   5   6   8   11   13   14   (übrige nicht angekreuzt)

Zusammenfassung
Geschlechtsteile gezeigt und sexuelle Bedrohung, wobei nicht klar ist, ob es sich wirklich um zwei verschiedene Täter handelt (vgl. Nr. 280 und 506)

Fragebogen Nr. 435

Geschlecht	weiblich
Alter	31-35 J.
Zivilstand	ledig
Kinder	nein
Dauer	länger
Täter	Mann und Jugendlicher
Herkunft	Kernfamilie und Unbekannter
Übergriffe	4 5 8 11 13 14 18 19

Zusammenfassung
- nicht eruierbar, ob Mann oder Jugendlicher aus Kernfamilie
- ihre Brüste berührt und sexuelle Bedrohung

Fragebogen Nr. 445

Geschlecht	männlich
Alter	31-35 J.
Zivilstand	ledig
Kinder	nein
Dauer	länger
Täter	Mann und Jugendlicher und Frau
Herkunft	Kernfamilie und Bekannte
Übergriffe	3 – 6 7 (<u>einer Frau</u>) 8 (<u>Mann</u>) (9) «Koitusversuch» (nicht angekreuzt) 11 (<u>weibliche Verwandte</u>) 13 – 17 18 «Mutter» 20 22 «vermute, *noch mehr* sex. Ausbeutung erlebt zu haben»

Zusammenfassung
- längere Ausbeutungen durch Mutter und Tante, sowie durch einen ihm bekannten Jugendlichen und Mann
- gegenseitiges Berühren der Genitalien
- unerwünschte Erfahrung mit einer Frau und einem Mann (nicht aber mit dem Jugendlichen?)

Bemerkung
«Der Fragebogen ist gewissermaßen 'männerfeindlich', was ich sehr schade finde. Das zu einseitige Bild (in der Öffentlichkeit), wonach fast ausschließlich Mädchen sexuelle ausgebeutet werden, wird durch Eure Forschung zementiert, weil ihr zu wenig Items betreffend sexuelle Ausbeutung von Männern aufgestellt habt!!»

Fragebogen Nr. 465

Geschlecht	männlich
Alter	26-30 J.
Zivilstand	ledig
Kinder	nein
Dauer	länger
Täter	Mann und Frau
Herkunft	Kernfamilie
Übergriffe	1 2 (hat ursprünglich nein angekreuzt) 4 do. 7 8 do. 11 do. (Pfeil nach Item 13) 13 (unterstreicht knapp) 15

Zusammenfassung
längere Ausbeutung durch Vater und Mutter mit Geschlechtsverkehr, wobei wegen der vielen Streichungen zu vermuten ist, daß ihm noch nicht ganz klar ist, auf welche Weise.

Fragebogen Nr. 506

Geschlecht	weiblich
Alter	41-45 J.
Zivilstand	mit Partner zusammenlebend/geschieden
Kinder	ja
Dauer	einmal und länger
Täter	Männer
Herkunft	Kernfamilie und weitere Familie und Bekannter
Übergriffe	1 2 4 5 8 9 11 13 14 22

Zusammenfassung: siehe unter Bemerkung

Bemerkung
«Die Angaben 1-21 beziehen sich auf das Alter von 8-14 Jahren. Ich weiß aus verschiedenen Quellen, daß zwischen 2 und 3 Jahren etwas gewesen sein muß, das mich stark schockiert hat, worüber aber alle nicht klar gesprochen haben und an das ich mich nicht erinnere.»

Fragebogen Nr. 507

Geschlecht	männlich
Alter	20-25 J.
Zivilstand	ledig
Kinder	nein
Dauer	einmal (2x) und länger (1x)
Täter	Männer
Herkunft	Bekannte (2x) und Fremder (1x)
Übergriffe	4 jemand wellenartig unterstrichen und mit «?» versehen
	5 «nicht bedroht, aber mißbraucht» (diesen Text wieder durchgestrichen «5 oder 6 mit ja beantworten?»
	10 11 «aber nicht im Sinne von sexueller Ausbeutung, sondern beidseitig gewolltem Spiel»

Zusammenfassung
mehrere Ausbeutungen mit gegenseitigem Berühren durch ihm bekannte Autoritätsperson und Fremden, wobei nicht klar wird, bei welcher es sich um eine längere Ausbeutung handelt.

8.3 Verzeichnis der Tabellen und Abbildungen

Seite

Tabelle 1	Prävalenzstudien im Vergleich	90
Tabelle 2	Prävalenzstudien im Vergleich	91
Tabelle 3	Vergleich der Anteile sexuell ausgebeuteter Frauen und Männer in Stichproben mit Studierenden und in repräsentativen Stichproben	92
Tabelle 4	Rücklaufquoten der in Tabelle 1 und 2 erwähnten Studien, die kleiner als 50% waren	93
Tabelle 5	Vergleich der Anteile sexuell ausgebeuteter Frauen und Männer in Studien mit Fragebogen und solchen mit Interviews	94
Tabelle 6	Vergleich der Anteile sexuell ausgebeuteter Frauen und Männer in Studien mit persönlichen und mit Telefon-Interviews	95
Tabelle 7	Prävalenz-Rate für Frauen in Abhängigkeit der Anzahl Fragen, die über die erlebten sexuellen Ausbeutungen gestellt wurden	96
Tabelle 8	Anteile an Täterinnen bei betroffenen Frauen und Männern	102
Tabelle 9	Altersverteilung der Täter/Täterinnen bei College Students	104
Tabelle 10	Altersverteilung von 305 jugendlichen Sexualtätern/-innen in der Jugendklinik der Universität Washington D.C.	106
Tabelle 11	Anteil an Fremden unter den Tätern/Täterinnen	108
Tabelle 12	Täter/Täterinnen aus dem Verwandten- und Bekanntenkreis	109
Tabelle 13	Pädophile Handlungen mit nichtverwandten Kindern	110
Tabelle 14	Väter und Stiefväter als Täter bei betroffenen Frauen	112
Tabelle 15	Brüder und Cousins als Täter bei betroffenen Frauen	116
Tabelle 16	Onkel und Großväter als Täter bei betroffenen Frauen	117
Tabelle 17	Häufigkeiten der einzelnen Arten sexueller Ausbeutung in der Befragung von Finkelhor	121
Tabelle 18	Häufigkeiten der Arten sexueller Ausbeutung in der Studie von Baker und Duncan	122
Tabelle 19	Arten sexueller Übergriffe in der Studie von Kirchhoff und Kirchhoff	123
Tabelle 20	Definition von Prävalenz- und Inzidenzstudien	126
Tabelle 21	Täter-/Täterinnen-Kategorien	132
Tabelle 22	Arten sexueller Ausbeutung	133
Tabelle 23	Alterskategorien	139
Tabelle 24	Signifikanzniveaus	141
Tabelle 25	Interpretation der Phi-Werte	142
Tabelle 26	Parallelisierung der Studie von Glöer (1988) mit unserer bezüglich der Arten sexueller Ausbeutung, die für die Definition verwendet wurden	144
Tabelle 27	Parallelisierung der Studie von Bange (1992) mit unserer bezüglich der Arten sexueller Ausbeutung, die für die Definition sexueller Ausbeutung verwendet wurden	146

Seite

Tabelle 28	Auffällige Unterschiede bei den Befragten bezüglich der Bekanntheit des Themas «sexuelle Ausbeutung von Kindern und Jugendlichen»	161
Tabelle 29	Bekanntschaft und Gespräche mit sexuell ausgebeuteten Menschen	163
Tabelle 30	Vorherrschende Gefühle beim Lesen der Fallbeispiele	170
Tabelle 31	Gefühle, die von Studentinnen häufiger angekreuzt worden sind	171
Tabelle 32	Gefühle, die von Studenten häufiger angekreuzt worden sind	171
Tabelle 33	Anteil Psychologiestudierender, nach deren Meinung es sich in den geschilderten Situationen sicher um eine sexuelle Ausbeutung handelt	174
Tabelle 34	Anteil Psychologiestudierender, nach deren Meinung es sich in den geschilderten Situationen um eine sexuelle Ausbeutung handelt	175
Tabelle 35	Wer welche Ausbeutungsformen und Opfer-Täter-Verhältnisse signifikant häufiger als sexuelle Ausbeutung betrachtet	177
Tabelle 36	Welche Fallbeispiele schätzen Betroffene häufiger als sexuelle Ausbeutung ein als Nicht-Betroffene?	179
Tabelle 37	Mittelwerte in der Beurteilung der Fallbeispiele	180
Tabelle 38	Eigene Einschätzung, in der Kindheit oder Jugend sexuell ausgebeutet worden zu sein (oder nicht)	182
Tabelle 39	Unterschiede in der Beurteilung des Ausgebeutet-Seins bezüglich des Alters der Befragten	183
Tabelle 40	Vergleich zwischen Frauen und Männern der verschiedenen Altersklassen, die sich als «sexuell ausgebeutet» bezeichnen	184
Tabelle 41	Die Dauer der sexuellen Ausbeutung	185
Tabelle 42	Anteile von Betroffenen nach Geschlecht und Dauer der sexuellen Ausbeutung	186
Tabelle 43	Täter/Täterinnen: Ihre Verteilung auf betroffene Frauen und Männer	187
Tabelle 44	Täter/Täterinnen bei Taten mit betroffenen Frauen und betroffenen Männern	189
Tabelle 45	Verteilung der Täter/Täterinnen bei allen Befragten	191
Tabelle 46	Fälle sexueller Ausbeutung mit Täterinnen	193
Tabelle 47	Dauer der Ausbeutung: Unterschiede zwischen sexuellen Ausbeutungen durch Täter und Täterinnen	194
Tabelle 48	Herkunft der Täter/Täterinnen: Unterschiede zwischen sexuellen Ausbeutungen durch Täter und Täterinnen	195
Tabelle 49	Unterschiede zwischen einmaligen und längeren sexuellen Ausbeutungen bezüglich der Täter/Täterinnen	196
Tabelle 50	Unterschiede zwischen einmaligen und längeren sexuellen Ausbeutungen bezüglich der Herkunft der Täter/Täterinnen	197
Tabelle 51	Geschlechtsunterschiede bei den Arten von sexuellen Ausbeutungen	199
Tabelle 52	«sexuell Ausgebeutete»: Vergleich zwischen Frauen und Männern	202

Seite

Tabelle 53	Zusammenhang der Anzahl erlebter Formen sexueller Ausbeutung mit der Frage, ob sich die Betroffenen als «sexuell ausgebeutet» bezeichnen.	204
Tabelle 54	Unterscheiden sich «Ausgebeutete» von «Nicht Ausgebeuteten» in der Häufigkeit der erlebten Arten von Ausbeutung?	205
Tabelle 55	Zusammenhang zwischen der Dauer der sexuellen Ausbeutungen und den verschiedenen Ausbeutungsformen.	207
Tabelle 56	Unterschiede zwischen von Bekannten/Verwandten und von Fremden sexuell Ausgebeuteten.	209
Tabelle 57	Vorherrschende Gefühle bei Texten und Bildern zu Kindesmißhandlung und sexueller Ausbeutung von Kindern und Jugendlichen.	218
Tabelle 58	Sexuelle Phantasien mit Kindern.	219
Tabelle 59	Häufigkeiten der Arten sexueller Ausbeutungen bei befragten Frauen in den Studien von Finkelhor (1979 und 1990) im Vergleich mit unserer Studie.	226
Tabelle 60	Häufigkeiten der Arten sexueller Ausbeutungen bei befragten Männern in den Studien von Finkelhor (1979 und 1990) im Vergleich mit unserer Studie.	227
Tabelle 61	Vergleich der Ergebnisse unserer Studie mit derjenigen von Condrau und Wettach (1995) bezüglich der Anzahl Befragter, die sich als «sexuell ausgebeutet» bezeichnen.	228
Tabelle 62	Vergleich der Ergebnisse unserer Studie mit denjenigen von Condrau und Wettach (1995) bezüglich der Dauer der sexuelle Ausbeutung(en).	229
Tabelle 63	Vergleich der Ergebnisse unserer Studie mit denjenigen von Condrau und Wettach (1995) bezüglich Täter/Täterinnen bei den befragten Student**innen**.	230
Tabelle 64	Vergleich der Ergebnisse unserer Studie mit denjenigen von Condrau und Wettach (1995) bezüglich Täter/Täterinnen bei den befragten Studen**ten**.	231
Tabelle 65	Vergleich der Ergebnisse unserer Studie mit denjenigen von Condrau und Wettach (1995) bezüglich der Arten sexueller Ausbeutung.	233
Tabelle 66	Vergleich des Ausmaßes an sexueller Ausbeutung bei Bange (1992) und Gloor und Pfister (1995); engere Definition.	236
Tabelle 67	Vergleich des Ausmaßes an sexueller Ausbeutung bei Bange (1992) und Gloor und Pfister (1995); weitere Definition.	237
Tabelle 68	Vergleich der Anzahl der Täter/Täterinnen bei Bange (1992) und Gloor und Pfister (1995) bezüglich ihrer Herkunft.	238
Tabelle 69	Vergleich der Anzahl der verschiedenen, den betroffenen Studentinnen verwandten Tätern/Täterinnen bei Bange (1992) und Gloor und Pfister (1995).	239

Seite

Abbildung 1	Altersverteilung der Jungen als Täter im «Support Program for Abusive Reactive Kids» (SPARK) von Los Angeles	107
Abbildung 2	Geschlechtsverteilung	149
Abbildung 3	Verteilung der Alterskategorien	150
Abbildung 4	Familienstand der Befragten	150
Abbildung 5	Eigene Kinder	151
Abbildung 6	Berufliche und private Erfahrungen mit Kindern	151
Abbildung 7	Frühere Ausbildung	152
Abbildung 8	Semesterzahl	152
Abbildung 9	Erstes Nebenfach	153
Abbildung 10	Angestrebter Beruf	153
Abbildung 11	Angestrebter Beruf mit resp. ohne Kinder	154
Abbildung 12	Zustimmung zu Mythen im Vergleich LehrerInnen – Psychologiestudierende	155
Abbildung 13	Bekanntheit des Themas «sexuelle Ausbeutung von Kindern und Jugendlichen»	160
Abbildung 14	Wo Psychologiestudierende zum ersten Mal auf das Thema «sexuelle Ausbeutung von Kindern und Jugendlichen» gestoßen sind	165
Abbildung 15	Wann Psychologiestudierende zum ersten Mal auf das Thema «sexuelle Ausbeutung von Kindern und Jugendlichen» gestoßen sind	166
Abbildung 16	Anzahl verschiedener sexueller Ausbeutungen	203
Abbildung 17	Zustimmungen zu Mythen bei Psychologie-, Medizin- und Ökonomiestudierenden	215

9 Literatur

ABEL, G., BECKER, J.V., MITTELMAN, M.S., CUNNINGHAM-RATHNER, J., ROULEAU, J.-L., MURPHY, W.D. (1987). Self-reported sex crimes of nonincarcerated paraphiliacs. Journal of Interpersonal Violence, 2 (6), 3-25.

ABEL, G., MITTELMAN, M.S., BECKER, J.V. (1985). Sexual offenders: results of assessment and recommendations of treatment. In M.H. Ben-Aron, S.J. Hucker, & C.D. Webster (Eds.): Clinical Criminology. Toronto: Clarke Institute of Psychiatry, 191-206.

ABEL, G., ROULEAU, J.-L. (1990). THE NATURE AND EXTENT OF SEXUAL ASSAULT. IN W.L. Marshall, D.R. Laws, H.E. Barbaree (Eds.) (1990). Handbook of sexual assault – issues, theories, and treatment of the offender. New York: Plenum, 10-21.

ANDERSON, D. (1979). Touching: When is it caring and nurturing or when is it exploitative and damaging? Child Abuse and Neglect, 3, 793-794.

ARBEITSGRUPPE KINDESMIßHANDLUNG (1992). Kindesmißhandlungen in der Schweiz. Bern: Eidgenössische Drucksachen- und Materialzentrale (Schlußbericht zuhanden des Vorstehers des Eidgenössischen Departements des Innern).

ARMSTRONG, L. (1985). Kiss daddy goodnight. Frankfurt am Main: Suhrkamp.

ARNOLD, W., EYSENCK, H.J., MEILI, R. (1987). Lexikon der Psychologie. Freiburg im Breisgau: Herder.

AWAD, G.A., SAUNDERS, E.B. (1991). Male adolescent sexual assaulters – clinical observations. Journal of Interpersonal Violence, 6, 446-460.

BACKE, L., LEICK, J., MERRICK, J., & MICHELSEN, N. (Hrsg.) (1986). Sexueller Mißbrauch von Kindern in Familien. Köln: Deutscher Ärzte-Verlag.

BAGLEY, C. (1989). Prevalence and correlates of unwanted sexual acts in childhood in a national Canadian sample. Canadian Journal of Public Health, 80, 295-296.

BAGLEY, C. (1990). Development of a measure of unwanted sexual contact in childhood, for use in community mental health surveys. Psychological Reports, 66, 401-402.

BAGLEY, C., RAMSEY, R. (1986). Sexual abuse in childhood: Psychological outcomes and implications for social work practice. Journal of Social Work and Human Sexuality, 4, 33-48.

BAKER, A., DUNCAN, S. (1985). Childhood sexual abuse: a study of prevalence in Great Britain. Child Abuse and Neglect, 9, 457-467.

BANGE, D. (1992). Die dunkle Seite der Kindheit – Sexueller Mißbrauch an Mädchen und Jungen, Ausmaß - Hintergründe - Folgen. Köln: Volksblatt.

BANNING, A. (1989). Mother-son incest: confronting a prejudice. Child Abuse and Neglect, 13, 563-570.

BARRY, M.J., JOHNSON, A.M. (1958). The incest barrier. Psychoanalytic Quarterly, 27, 485-500.

BAURMANN, M.C. (1983). Sexualität, Gewalt und psychische Folgen. Wiesbaden: Bundeskriminalamt.

BEGLINGER, C. (1988a). Sexuelle Ausbeutung von Kindern und Jugendlichen – Zahlen und Fakten, ein Einstieg. In Mugglin, G. (Hrsg.): Sexuelle Ausbeutung von Kindern und Jugendlichen – ein erster Schritt: darüber reden. Zürich: Pro Juventute, 2-4.

BEGLINGER, C. (1988b). Das Tabu wird gebrochen – eine Einführung ins Thema. In C. Kazis (Hrsg.). Dem Schweigen ein Ende – sexuelle Ausbeutung von Kindern in der Familie. Basel: Lenos, 11-29.

BEN-ARON, M.H., HUCKER, S.J. & WEBSTER, C.D. (Eds.) (1985): Clinical Criminology. Toronto: Clarke Institute of Psychiatry.

BENDER, L., BLAU, A. (1937). The reaction of children to sexual relations with adults. American Journal of Orthopsychiatry, 7, 500-518.

BENNINGHAUS, H. (1990). Einführung in die sozialwissenschaftliche Datenanalyse. München: Oldenbourg.

BERNARD, P. (1886). Des attentats à la pudeur sur les petites filles. Paris: Octave Doin.

BIELER, M. (1989). Still wie die Nacht – Memoiren eines Kindes. Hamburg: Hoffmann & Campe.

BÖLTKEN, F. (1976). Auswahlverfahren: eine Einführung für Sozialwissenschaftler. Stuttgart: Teubner.

BRAECKER, S.; WIRTZ-WEINRICH, W. (1991). Sexueller Mißbrauch von Mädchen und Jungen – Handbuch für Interventions- und Präventionsmöglichkeiten. Weinheim: Beltz.

BRIERE, J., RUNTZ, M.A. (1988). Symptomatology associated with childhood sexual victimization in a non-clinical adult sample. Child Abuse and Neglect, 12, 51-59.

BRIERE, J., RUNTZ, M.A. (1989). University males' interest in children: predicting potential indices of «pedophilia» in a nonforensic sample. Child Abuse and Neglect, 13, 65-75.

BRONGERSMA, E. (1980). Die Rechtsposition des Pädophilen. Monatsschrift für Kriminologie und Strafrechtsreform, 63, 97-107.

BRONGERSMA, E. (1992). Loving boys – das pädosexuelle Abenteuer. Frankfurt am Main: Foerster.

BRÜLHART, S., & TWISSELMANN, W. (1990). Inzest – eine kommentierte Übersicht des Forschungsstandes im Bereich innerfamiliären Mißbrauchs unter spezieller Berücksichtigung des Vater-Tochter-Inzests. Zürich: Psychologisches Institut (unveröffentlichte Lizentiatsarbeit).

BUNDESMINISTERIUM FÜR JUGEND, FAMILIE, FRAUEN UND GESUNDHEIT (Hrsg.) (1979). Kindesmißhandlung – Erkennen und Helfen. Bonn: Eigenverlag.

BURNAM, A. (1985). Personal communication concerning the Los Angeles Epidemiological Catchment Area Study (zit. in PETERS ET AL., 1986).

CARVER, V. (Hrsg.) (1978). Child abuse. A study text. In Bundesministerium für Jugend, Familie, Frauen und Gesundheit (Hrsg.): Kindesmißhandlung – Erkennen und Helfen. Bonn: Eigenverlag, 10-11.

CHASE, T. (1988). Aufschrei – ein Kind wird jahrelang mißbraucht – und seine Seele zerbricht. Das erschütternde Zeugnis einer Persönlichkeitsspaltung. Bergisch Gladbach: Bastei-Lübbe.

CLAUSS, G., EBNER, H. (1989). Statistik für Soziologen, Pädagogen, Psychologen und Mediziner. Frankfurt am Main: Deutsch.

CONDRAU, M., WETTACH, R.H.U. (1995). Sexuelle Ausbeutung von Kindern und Jugend-lichen: Prävalenzstudie unter Medizin- und Ökonomiestudierenden der Universität Zürich. Zürich: Psychologisches Institut, Abteilung Sozialpsychologie (unveröffentlichte Forschungsarbeit).

DAVISON, G.C., NEALE, J.M. (1988). Klinische Psychologie – ein Lehrbuch. München: Psychologie Verlags Union.

DE JONG, A.R. (1989). Sexual Interactions among Siblings and Cousins: Experimentation or Exploitation? Child Abuse and Neglect, 13, 271-279.

DEROGATIS, L.R. (1977). SCL-90: Administration, scoring and procedures manual-I for R (revised) version and other instruments of the psychopathology rating scale series. Chicago: Johns Hopkins University School of Medicine.

DIRKS, L. (1986). Die liebe Angst. Reinbek bei Hamburg: Rowohlt.

DIXON, K.N., ARNOLD, L.E., CALESTRO, K. (1978). Father-son incest: underreported psychiatric problem? American Journal of Psychiatry, 135, 835-838.

DORPAT, C. (1982). Welche Frau wird so geliebt wie du? Eine Ehegeschichte. Berlin: Rotbuch.

DORSCH, F., HÄCKER, H., STAPF, K.-H. (Hrsg.) (1987). Psychologisches Wörterbuch. Bern: Huber.

DRAIJER, N. (1990). Die Rolle von sexuellem Mißbrauch und körperlicher Mißhandlung in der Ätiologie psychischer Störungen bei Frauen. In J. Martinius, R. Frank (Hrsg.): Vernachlässigung und Mißhandlung von Kindern. Bern: Huber, 128-142.

EIDGENÖSSISCHES BÜRO FÜR DIE GLEICHSTELLUNG VON FRAU UND MANN (Hrsg.) (1992). (K)ein sicherer Ort – Sexuelle Ausbeutung von Mädchen. Bern: Eidgenössisches Büro für die Gleichstellung von Frau und Mann (Dokumentation zur Wanderausstellung).

ELLIOTT, M. (1991). So schütze ich mein Kind vor sexuellem Mißbrauch, Gewalt und Drogen. Stuttgart: Kreuz.

ENDERS, U. (Hrsg.) (1990). Zart war ich, bitter war's - sexueller Mißbrauch an Mädchen und Jungen. Köln: Volksblatt.

ERNST, C., ANGST, J., FÖLDENYI, M. (1993). The Zurich Study – XVII. Sexual abuse in childhood. Frequency and relevance for adult morbidity data of a longitudinal epidemiological study. European Archives of Psychiatry and Clinical Neuroscience, (1993) 242, 293-300.

FALLER, K.C. (1990). Understanding child sexual maltreatment. Newbury Park: Sage.

FARBER, E.D., SHOWERS, J., JOHNSON, C.F., JOSEPH, J.A. & OSHINS, L. (1984). The sexual abuse of children: a comparison of male and female victims. Journal of Clinical Child Psychology, 13, 294-297.

FEGERT, J.M. (1987). Sexueller Mißbrauch von Kindern. Praxis der Kinderpsychologie und Kinderpsychiatrie, 36, 164-170.

FINKELHOR, D. (1979). Sexually victimized children. New York: Free Press.

FINKELHOR, D. (1981). The sexual abuse of boys. Victimology, 6, 76-84.

FINKELHOR, D. (1984). Child sexual abuse: new theory and research. New York: Free Press.

FINKELHOR, D. (1986). Abusers: special topics. In D. Finkelhor, S. Araji, L. Baron, A. Browne, S.D. Peters, G.E. Wyatt, (Eds.): A sourcebook on child sexual abuse. Newbury Park: Sage, 119-142.

FINKELHOR, D., ARAJI, S., BARON, L., BROWNE, A., PETERS, S.D., WYATT, G.E. (1986). A sourcebook on child sexual abuse. Newbury Park: Sage.

FINKELHOR, D., BARON, L. (1986). High-risk children. In D. Finkelhor, S. Araji, L. Baron, A. Browne, S.D. Peters, G.E. Wyatt, (Eds.): A sourcebook on child sexual abuse. Newbury Park: Sage, 60-88.

FINKELHOR, D. , HOTALING, G., LEWIS, I.A., SMITH, C. (1990). Sexual abuse in a national survey of adult men and women: prevalence, characteristics, and risk factors. Child Abuse and Neglect, 14, 19-28.

FITCH, J.H. (1962). Men convicted of sexual offences against children – a descriptive follow-up study. British Journal of Criminology, 3, 18-37.

FLURY, U. (1985). Sexueller Mißbrauch von Kindern – ein Tabu. Tages-Anzeiger vom 8. 7. 1985, S. 35-36.

FORWARD, S., BUCK, C. (1978). Betrayal of innocence. Incest and its devastation. Los Angeles: Tacher.

FRANK, R. (1989). Definitionen und Epidemiologie. In H. Olbing, K.D. Bachmann, R. Gross (Hrsg.): Kindesmißhandlung – eine Orientierung für Ärzte, Juristen, Sozial- und Erzieherberufe. Köln: Deutscher Ärzte-Verlag, 18-25.

FREITAG, F. (1986). Die frühreifen Mädchen. Neue Revue, p. 36.

FRIEDRICH, W.N., LUECKE, W.J. (1988). Young school-age sexually aggressive children. Professional Psychology, 19, 155-164.

FRITZ, G.S., STOLL, K., WAGNER, N.N. (1981). A comparison of males and females who were sexually molested as children. Journal of Sex and Marital Therapy, 7, 54-59.

FROMUTH, M.E. (1986). The relationship of childhood sexual abuse with later psychological and sexual adjustment in a sample of college women. Child Abuse and Neglect, 10, 5-15.

FROMUTH, M.E.; BURKHART, B.R. (1987) Childhood Sexual Victimization among College Men: Definitional and Methodological Issues. Victims and Violence, 2, 241-253.

GALEY, I. (1988). Ich weinte nicht, als Vater starb. Bern: Zytglogge.

GARDINER-SIRTL, A. (1983). Als Kind Mißbraucht – Frauen brechen das Schweigen. München: Mosaik.

GEBHARD, P. H., GAGNON, J. H., POMEROY, W. B., & CHRISTENSON, C. V. (1965). Sex offenders: an analysis of types. New York: Harper & Row.

GLÖER, N. (1988). Sexueller Mißbrauch von Jungen. Freiburg i. Br.: Psychologisches Institut der Albert-Ludwig-Universität (unveröffentlichte Diplomarbeit).

GLÖER, N., & SCHMIEDESKAMP-BÖHLER, I. (1990). Verlorene Kindheit. Jungen als Opfer sexueller Gewalt. München: Weismann.

GLOOR, R.; GUTGSELL, A. (1992) Prävention sexueller Ausbeutung von Kindern und Jugendlichen. Zürich: Pädagogisches Institut (empirische Seminararbeit im Fachbereich Sozialpädagogik; unveröffentlicht).

GLOOR, R., PFISTER, TH. (1992). Mythen über sexuelle Ausbeutung von Kindern und Jugendlichen – Ihre Verbreitung unter Psychologiestudierenden der Universität Zürich im Vergleich mit LehrerInnen eines Stadtzürcher Schulkapitels. Zürich: Psychologisches Institut, Abteilung Sozialpsychologie (unveröffentlichte Forschungsarbeit).

GODENZI, A. (1989). Bieder, brutal – Frauen und Männer sprechen über sexuelle Gewalt. Zürich: Unionsverlag.

GODENZI, A. (1993). Gewalt im sozialen Nahraum. Basel: Helbing & Lichtenhahn.

GOODWIN, J., DI VASTO, P. (1979). Mother-daughter-incest. Child Abuse and Neglect, 3, 953-957.

GREEN, A.H. (1988). Special issues in child sexual abuse. In D. Schetky, A.H. Green, (Eds.): Child sexual abuse – a handbook for health care and legal professionals. New York: Brunner & Mazel, 125-135.

GROTH, N. A. (1979). Men who rape: the psychology of the offender. New York: Plenum.

GROTH, N.A. (in Vorbereitung). Sexual victimization of males. New York: Plenum.

GROTH, HOBSON, LUCEY & ST. PIERRE (1981) Juvenile sexual offenders: guidelines for treatment. International Journal of Offender Therapy and Comparative Criminology, 25, 265-272.

GROTH, N.A., LONGO, R.E., MCFADIN, J.B. (1982). Undetected recidivism among rapists and child molesters. Crime and Delinquency, 28, 450-458.

GROTH, N.A., LOREDO, C.M. (1981). Juvenile sexual offenders: guidelines for assessment. International Journal of Offender Therapy and Comparative Criminology, 25, 31-39.

GUTJAHR, K., & SCHRADER, A. (1988). Sexueller MädchenMißbrauch. Köln: Pahl-Rugenstein.

HAMILTON, G.V. (1929). A research in marriage. New York: Albert & Charles Boni.

HAMMER, R.F., GLUECK, B.C. (1957). Psychodynamic patterns in sex offenders: a four-factor theory. Psychiatric Quarterly, 31, 325-345.

HABERT, T.L., BARLOW, D.H., HERSEN, M., AUSTIN, J.B. (1974). Measurement and modification of incestuous behavior: a case study. Psychological Reports, 34, 79-86.

HAUGAARD, J.J.; EMERY, R.E. (1989). Methodological Issues in Child Sexual Abuse Research. Child Abuse & Neglect, 13, 89-100.

HEDLUND, E. (1986). Ergebnisse einer Umfrage unter verurteilten Vergewaltigern. In J. Heinrichs (Hrsg.): Vergewaltigung – die Opfer und die Täter. Braunschweig: Holtzmeyer, 78-86.

HERMAN, J.L. (1981). Father-Daughter Incest. Cambridge MA: Harvard University Press.

HERMAN, J.L., & HIRSCHMAN, L. (1980). Father-daughter incest. In L. G. Schultz (Hrsg.): The sexual victimology of youth Springfield ILL: Charles C. Thomas.

HILDEBRAND, E. (1986). Therapie erwachsener weiblicher Inzestopfer. In L. Backe, J. Leick, J. Merrick, & N. Michelsen (Hrsg.): Sexueller Mißbrauch von Kindern in Familien. Köln: Deutscher Ärzteverlag, 52-68.

HIRSCH, M. (1987). Realer Inzest – Psychodynamik des sexuellen Mißbrauchs in der Familie. Berlin: Springer.

HOWARD, E. (1989). Lilianes Geheimnis. Wien: Überreuter.

HUNTER, M. (1990). Abused boys – the neglected victims of sexual abuse. Lexington MA: Lexington Books.

HUSER-STUDER, J.; LEUZINGER, R. (1992). Grenzen. Sexuelle Gewalt gegen Kinder und Jugendliche. Zürich: Verlag der Elementarlehrerinnen- und Elementarlehrerkonferenz des Kantons Zürich.

JACOMET, C. (1992). Die Erziehung und Sozialisation von Mädchen und Knaben als Angelpunkt für die Überwindung der sexuellen Ausbeutung. In Eidgenössisches Büro für die Gleichstellung von Frau und Mann (Hrsg.): (K)ein sicherer Ort – Sexuelle Ausbeutung von Mädchen. Bern: Eidgenössisches Büro für die Gleichstellung von Frau und Mann (Dokumentation zur Wanderausstellung), 41-43.

JÄCKEL, K. (1988). Du bist doch mein Vater – Inzest. München: Heyne.

JOHANNESMEIER, H. (1991). Sexualität zwischen Männern und Mädchen. Sexualmedizin, 20, 232-236.

JOHNSON, T.C. (1988). Child perpetrators – children who molest other children: preliminary findings. Child Abuse and Neglect, 12, 219-229.

JOHNSON, T.C. & BERRY, C. (1989). Children who molest – a treatment program. Journal of Interpersonal Violence, 4, 185-203.

KAVEMANN, B.; LOHSTÖTER, I. (1984). Väter als Täter – Sexuelle Gewalt gegen Mädchen. Reinbek bei Hamburg: Rowohlt.

KAZIS, C. (Hrsg.) (1988). Dem Schweigen ein Ende – Sexuelle Ausbeutung von Kindern in der Familie. Basel: Lenos.

KECKLEY MARKET RESEARCH (1983). Sexual abuse in Nashville: a report on incidence and long-term effects. Nahsville TN: Keckley Market Research.

KEMPE, C.H. (1978). Sexual abuse, an other hidden pediatric problem. Pediatrics, 62, 382-389.

KEMPE, R. S., & KEMPE, C. H. (1980). KindesMißhandlung. Stuttgart: Klett-Cotta.

KERCHER, G.A., MCSHANE, M. (1984). The prevalence of child sexual abuse vicitimization in an adult sample of Texas residents. Child Abuse and Neglect, 8, 495-501.

KINSEY, A.C., POMEROY, W.B., MARTIN, C.E. (1948). Sexual behavior in the human male. Philadelphia: W.B. Saunders.

KINSEY, A.C., POMEROY, W.B., MARTIN, C.E., GEBHARD, P.H. (1953). Sexual behavior in the human female. Philadelphia: W.B. Saunders.

KIRCHHOFF, G.F., KIRCHHOFF, C. (1979). Erlebte Sexualdelikte – zur versteckten sexuellen Viktimisation. Sozialpädagogische Blätter, 7, 110-122.

KRUG, I. (1989). Hintergründe und Motivation bei sexuellem Mißbrauch an Mädchen und Jungen, unter besonderer Berücksichtigung der Täterseite. Freiburg i. Br.: Albert-Ludwigs Universität (unveröffentlichte Diplomarbeit).

LANDIS, J. (1956). Experiences of 500 children with adult sexual deviants. Psychiatric Quarterly Supplement, 30, 91-109.

LAWSON, C. (1993). Mother-son sexual abuse: rare or underreported? A critique of the research. Child Abuse and Neglect., 17, 261-269.

LEW, M. (1993). Als Junge Mißbraucht – wie Männer sexuelle Ausbeutung in ihrer Kindheit verarbeiten können. München: Kösel.

LUSTIG, N., DRESSER, J. W., SPELLMAN, S. W., & MURRAY, T. B. (1966). Incest. A family group survival pattern. Archives of General Psychiatry, 14, 31-40.

MAISCH, H. (1968). Inzest. Reinbek bei Hamburg: Rowohlt.

MARGOLIS, M. (1977). A preliminary report of a case of consummated mother-son incest. Annual of Psychoanalysis, 5, 267-293.

MARQUIT, C. (1986). Der Täter, Persönlichkeitsstruktur und Behandlung. In L. Backe, J. Leick, J. Merrick, & N. Michelsen (Hrsg.): Sexueller Mißbrauch von Kindern in Familien. Köln: Deutscher Ärzte-Verlag.

MARSH, J.T., HILLIARD, J., LIECHTI, R. (1955). A sexual deviation scale for the MMPI. Journal of Consulting Psychology, 19, 55-59.

MARSHALL, W.L., BARBAREE, H.E., ECCLES, A. (1991). Early onset and deviant sexuality in child molesters. Journal of Interpersonal Violence, 6, 323-336.

MARSHALL, W.L., JONES, R., WARD, T., JOHNSTON, P., BARBAREE, H.E. (1991). Treatment outcome with sex offenders. Clinical Psychology Review, 11, 465-485.

MARSHALL, W.L., LAWS, D.R., BARBAREE, H.E. (Eds.) (1990). Handbook of sexual assault – issues, theories, and treatment of the offender. New York: Plenum.

MARTINIUS, J., FRANK, R. (Hrsg.) (1990): Vernachlässigung und Mißhandlung von Kindern. Bern: Huber.

MASSON, J.M. (1984). Was hat man dir, du armes Kind, getan? Sigmund Freuds Unterdrückung der Verführungstheorie. Reinbek bei Hamburg: Rowohlt.

MATTHEWS, R., KINDER-MATTHEWS, J., SPELZ, K. (1988). Female sexual offenders: an exploratory study. Unpublished manuscript (zit. in Krug, 1989).

MCCARTHY, L.M. (1986). Mother-child-incest: characteristics of the offender. Child Welfare, 65, 447-458.

MEBES, M. (1989). Hauptsache überleben... Zum Verhältnis von sexuellem Mißbrauch in der Lebensgeschichte süchtiger Frauen. In M. Mebes & G. Jeuck (Hrsg.): Sucht. Berlin: Donna Vita (Schriftenreihe Sexueller Mißbrauch, Band 2), 15-49.

MEBES, M., JEUCK, G. (1989). Sucht. Berlin: Donna Vita (Schriftenreihe Sexueller Mißbrauch, Band 2).

MEDLICOTT, R.W. (1967). Parent-child incest. Australian and New Zealand Journal of Psychiatry, 1, 180-187.

MEIER, B. (1991). Pädophilie und Kindersexualität – 100 Fragen und Antworten ('Aufklärungsbroschüre' für Fachstellen). Zürich: Beratungsstelle für Pädophilie.

MEISELMAN, K. C. (1978). Incest. A psychological study of causes and effects with treatment recommendations. San Francisco: Jossey-Bass.

MERZ, H. (1988). Die verborgene Wirklichkeit. Frankfurt am Main: Fischer.

MEYER, A. (1993). Wenn Mütter ihre Söhne verführen. Stern Nr. 13/1993, 86-91.

MILLER, A. (1983). Du sollst nicht merken – Variationen über das Paradies-Thema. Frankfurt am Main: Suhrkamp.

MILLER, P. (1976). Blaming the victim of child molestation: an empirical analysis. Doctoral dissertation of the Northwest University (University Microfilms No. 77-10069).

MOGGACH, D. (1985). Rot vor Scham – Geschichte einer zerstörten Unschuld. Reinbek: Rowohlt.

MUGGLIN, G. (Hrsg.) (1988): Sexuelle Ausbeutung von Kindern und Jugendlichen – ein erster Schritt: darüber reden. Zürich: Pro Juventute.

MURPHY, J.E. (1985). Untitled news release (available from St. Cloud State University, St. Cloud, MN 56301; zit. in Peters et al.., 1986).

MUSAPH, H. (1984). De drieck vader-moeder-dochter bij een vader-dochter incestrelatie. In J. Frenken & C. van Lichtenburcht (Hrsg.): Incest: feiten, achtergronden el hulpverlening - een symposium. Zeist: Verlag unbekannt

NIELSEN, T. (1983). Sexual abuse of boys: current perspectives. The Personnel and Guidance Journal, 62, 139-142.

NOTRUF UND BERATUNG FÜR VERGEWALTIGTE FRAUEN UND MÄDCHEN (Hrsg.) (1989). Sexuelle Gewalt gegen Mädchen – Arbeitsansätze und Erfahrungen, Texte, Zeichnungen, Gedichte und Literaturhinweise. München: Eigenverlag.

OLBING, H., BACHMANN, K.D., GROSS, R. (Hrsg.) (1989). KindesMißhandlung – eine Orientierung für Ärzte, Juristen, Sozial- und Erzieherberufe. Köln: Deutscher Ärzte-Verlag.

OSWALD, E. (1993). Sexuelle Ausbeutung in Kindheit oder Jugend und Möglichkeiten der Bewältigung. Zürich: Abteilung Sozialpsychologie des Psychologischen Instituts (unveröffentlichte Literaturarbeit).

OTTO, W. (1990) Datenanalyseverfahren. Zürich: Sozialpsychologische Abteilung des Psychologischen Instituts der Universität Zürich (unveröffentlicht).

PAULUS-AKADEMIE (Hrsg.) (1992). Sexuelle Gewalt gegen Kinder – Ursachen, Handlungsstrategien, Präventionsmöglichkeiten. Zürich: Paulus-Akademie (Dokumentation der Tagung vom 30./31. Januar 1992).

PETERS, S.D., WYATT, G.E., FINKELHOR, D. (1986). Prevalence. In: D. Finkelhor, S. Araji, L. Baron, A. Browne, S.D. Peters, G.E. Wyatt (1986): A sourcebook on child sexual abuse. Newbury Park: Sage, 15-59.

PFISTER, TH. (1992a). Die Mauer des Schweigens – sexuelle Ausbeutung von Knaben. In Eidgenössisches Büro für die Gleichstellung von Frau und Mann (Hrsg.) (1992): (K)ein sicherer Ort – Sexuelle Ausbeutung von Mädchen. Bern: Eidgenössisches Büro für die Gleichstellung von Frau und Mann (Dokumentation zur Wanderausstellung), 47-49.

PFISTER, TH. (1992b). Die Mauer des Schweigens – sexuelle Ausbeutung von Jungen. Zürich: Abteilung Sozialpsychologie des Psychologischen Instituts (unveröffentlichte Literaturarbeit).

PFISTER, TH., BECK. P. (1992). Ihre Situation als Lehrer/Kindergärtner. In J. Huser-Studer & R. Leuzinger (1992). Grenzen – Sexuelle Gewalt gegen Kinder und Jugendliche. Zürich: Elementarlehrerinnen und Elementarlehrerkonferenz des Kantons Zürich, 28-29.

PFISTER, TH., GLOOR, R. (1992). Mythen und Realitäten – Studie über sexuelle Ausbeutung bei Psychologiestudierenden der Universität Zürich. In Eidgenössisches Büro für die Gleichstellung von Frau und Mann (Hrsg.) (1992): (K)ein sicherer Ort – Sexuelle Ausbeutung von Mädchen. Bern: Eidgenössisches Büro für die Gleichstellung von Frau und Mann (Dokumentation zur Wanderausstellung), 30-35.

PFISTER, TH., GLOOR, R. (1993). Sexuell ausgebeutet – kein Einzelschicksal. Intra, 4 (16), 22-25.

PLUMMER, C. A. (1984). Preventing sexual abuse: activities and strategies for those working with children and adolescents. Holmes Beach FL: Learning Publication.

RAMEY, J. (1979). Dealing with the last taboo. SIECUS Report, 7, 6-7.

RAPHLING, D. L.; CARPENTER, B. L.; DAVIS, A. (1967). Incest: a genealogical study. Archives of General Psychiatry, 16, 505-511.

REICHENTHAL, J. (1979). Correcting the underreporting of father-son incest. American Journal of Psychiatry, 136, 122-123.

REINHART, M.A. (1987). Sexually abused boys. Child Abuse and Neglect, 11, 229-235.

REMSCHMITDT, H.; SCHMIDT, M.H. (Hrsg.) (1985). Kinder- und Jugendpsychiatrie in Klinik und Praxis. Stuttgart: Thieme.

RENVOIZE, J. (1982). Incest. A family pattern. London: Routledge & Kegan Paul.

RIJNARTS, J. (1988). Lots Töchter – über den Vater-Tochter-Inzest. Düsseldorf: claassen.

RISIN, L.I., KOSS, M.P. (1987). The sexual abuse of boys. Prevalence and descriptive characteristics of childhood victimizations. Journal of Interpersonal Violence, 2, 309-323.

RUSSELL. D.E.H. (1983). Incidence and prevalence of intrafamilial and extrafamilial sexual abuse of female children. Child Abuse and Neglect, 7, 133-146.

RUSSELL, D.E.H. (1986). The secret trauma – incest in the lives of girls and women. New York: Basic Books.

RUSH, F. (1988). Das bestgehütete Geheimnis – sexueller Kindesmißbrauch. Berlin: Orlanda.

RUTGERS, J. (1990). Sexueller Mißbrauch von Kindern – Information und Prävention. Zürich: Pro Juventute.

RUTSCHKY, K. (1992). Erregte Aufklärung. Kindesmißbrauch: Fakten & Fiktionen. Hamburg: Klein.

SALLER, H. (1986). Sexueller Mißbrauch von Kindern – ein gesellschaftliches Problem. Theorie und Praxis der Sozialen Arbeit, 37, 179-184.

SALLER, H. (1988). Wie begegne ich einem Kind, das mich ins Vertrauen zieht? Grundlagen für professionelle Helfer. In C. Kazis (Hrsg.): Dem Schweigen ein Ende – sexuelle Ausbeutung von Kindern in der Familie. Basel: Lenos.

SANFORD, L. T. (1982) The Silent Children. A Parent's Guide to the Prevention of Child Sexual Abuse. New York: McGraw-Hill.

SATTLER BUCHMANN, C. (1989). Männer, Frauen und die sexuelle Ausbeutung von Kindern: Erklärungsversuche zur männlichen Überzahl bei der Täterschaft. Fribourg: Lehrstuhl für Sozialarbeit (unveröffentlichte Lizentiatsarbeit).

SATTLER BUCHMANN, C. (1992). Sexuelle Ausbeutung von Mädchen und Jungen – eine Einführung in das Thema. In Paulus-Akademie (Hrsg.): Sexuelle Gewalt gegen Kinder – Ursachen, Handlungsstrategien, Präventionsmöglichkeiten. Zürich: Paulus-Akademie (Dokumentation der Tagung vom 30./31. Januar 1992), 3-17.

SAURWEIN, K.H., HÖNEKOPP, T. (1991). SPSS/PC+ Version 3.0/3.1 – eine anwendungsorientierte Einführung zur professionellen Datenanalyse: Bonn: Addison-Wesley.

SCHETKY, D., GREEN, A.H. (1988). Child sexual abuse – a handbook for health care and legal professionals. New York: Brunner & Mazel.

SCHIFTAN, T. (1988). Die Erinnerung wirkt wie eine Zeitbombe... In G. Mugglin (Hrsg.): Sexuelle Ausbeutung von Kindern und Jugendlichen – Ein erster Schritt: darüber reden. Zürich: Pro Juventute, 19-25.

SCHOBEL, G. (24.3.1993) Referat «Auch Knaben sind betroffen. Männer reden über sexuelle Gewalt» im Rahmen der Ausstelllung «(K)ein sicherer Ort» in Basel.

SCHULAMT DER STADT ZÜRICH (Hrsg.) (1982). Schutz der Kinder und Jugendlichen vor Sittlichkeitsverbrechern (Broschüre). Zürich: Schulamt.

SEDNEY, M.A., BROOKS, B. (1984). Factors associated with a history of childhood sexual experience in a nonclinical female population. Journal of the American Academy of Child Psychiatry, 23, 215-218.

SEELING, C. (1983). Ohne Titel. Cosmopolitan, No. 6.

SEIDNER, A.L., CALHOUN, K.S. (1984). Childhood sexual abuse: factors related to differential adult adjustment. Paper presented at the Second National Conference for Family Violence Researchers., Durham NH.

SGROI, S. M. (1982). Handbook of clinical intervention in child sexual abuse. Lexington MA: Lexington Books.

SHENGOLD, L. (1980). Some reflections on a case of mother/adolescent son incest. International Journal of Psychoanalysis, 61, 461-474.

SLOANE, P., & KARPINSKI, E. (1942). Effects of incest on the participants. American Journal of Orthopsychiatry, 12, 666-673.

STEINHAGE, R. (1989). Sexueller Mißbrauch an Mädchen. Reinbek: Rowohlt.

STEINHAUSEN, H.-C. (1988). Psychische Störungen bei Kindern und Jugendlichen. München: Urban und Schwarzenberg.

STROEBE, W., HEWSTONE, M., CODOL, J.-P., STEPHENSON, G.M. (Hrsg.) (1990). Sozialpsychologie – eine Einführung. Berlin: Springer.

SUMMIT, R., & KRYSO, J. (1978). Sexual abuse of children: a clinical spectrum. American Journal of Orthopsychiatry, 48, 237-251.

SYMONDS, C., MENDOZA, M., & HARRELL, W. (1981). Forbidden sexual behavior among kin. A study of self-selected respondents. In L. Constantine & F. Martinson (Hrsg.): Children and sex. Boston: Little, Brown & Company.

TARDIEU (1860). Etude médico-légale sur les sévices et mauvais traitements exercés sur des enfants. Annales d' Hygiène Publique et de Médecine Légale, 13, 361-298.

TRAMER, M. (1955). Das Inzestproblem. Acta Paedopsychiatrica, 22, 1-23.

TRUBE-BECKER, E. (1987). Gewalt gegen das Kind. Heidelberg: Kriminalistik Verlag.

VAN DER KWAST, S. (1963). Over de incest. Meppel: ohne Verlag.

WAHL, C. W. (1960). The psychodynamics of consummated maternal incest. Archives of General Psychiatry, 3, 188-193

WALTER, J. (Hrsg.) (1989). Sexueller Mißbrauch im Kindesalter. Heidelberg: Edition Schindele.

WEIS, K. (1982). Die Vergewaltigung und ihre Opfer – eine viktimologische Untersuchung zur gesellschaftlichen Bewertung und individuellen Betroffenheit. Stuttgart: Enke.

WENDEL, S., & ZWICKY BURGER, S. (1995). Einstellungen zur sexuellen Ausbeutung von Kindern und Jugendlichen: eine Befragung von Medizin- und Ökonomiestudierenden an der Universität Zürich. Zürich: Psychologisches Institut der Universität Zürich, Abteilung Sozialpsychologie (unveröffentlichte Forschungsarbeit).

WANKE, P.; TRIPAMMER, M. (1992). Sexueller Mißbrauch von Kindern. Wien: Jugend & Volk.

WEINBERG, S. K. (1955). Incest behavior. New York: Citadel.

WILLIAMS, M. (1988). Father-son incest: a review and analysis of reported incidents. Clinical Social Work Journal, 16, 165-179.

WIRTZ, U. (1989). Seelenmord – Inzest und Therapie. Zürich: Kreuz.

WYATT, G. E. (1985). The sexual abuse of afro-american and white-american women in childhood. Child Abuse and Neglect, 9, 507-519.

WYATT, G.E.; PETERS, S.D. (1986). Issues in the definition of child sexual abuse in prevalence research. Child Abuse and Neglect, 10, 231-240.

WYRE, R., & SWIFT, A. (1991). Und bist du nicht willig ... die Täter. Köln: Volksblatt.

YATES, A. (1979). Sex without shame. London: Maurice Temple Smith.

YORUKUGLU, A., & KEMPH, J. (1966). Children not severly damaged by incest with a parent. Journal of the American Academy of Child Psychiatry, 5, 111-124.

ZIEHM, J. (1982, August). Verbotene Früchte. Penthouse.

10 Sachverzeichnis

Abgrenzung, 14, 63–83, 173–181, 220, 221
Alkohol, 44
Alter, 22, 25, 26, 35, 69, 83, 97, 104, 107, 136, 139, 147, 183, 184, 210, 213
Altersunterschied, 69, 82, 83, 116, 145, 174, 221
Amerika ☞ USA
Arbeitsgruppe gegen sexuelle Ausbeutung, 11, 62, 128
Arten sexueller Ausbeutung, 64–67, 119–124, 133, 137, 174, 179, 198, 211, 227, 232–234, 236
Assoziationsmaße, 141
Aufklärungsbroschüren, 42
Auseinandersetzung, 11, 14, 51–59, 62, 160–162, 167–172, 178, 181, 213, 216, 228, 234
Auswertung, 132, 138

Backlash, 9
Begriffe, 13, 14, 80, 86
Bekanntheit, 127, 136, 159, 160
Bekanntschaft, 163
Betroffene, 11, 14, 15, 20, 21, 24, 25, 28, 31–38, 56, 57, 63, 73, 76, 77, 79, 81, 83, 87, 88, 106, 114, 119, 127, 128, 137, 157, 158, 162, 166, 172, 178, 179

Dauer, 13, 19, 67, 68, 98, 99, 137, 185, 186, 194, 195, 208, 223, 229, 237
Definition, 9, 13, 63–83, 85, 95, 114, 143, 211, 237, 241
Definitionskriterien, 73, 78, 97, 173, 176, 220
Deutschland, 11, 44, 53, 55, 123
Dunkelziffer, 127

Enttabuisierung, 57, 62, 84, 264
Erregung (sexuelle), 22, 43, 44, 64, 74, 77, 78, 83, 122
Exhibitionismus, 64, 65, 82, 83, 98, 99, 120, 147, 174, 175, 200, 208, 226

Folgen, 18, 67, 79, 119, 158
Formen ☞ Arten
Fragebogen, 9, 63, 83, 94, 95, 125, 129, 130, 135
Frauenbewegung, 9, 54, 55
Fremdtäter, 41, 108, 190, 197, 209, 224

Gefühle, 10, 55, 57–60, 66, 137, 169–172, 217, 218
Geheimhaltung, 20, 38, 56, 78, 79, 126, 197
Gerichtsmedizin, 52
Geschlechtsverkehr, 26, 64, 65, 120, 121, 122, 199, 208, 226
Geschwister, 22, 38, 68, 84, 105, 115, 116, 118, 225, 130, 174, 178, 179, 181, 221, 224, 225, 263
Glaubwürdigkeit, 10, 61

Hormone, 44
Hypersexualität, 44
Hypothesen, 10, 135, 140, 221
Hysterie, 31

Impulskontrolle, 44
Institutionen, 110
Inzidenzstudien, 86, 126
Kindesmißhandlung, 14, 127, 218
körperliche Gewalt, 78

Lolita-Syndrom, 29
Lustgefühle, 25, 26, 27, 77, 157

Macht, 21, 23. 46, 56, 68, 69, 72, 75, 136, 221
Männerbild, 72
Medien, 9, 11, 60, 164, 214, 216
Mehrfachtäter/-täterinnen, 111
Modethema, 60
Mütter, 47–48, 71, 103, 104, 113, 175, 181, 188, 224
Mythen, 17–50, 154–159, 213, 214
Normen, 51, 68

Ödipuskomplex, 31, 32, 37
Opferrolle, 72

Pädophilie, 23, 27, 34, 37, 39, 41, 50, 62, 75, 77, 79, 110, 111, 118
Parallelisierung, 143–147
Pornographie, 30, 37, 50, 82, 83, 145, 201, 210
Prävalenz, 9, 66, 80, 87–97, 126, 127, 129
Prävention, 47, 57, 58, 60, 107, 197
Presse, 61
Pro-Inzest-Lobby, 38
Prostitution, 9, 37, 82, 83
Psychoanalyse, 47, 54
Psychopath, 43, 45, 158
Rücklauf, 135

Schuld(gefühle), 23, 27, 28, 32, 38, 42
Schweiz, 9, 11, 15, 39, 46, 51, 55, 60, 82, 87, 107, 127, 166, 242
Selbsthilfegruppen, 35, 88
Sexualdelikte, 52
Sexualerziehung, 21
Sexualmord, 45
Signifikanzniveau, 141
Sodomie, 121
Soziale Erwünschtheit, 167
Sozialisation, 47, 55
Sozialwissenschaften, 54
Stichprobe, 9, 81, 85, 92–94, 129, 149–154
Stiefväter, 111, 112, 118, 132, 193, 200, 239, 268
Strafrecht, 82, 83
subtle incest, 77
Symptome, 37

Tabuisierung, 17, 18, 51, 52, 56, 115, 136
Täter, 9, 17, 100
Täter/Täterinnen, 9, 17, 18, 20, 27, 43, 68, 69, 77, 98, 100, 105, 109, 132, 137, 158, 174, 186, 187, 192, 194, 195, 223, 230, 237, 238
Täterinnen, 45, 71, 101–103, 109, 114, 115, 193, 223, 231
Test, 140
Therapie, 49, 87, 88, 100, 163, 164, 183
Trauma, 36, 70, 223

Universität, 62, 168
Unterschichtshypothese, 19, 56, 156
Ursachen, 60
USA, 11, 20, 53, 61, 62, 78, 85, 86, 89, 97, 100, 107, 222

Variablen, 138, 142
Vater, 32, 34, 37, 44, 45, 48–50, 74, 111–114, 175, 187, 189, 191, 224, 239
Verantwortung, 24, 25, 27, 29, 48, 59, 74
Verdacht, 61
Verdrängung, 18, 35, 73, 79, 80, 87, 88, 166, 185
Verführungstheorie, 31
Vergewaltigung, 20, 25, 29, 31, 52, 67, 78, 95, 106, 119, 133, 199, 208, 210
Voyeurismus, 64, 145, 174, 175, 178, 179, 181